Craniofacial 3D Imaging
Current Concepts in Orthodontics and Oral and Maxillofacial Surgery

颅颌面 3D 成像
正畸与颌面外科临床应用

主　编　[美] 奥努尔·卡迪奥卢（Onur Kadioglu）
　　　　[美] G. 弗兰斯·库里尔（G. Fräns Currier）
主　译　王　培　丁明超　刘思颖
副主译　郭　军　屈　爽　石　晋
译　者　（按姓氏笔画排序）
　　　　丁　锋　丁明超　王　旭　王　培　石　晋
　　　　伍丹丹　刘兆楠　刘思颖　那思家　张　浩
　　　　屈　爽　郭　军　常士平　戴太强

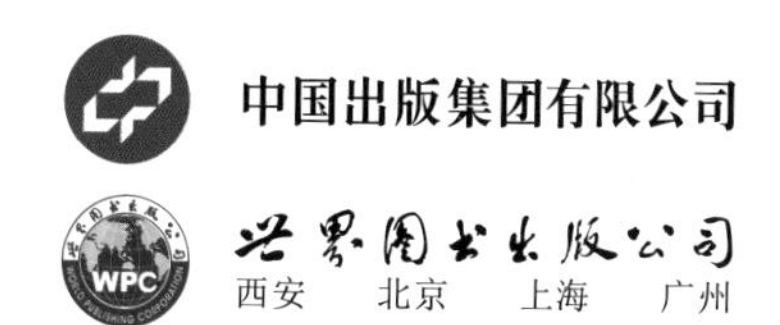

中国出版集团有限公司
世界图书出版公司
西安　北京　上海　广州

图书在版编目（CIP）数据

颅颌面 3D 成像：正畸与颌面外科临床应用 /（美）奥努尔·卡迪奥卢（Onur Kadioglu），（美）G. 弗兰斯·库里尔（G. Fräns Currier）主编；王培，丁明超，刘思颖主译 .—西安：世界图书出版西安有限公司，2024. 7.—
ISBN 978-7-5232-1349-0

Ⅰ. R783.5

中国国家版本馆 CIP 数据核字第 2024YQ9607 号

书　　名　**颅颌面 3D 成像：正畸与颌面外科临床应用**
　　　　　LUHEMIAN 3D CHENGXIANG: ZHENGJI YU HEMIAN WAIKE LINCHUANG YINGYONG
主　　编　［美］奥努尔·卡迪奥卢（Onur Kadioglu）
　　　　　［美］G. 弗兰斯·库里尔（G. Fräns Currier）
主　　译　王　培　丁明超　刘思颖
责任编辑　杨　菲
装帧设计　新纪元文化传播
出版发行　**世界图书出版西安有限公司**
地　　址　西安市雁塔区曲江新区汇新路 355 号大厦国际中心 B 座
邮　　编　710061
电　　话　029-87214941　029-87233647（市场营销部）
　　　　　029-87234767（总编室）
网　　址　http://www.wpcxa.com
邮　　箱　xast@wpcxa.com
经　　销　新华书店
印　　刷　西安市久盛印务有限责任公司
开　　本　787mm × 1092mm　1/16
印　　张　13.5
字　　数　331 千字
版次印次　2024 年 7 月第 1 版　2024 年 7 月第 1 次印刷
版权登记　25-2024-173
国际书号　ISBN 978-7-5232-1349-0
定　　价　188.00 元

医学投稿　xastyx@163.com ‖ 029-87279745　029-87285296

献　词

本书献给陪伴与指导我们走过人生道路的家人、老师和朋友，因为他们，我们才能与你们分享人生道路中不断形成和发展的新理念和变化。

感谢我们的父母，Serap、Asif 以及 Francis、George，他们无私地奉献着自己的所有，使我们成为最好的自己。感谢亲爱的兄弟姐妹们，始终与我们同甘共苦，他们是 Aydin、Asli、Jeff、Barb、Sue Ann 和 Dan。

感谢 Onur 的爱人 Sezin，还有他们的儿子 Arden、Are，他们使 Onur 的生活丰富多彩，处处洋溢着幸福与梦想。

本书也献给大学时期的老师和一路相伴而行的同事，他们在我们生命中的重要时刻给予的无私帮助，是我们今天所取得的成就的源泉重要。没有共同作者的宝贵贡献，本书无法出版。我们衷心感谢在出版过程中信任和支持我们的每一个人、每一个团队，包括 Springer 公司及相关编辑。

最后不能不提，我们很高兴能够帮助和指导如此不凡的口腔专业的新生代。业已毕业的以及在读的俄克拉荷马大学的正畸系研究生和住院医师给了我们很大的鼓舞和希望，这些将继续激励我们前进。

愿与所有的朋友共勉！

Onur Kadioglu

G. Fräns Currier

主 编
Editors

Onur Kadioglu
Division of Orthodontics,
Department of Developmental Sciences
University of Oklahoma,
College of Dentistry
Oklahoma City, OK
USA

G. Fräns Currier
Division of Orthodontics,
Department of Developmental Sciences
University of Oklahoma,
College of Dentistry
Oklahoma City, OK
USA

译者名单
Translators

主　译　王　培　丁明超　刘思颖

副主译　郭　军　屈　爽　石　晋

译　者（按姓氏笔画排序）

丁　锋（空军军医大学口腔医院）
丁明超（空军军医大学口腔医院）
王　旭（西安影和医学影像诊断中心）
王　培（空军军医大学口腔医院）
石　晋（空军军医大学口腔医院）
伍丹丹（空军军医大学口腔医院）
刘兆楠（空军军医大学口腔医院）
刘思颖（空军军医大学口腔医院）
那思家（西安交通大学口腔医院）
张　浩（空军军医大学口腔医院）
屈　爽（联勤保障部队第九四一医院）
郭　军（空军军医大学口腔医院）
常士平（空军军医大学口腔医院）
戴太强（空军军医大学口腔医院）

主 译
Chief translators

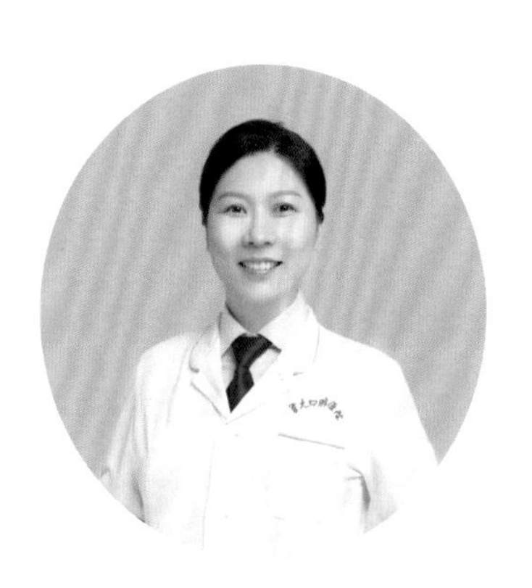

王培，口腔颌面影像学博士，副主任医师，副教授，空军军医大学口腔医院影像医学科主任。任中华口腔医学会口腔颌面放射专业委员会委员，陕西省口腔医学会数字化口腔医学专业委员会委员。

主持国家、军队、省部级课题6项，获得国家发明专利3项，以第一或通讯作者发表论文10余篇，主编专著1部。任校临床新技术评审专家、口腔颌面影像专业规范化培训基地主任，入选住院医师规范化培训评估专家库，担任中国口腔医学题库编委、口腔住院医师规范化培训题库编委。

主要研究方向为口腔颌面部疾病的影像学表现，尤其擅长锥形束CT的临床应用及诊断。

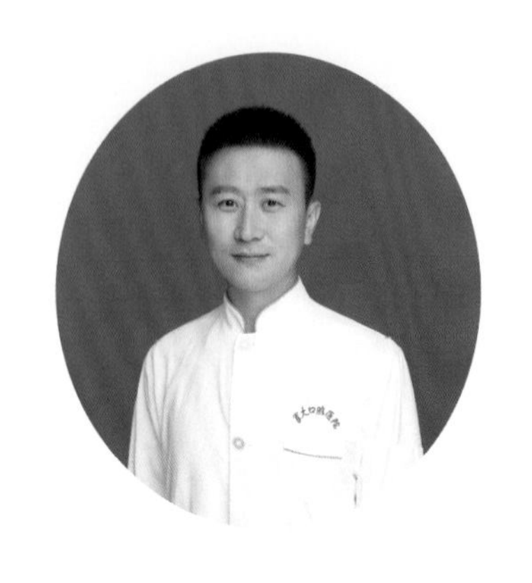

丁明超，口腔颌面外科学博士，空军军医大学口腔医院颌面外科主治医师，硕士研究生导师。德国汉堡大学访问学者，国际内固定协会 Fellow。任中华口腔医学会口腔颌面创伤及正颌专业委员会青年委员，中国整形美容协会精准与数字医学分会委员，陕西省口腔医学会口腔颌面外科专业委员会委员。

曾荣获三等功，获评全国 BITC 种植大赛一等奖、陕西省科技工作者创新创业大赛一等奖、陕西高等学校科学技术研究优秀成果奖一等奖。承担省部级课题 2 项，获得国家发明专利 2 项，以第一或通讯作者发表论文 8 篇，出版专著 2 部。

主要研究方向为重度颌骨缺损的咬合功能重建、牙颌发育畸形的智能化分析诊疗系统研发等。

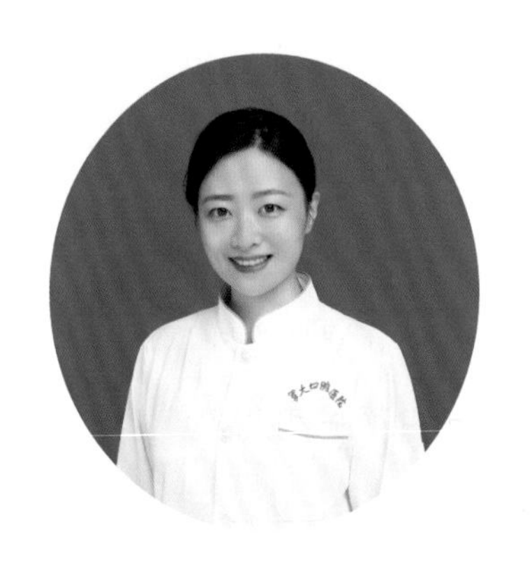

刘思颖，口腔正畸学博士，空军军医大学口腔医院口腔正畸科副教授，副主任医师，硕士研究生导师。任英国爱丁堡皇家外科学院正畸专科院士，中华口腔医学会正畸专业委员会委员、创伤与正颌专业委员会青年委员，丝绸之路口腔医学联盟中西部正畸协作组委员，Tweed 中国中心教官。

获评 2016 年及 2019 年全国正畸青年医师病例展评 10 强病例，2017 年全国口腔院校青年教师授课技能比赛一等奖。承担国家自然科学基金青年项目 1 项，省部级人才项目 2 项，以第一或通讯作者发表论文 12 篇，最高影响因子为 11.45。

主要研究方向为正畸牙移动的生物力学机制、面部美学个性化评价体系建立。

序 言
Foreword

口腔颌面锥形束 CT（CBCT）自 20 世纪末问世以来，即以其辐射剂量相对较小、对牙及颌面硬组织分辨率高、便于三维观察等特点，在口腔医学各领域得到了广泛应用；而近年来随着计算机及相关软件开发和应用的进步，该技术在口腔颌面外科、口腔正畸科等领域的影响更为突出，成为临床医生不可或缺的工作伴侣。

《颅颌面 3D 成像：正畸与颌面外科临床应用》（*Craniofacial 3D Imaging: Current Concepts in Orthodontics and Oral and Maxillofacial Surgery*）一书由美国俄克拉荷马州牙科学院 Onur Kadioglu 和 G. Fräns Currier 两位资深专家主编，从不同角度介绍了 CBCT 提供的三维影像在口腔正畸和颌面外科的应用及进展，主要内容包括临床投照适应证、辐射剂量与防护、生长发育评估、上气道测量与治疗评估、正畸相关测量与方案设计、正畸预后评价、颞下颌关节病治疗、牙齿移动与颏部移动的局限性、正颌外科及数字化外科设计等。全书内容丰富、新颖，并匹配了大量图片进行说明，充分呈现了 CBCT 在口腔医学相关领域的国际最新概念和研究成果。

感谢空军军医大学口腔医院影像医学科王培、颌面创伤正颌外科丁明超、正畸科刘思颖三位青年才俊，他们带领团队恰逢其时地为我们引进了这本专著，相信会给国内从事口腔外科、颞下颌关节病、口腔正畸及正颌外科等相关领域的医生和研究人员带来较大的裨益。

柳登高

北京大学口腔医院

2024 年 4 月

前言

Preface

本书面向口腔正畸以及口腔颌面外科专业人士，重点介绍通过锥形束 CT 技术进行 3D 成像的应用，旨在为相关领域专业人员提供参考。我们热切希望通过本书来认识并呈现受 3D 成像影响的领域，以改变常规正畸诊断与治疗计划的思维方式以及各类牙齿及颌骨的外科手术。我们重点关注牙槽骨、气道和颞下颌关节的局限性，并据此分析说明诊断与治疗计划的制定与执行。本书内容既包括现有的科学成果，也包括优秀的编者们当前在各自学科（科室、诊所或医院）取得的转化研究成果。

很荣幸能邀请到相关行业的资深专家进行本书的撰写，相信本书将对读者带来积极的启发，对读者在制定患者诊断与治疗计划期间的思维过程产生深远影响。

Onur Kadioglu

G. Fräns Currier

Oklahoma City, OK, USA

郑重声明

医学是不断更新并拓展的领域，因此相关实践操作、治疗方法及药物都有可能会改变，希望读者审查书中提及的器械制造商所提供的信息资料及相关手术的适应证和禁忌证。作者、编辑、出版者或经销商不对书中的错误或疏漏以及应用其中信息产生的任何后果负责，关于出版物的内容不作任何明确或暗示的保证。作者、编辑、出版者和经销商不就由本出版物所造成的人身或财产损害承担任何责任。

目　录

Contents

第 I 部分　概　述

第Ⅱ部分　诊断与治疗计划：分析、气道和颞下颌关节

第Ⅲ部分　3D 成像在正畸与颌面外科中的临床应用

第 I 部分

概　述

1 历史、技术与安全性

Farah Masood, Onur Kadioglu, G. Fräns Currier

摘　要

随着锥形束计算机断层扫描（CBCT）的发明，口腔成像的范围得以大幅扩展。随着这种放射成像技术应用于治疗计划的制定和评估，口腔诊疗的日常活动，也发生了变化，尤其在正畸和颌面外科等领域。X线于1895年由Wihelm Conrad Rontgen发现，Wihelm也因此成为知名物理学家，并于1901年获得诺贝尔奖。这次重大发现以来，人类一直在口腔影像学领域不断取得进步，诊断准确性持续提高，而日常诊疗活动中暴露的辐射剂量则不断降低。在口腔医学领域，常规的二维（2D）放射成像技术已被广泛应用。然而，常规的放射图像存在局限性，例如固有放大、失真、结构重叠以及对于三维（3D）解剖对象的深度分析不足等。多年来，该技术在图像质量和辐射剂量方面取得了巨大进步。使用CBCT，可以实现解剖结构的可视化，而且图像清晰无叠加。该技术凭借其广泛的应用对口腔诊疗实践产生了深远影响。

1.1 引　言

计算机断层扫描（CT）成像最初被命名为计算机轴向断层扫描（CAT）。研究人员从20世纪60年代开始研发医用CT扫描仪。1970—1972年，Godfrey Hounsfield（英国EMI中央研究实验室电气工程师）和Allan Cormack（美国马萨诸塞州波士顿塔夫茨大学物理学家）提出了用于临床的CT成像模式。1979年，他们二人因发展计算机断层扫描技术而获得诺贝尔奖，以表扬该技术对改善诊断方法的深远影响。Hounsfield博士在1973年取得了该技术的专利权[1]。20世纪70年代中期，乔治城大学（华盛顿特区）的牙医兼物理学家Robert Ledley博士研发了一种全身扫描仪。

医用CT扫描仪使用X线束和图像探测器获取数据，将其安装并固定在一个旋转机架上，该机架可围绕患者旋转以捕获

F. Masood (✉)
Division of Oral Diagnosis and Radiology, Department of Diagnostic and Preventive Sciences, University of Oklahoma Health Sciences Center College of Dentistry, Oklahoma City, OK, USA
e-mail: Farah-Masood@ouhsc.edu

O. Kadioglu · G. F. Currier
Division of Orthodontics, Department of Developmental Sciences, University of Oklahoma Health Sciences Center College of Dentistry, Oklahoma City, OK, USA
e-mail: onur-kadioglu@uohsc.edu; frans-currier@ouhsc.edu

O. Kadioglu, G. F. Currier (eds.), *Craniofacial 3D Imaging*,
https://doi.org/10.1007/978-3-030-00722-5_1

目标区域。在机架旋转运动过程中，X 线束可穿透患者，其衰减之后残余的 X 线光子被图像探测器捕获。通过计算机算法重建此过程获得的“原始数据”，最终生成患者组织的横截面图像。该过程采用一系列射线图像来创建序列图像，并生成人体组织的虚拟切片。

起初，第一代 CT 扫描仪通过狭窄的扇形 X 线束和单个探测器阵列进行“逐个切片”扫描来获取轴向平面的数据。最终，螺旋 CT（1989 年）和多层影像侦测系统（1988 年）的研发实现了体积数据的采集[2]。现代 CT 扫描仪的速度要快得多，因为它们使用多个探测器阵列和旋转的扇形 X 线束，可在短时间内同时捕获多个切片数据，使得扫描时间更短，且患者受到的辐射剂量也更低[3]。

凭借这种技术，可以通过数据重组和生成横截面图像来获取有关内部结构的信息，并且无需叠加即可使结构形象化。对于图像显示，灰度图像的组成包括像素和体素。体素是指在 3D 空间上定义一个点，而像素则在 2D 空间上定义一个点。像素或图像元素代表 2D 框架中图像的最小单个模块。通过人体组织对 X 线光子或信号的衰减情况，可测定探测器捕获的每个像素的数值和强度，并将信息显示在电脑屏幕上。像素大小会影响图像分辨率。体素可为图像添加细节和立体感（3D）或深度。

医学多探测器计算机断层扫描（MDCT）装置以 Hounsfield 单元（HU）为基本单位，根据校准后的灰度值范围显示人体各结构的相对密度值。

为便于查看，数据重建可在多个成像平面中生成图像。在 CT 扫描过程中，可在轴向或横向平面中采集数据。轴向平面是一个假想平面，它将结构或身体分成上下两部分。通过此轴向数据集，计算机软件程序可通过组合信息于轴向、矢状面和冠状面生成多平面的重组图像。矢状面对结构或身体进行左右向划分，冠状面则对结构或身体进行前后向划分。此外，还可以由计算机重建 3D 结构模型。MDCT 具有出色的对比分辨率，可以更好地显示软组织。医用或医院的 CT 装置占地面积大，且为仰卧框架式，患者的辐射暴露剂量相当高。在引入 CBCT 以满足口腔诊疗需求之前，MDCT 仅用于口腔科中有限病例的诊断和治疗计划的制定。辐射剂量较低和在口腔诊疗环境中易于使用等因素促使了 CBCT 技术的发展。

1.2 什么是 CBCT？

CBCT 于 21 世纪初被引入主流市场。如上所述，在此之前，口腔科已应用常规的 CT 和 MDCT 以获取病理学、颌面外伤以及小部分种植牙病例的横截面图像。然而，与 CBCT 相比，MDCT 的辐射剂量较高，因而使用非常受限，且该项费用也非常高。目前有许多种 CBCT 系统可供使用（图 1.1）。

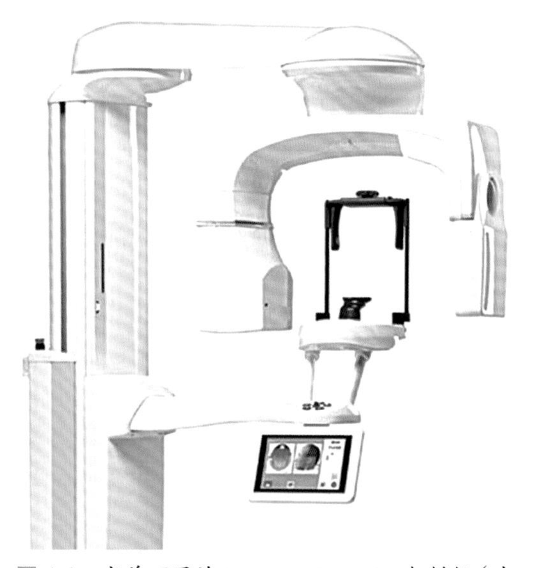

图 1.1　当前可用的 ProMax 3D CBCT 扫描仪（由 Planmeca Oy 提供，Helsinki, Finland）

用于描述该技术的其他术语包括锥形束容积成像（CBVI）和锥形束容积断层扫描（CBVT）。

低剂量 CBCT 扫描系统的引入改变了口腔日常诊疗。它设计的初衷就是为了生成颌面区域的 3D 图像，其计算机软件程序也专为满足口腔需求而设计。

CBCT 扫描仪与计算机连接，通过单个完整的 360° 或部分旋转的锥形 X 线束以及围绕患者头部的单个图像探测器往复旋转来捕获数据或目标区域。扫描时间通常少于 15~20s。该系统采用的是反投影重建层析成像技术。MDCT 采用多排检测器获取图像数据，其中必须叠加多个切片才能获得完整图像[3]。

CBCT 技术借助一台平板探测器可将整个目标区域或患者的头部显露出来。然后使用该基线数据于不同平面中生成单个切片图像。在 CBCT 图像采集过程中，无需额外机械装置即可在扫描过程中移动患者，且与 MDCT 中的扇形束相比，CBCT 中的锥形束还可通过降低容积扫描所需的 X 线管热容来提高 X 线能量的利用率[4]。CBCT 单元具有各向同性（在所有 3D 空间上均等）的体素分辨率，从而生成具有亚毫米级的各向同性空间分辨率图像[3]。图像探测器的像素越低，每体素捕获 X 线光子越少，从而产生更多的噪点。为获取合理的信噪比，则需要更高的辐射剂量以提高图像质量。以下因素也会影响空间分辨率和图像质量：X 线发生器的焦点、患者到检测器的距离、X 线源到患者的距离以及患者的运动。焦点尺寸较小、患者到检测器的距离缩短以及 X 线源到患者的距离增加可最大限度降低图像的几何模糊度。事实上，患者头部的运动是降低图像质量的重要因素[4]。许多 CBCT 都配有伪影消除工具，这些工具可使图像采集后金属条状伪影产生的噪点降至最低。某家公司提供的工具可以在采集数据后减少与运动有关的伪影。围绕患者头部旋转的锥形 X 线束和检测器可产生大量数据，这些数据从旋转扫描系统迅速传输至外部计算机上进行进一步处理，以便获取轴向、矢状面和冠状面可视化视图，并完成 3D 重建。图像以亚毫米级的各向同性空间分辨率生成，并有专用软件工具供口腔医生使用。

随着技术的进步，现代化的 CBCT 系统已经很好地融合到口腔诊疗实践中。仪器占地面积小、操作培训程序简单易用、曝光时间短、患者扫描时易于定位、与临床工作流程融合、信息准确以及视图软件的使用相对简单等优点均使 CBCT 系统大受欢迎。

然而，与传统的2D口腔成像程序相比，CBCT 的成本和放射剂量更高。与其他放射成像技术一样，其目标都是以尽可能低的放射剂量实现最佳的图像质量，但这是极具挑战性的。CBCT 装置尺寸较小，进行一定改良即可适用于口腔诊所。对于大多数 CBCT 仪器而言，患者坐在椅子上的曝光时间较短。

与 MDCT 相比，CBCT 数字成像所产生的目标区域 3D 数据，空间分辨率在诊断学上可接受、辐射剂量和成本都要低很多。20 世纪 90 年代末，用于口腔诊疗实践的首台 CBCT 仪器——NewTom 9000（Quantitative Radiology，Verona，Italy）——开发并引入欧洲市场。

此项技术于 2001 年被引入美国市场。应用 NewTom 9000 进行扫描时，患者处于仰卧位，X 线管和探测器须围绕患者头部旋转 360°，以获得相对较大的视野（FOV）（15cm × 15cm 容积）。该系统采用了图像增强器和电荷耦合装置，传感器为 8 位，显示 256 级灰度。后来随着技术的发展，所制造的 CBCT 仪器体积更小且 FOV 可调节。再后来，基于 Scanora 支架的正立方超高分辨 CT（Ortho-CT，Soredex 公司，赫尔辛基，芬兰）使患者坐在椅子上扫描成为可能。2002 年，3D Accuitomo（日本森田株式会社）在欧洲市场上市。在此扫描仪中，患者坐在椅子上进行曝光，FOV 尺寸减小至 3cm × 4cm 的柱体 [5]。

自此，图像质量得到极大改善。目前，CBCT 系统可提供不同尺寸的 FOV 和 12 位或以上的传感器，12 位传感器可显示 4096 级灰度。

CBCT 仪器采用的是含非晶硅的单个平板探测器。各种 FOV、图像采集参数、图像重建算法和视图软件程序均可供用户选择。据报道，目前市场上有 20 家制造商可提供约 50 种 CBCT 仪器，覆盖全球 20 个国家（表 1.1）[5]。目前的 CBCT 装置已配备头部约束 / 定位装置，有助于扫描过程中更好地对患者进行定位，减少运动伪影。软件程序具有后处理工具，可将数据采集后的图像噪点伪影降至最低。重要的是，整个团队必须了解软件中这些工具如何使用，这将有可能减少重复曝光的次数。

1.3 获取 CBCT 容积

CBCT 仪器由 X 线源（锥形发散光束）和 2D 图像探测器构成。X 线源和图像探测器通过扫描臂连接，扫描臂在扫描期间围绕患者头部旋转，旋转范围在 180° ~360° 。通常，当透射的辐射光束对准图像探测器时，围绕患者头部旋转一周即可捕获容积数据。射线束准直器与检测器的尺寸和射线束尺寸匹配，也可用于进一步缩小或对准视野。

对于大多数 CBCT 装置而言，会捕获到一系列 2D 原始基本图像或投影。原始图像的数量从 180 到 600 不等，在某些仪器中高达 1000。曝光时间在 6~40s。许多仪器都有脉冲辐射，这有助于减少患者的剂量。射线管电流（mA）和峰值电压（kVp）的范围分别为 1~15 mA 和 85~120kVp。处理轴向、冠状面和矢状平面后，图像在计

表 1.1　具有更大视野（FOV）的特定 CBCT 系统

型号	制造商	体素（mm^3）	检测器尺寸 / 视野（cm）
3D Accuitomo 170	J. Morita	0.125~0.2	4 × 4~17 × 12
Galileos Comfort Plus	Sirona Dental systems	0.25/0.125	15 × 15
I-CAT FLX	Imaging sciences	0.125~0.4	8 × 8~17 × 23
CS 9300	Carestream	90~ 500 μm	5 × 5~17 × 13.5
NewTom 3D	Quantitative radiology	0.08	6 × 6~10 × 10
i3D-Premium	Vatech	0.2, 0.3, 0.4	8 × 8~21 × 19
PaX-i3D Pano + CBCT + Ceph	Vatech	0.12~0.3	8 × 8~12 × 9
Picasso Pro	Vatech	0.2~0.3	5 × 5~12 × 9
ProMax3D Max	Planmeca	0.1, 0.2, 0.4	5.5 × 5~17 × 22
KaVo OP 3D Vision	KaVo Dental	0.125~0.4	5 × 8~17 × 23
SCANORA 3D	Soredex	0.13~0.35	5 × 5~24 × 16.5

算机显示器上显示为“Explore”（浏览）界面（图 1.2）。

1.4 CBCT 装置采用的图像探测器

图像探测器或接收器可将透过患者的衰减 X 线光子转换成电信号，随后的计算机处理又可将这些信号转换为可见光图像。CBCT 仪器配有图像增强管 / 电荷耦合装置（image intensifier tubes/charge-coupled device，II-CCD）或平板探测器（flat-panel detector，FPD）。与 FPD 相比，II-CCD 装置通常更笨重。FPD 由闪烁晶体屏幕组成，该屏幕位于嵌入至含薄膜晶体管的固态非晶硅层中的光电二极管矩阵上。其信号强度与储存的电荷成正比。FPD 的优势包括辐射敏感度更高、辐射暴露剂量更少以及图像质量更优。

1.5 FOV

FOV 是探测器可捕获到的解剖学体积，尺寸各有不同。不同仪器均自带不同尺寸的探测器。配有较大探测器的仪器可提供较大尺寸的 FOV，且能够将 X 线束对准到较小的区域或 FOV。通过准直 X 线束，

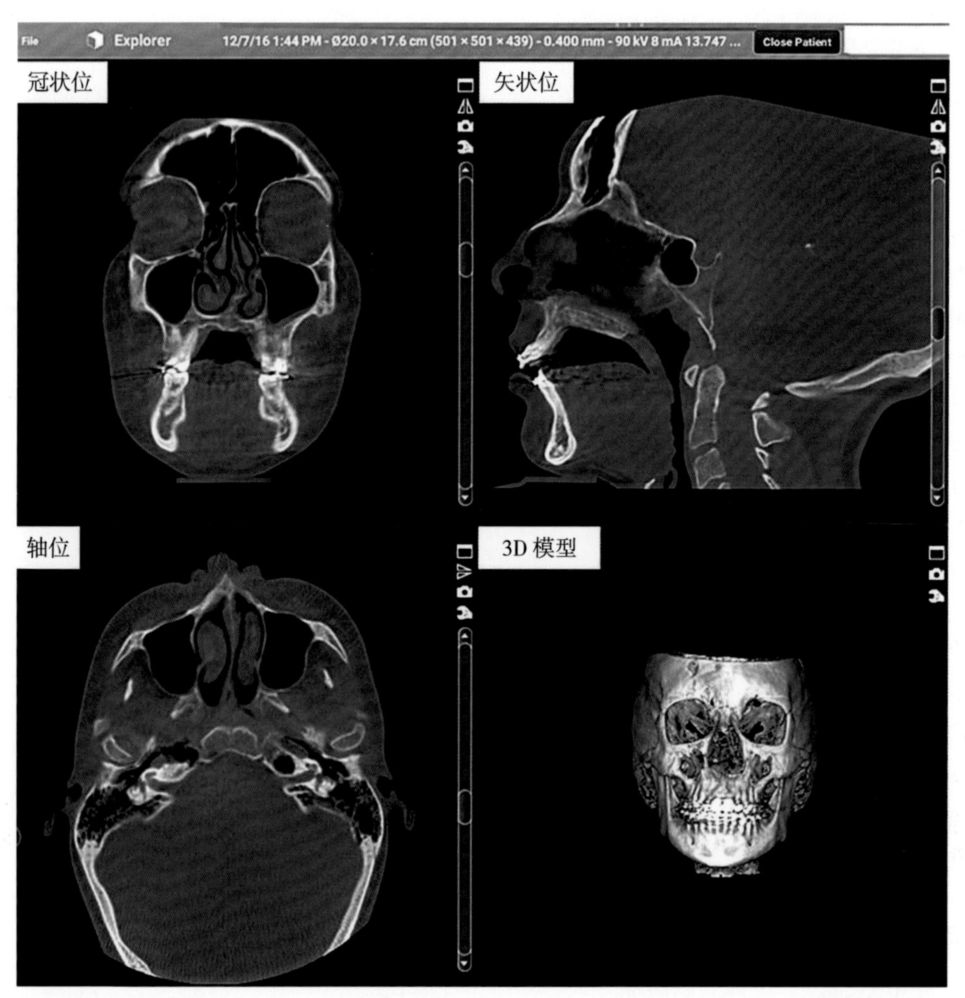

图 1.2　来自具有较大视野的 CBCT 仪器的“Explore”（浏览）界面显示。这是一副典型的冠状、矢状和轴向平面图像

FOV可以减小至刚好符合需求，从而减少患者的曝光量。为适应不同的临床需求，有多个FOV选项（FOV尺寸小至几厘米，大至覆盖整个头部）可供选择。

探测器越大，往往成本越高。基于成本因素考虑，某些CBCT系统提供的探测器较小，且FOV有限。当需要获取较大的FOV时，可进行两次或多次邻近扫描，且可通过计算机软件将这些体积拼接在一起得到较大的FOV。

减小FOV或射线束准直的大小可减少图像中的散射伪影，从而提高图像质量。解剖学覆盖范围应基于主治医师的临床评估。一味追求较小的FOV使准直度过高或过窄可能会导致需要进行评估的基本解剖结构被排除在外，因此需要重拍CBCT。Scarfe和Farman[6]根据CBCT容积高度发表了不同CBCT系统的FOV分类方法，并提供了以下覆盖范围示例：

•颅面部位：高＞15cm（从头顶延伸到下颌下缘）。

•颌面部位：高10~15cm（鼻根至下颌下缘）。

•颌间部位：高7~10cm（从下鼻甲延伸到下颌骨）。

•单弓/颌：高5~7cm（仅上颌或下颌弓）。

•定位到目标区域：高≤5cm（1~2颗牙齿和周围骨，颞下颌关节）。

FOV也可分为大的颅面覆盖（高＞10cm）和小到中的牙槽覆盖（根据目标区域＜10cm高度而定）。如果能够满足诊断需求，则应考虑使用较小的体积或FOV[7]。

1.6 重建过程和CBCT图像显示

CBCT系统进行20s或更短时间的单次旋转曝光，通过数据采集，计算机可以捕获100~600个单独帧。通过处理计算机或工作站上的一系列算法或重建过程，以单个基本帧创建一个体积数据集。两台计算机通过以太网进行连接，将捕获的各单独帧从数据采集计算机传输到工作站进行处理。

对于图像显示，CBCT装置也采用HU为单位。但是，在CBCT中，所测得的密度值对应于灰度值，并不直接代表HU单位。视野较小时密度值差异更大，原因是导致密度差异增大的结构可能位于视野以外。

曝光后，使用计算机软件重建原始数据集，生成轴面、冠状面和矢状面（正交面）的横截面图像。截面或重建后的全景图像也可通过从同一数据集进行多平面重建而获取。此外，还可以获取垂直于牙弓曲线的目标区域的横截面图像，这些图像已广泛应用于制定种植治疗计划。

操作者可更改横截面或切片厚度。利用该数据，还可以生成头颅侧位测量图像。CBCT图像的其他优点包括图像没有放大或失真，并且专为口腔专业设计的软件配备诸如标尺之类的工具，可进行精确的1∶1线性和角度测量。

CBCT数据可以各种形式显示，例如体渲染和最大强度投影（MIP）。结构之间的空间关系可通过体渲染得以可视化，该渲染基于衰减或灰度值，以不同的颜色和透明度提供3D空间的体积印象。在MIP中，只有最高体素值才显示在目标区域的指定厚度内。

可以轻松调节（更改窗口宽度和窗口级别）对比度和亮度以改善显示效果。系统的位深决定可用于显示衰减的灰度级数。图像的显示取决于系统显示衰减变化的能力以及图像探测器显示细微对比差异的能力。

大多数较新的仪器都可提供 14 位或 16位图像检测器，它们分别转换为214（16，384）和 216（65，536）个灰度级或对比度显示。较高位深的系统需要更多的处理时间和大得多的数据集文件，这可能要求更大的存储性能。

如需从体积中分离某些结构进行深入分析，分割目标区域是个非常有用的工具。

大多数主流制造商的 CBCT 仪器均能够以标准医学数字影像和通讯（DICOM）格式导出数据。通过 DICOM 数据，用户可使用第三方软件来查看和分析数据集。

某些 CBCT 仪器可提供“体积拼接”，通过拼接由较小检测器获取的数据集，可以获得较大的视野。

1.7 CBCT 中影响图像质量的因素

为了解图像质量，必须探讨图像的噪点、散射、空间和对比度分辨率。图像噪点和散射是比较常见的因素。图像噪点是由于信号分布不一致、衰减或灰度值不一致而产生的，它被可视化为图像的“颗粒状外观”。图像噪点可能会降低图像质量，并使目标结构模糊。为降低噪点，必须增加曝光时间。

图像中的散射由来自原始路径的 X 线光子衍射而产生，在与图像检测器交互作用时，这些光子最终会使结构强度不均匀增加。这种相互作用导致所得图像的对比分辨率较低。图像检测器或视野越大，散射导致的变化就越大。由于 CBCT 扫描仪采用的是带锥形束的单个 2D 图像检测器，因此与医用 CT 扫描仪相比，CBCT 的散射更为明显 [5]。散射还会从解剖结构或现有修复体中产生。目前的 CBCT 系统均配有软件工具，可在运行伪影消除算法后最大限度地减少散射。

空间分辨率的测量可以采用每毫米线对（lp/mm）表示。通过空间分辨率，能够区分出非常接近的细节或结构。较高的空间分辨率意味着图像的灰度级或结构之间可清楚或明显区分。

较小的体素可以获得更高的空间分辨率。但是，这需要更长的曝光时间。较小视野的扫描也具有出色的空间分辨率。

图像显示不同射线密度的组织之间细微差异的能力即是对比分辨率。换言之，在图像上可以看到各个灰度级的明显区别。以下因素往往会降低对比分辨率：图像噪点、散射、较大的视野、毫安级降低和 X 线发生器的千伏设置。

1.8 CBCT 成像方案和适应证

在过去的 10 年中，CBCT 成像的应用确实有所增加，许多研究表明，CBCT 的使用提高了大量临床病例的诊断率，得以改善治疗效果 [7]。如果临床医生认为它对患者治疗会有所帮助，医生才可能选择使用该技术。但是，必须考虑到诸如辐射暴露量较高、费用较高，以及向患者解释费用等因素。

只有经过详细的临床检查，才能确定是否有必要进行影像学检查。影响成像方案和图像质量的主要因素有：曝光设置、体素大小、扫描时间和视野。操作人员必须清楚地知道，曝光设置的变化会影响图像质量和对患者的辐射剂量。空间分辨率是指图像显示细节的能力。CBCT 仪器提供不同大小的体素，应在采集或重建阶段指定体素大小。

扫描时间越长，获取的基本帧越多，其优点是伪影更少且图像质量更好。切记，使用扫描时间更长的方案需要更长的重建时间，患者受到的辐射剂量也更高 [8]。

某些 CBCT 仪器配有低剂量或超低剂量曝光模式。

在常规的 X 线片不足以明确诊断的情况下，可建议患者进行 CBCT 检查[9]。

在正畸治疗中，常用 CBCT 进行未萌牙定位、牙根吸收、植骨以及腭裂评估等[10–12]。

根据指征或目标区域，可以选择 CBCT 视野（小、中、大）。表 1.3 中所列为视野和可能的指征情况。一旦获取到数据集，临床医生应在所有 3D 空间上对全容积进行系统筛选。目标区域应在轴向、矢状和冠状平面内予以评估。必须牢记的是，开具扫描检查单的临床医生必须对 CBCT 数据进行整体或全容积评估。口腔影像科医生可以读取扫描结果，以获得有关目标区域和重要偶然发现的附加报告，并排除病理情况。

评估CBCT及放射科医生附加报告后，医生可以根据需要，细化或更改初始诊断和治疗计划。

CBCT 容积数据通常以专用格式予以备份。数据导出通常以医学数字影像和通讯版本 v3（DICOM v3）的格式进行，因此可以根据需要在第三方软件应用程序中导入并查看数据。

以下 CBCT 成像的使用指南可推荐用于正畸临床实践：

•牙齿异常，尤其是明显的少牙、多生牙、阻生牙(特别是恒前牙和尖牙)、牙错位。

•颅面复合体异常，尤其是颅面综合征，包括唇腭裂、安氏Ⅱ类 2 分类错𬌗畸形。

•正畸治疗包括功能性正畸（固定或可移动功能）、上颌骨正畸、自锁非拔牙方案、恒牙拔除、多个临时支抗（TAD）和正颌外科手术。

•气道阻塞，包括持续的张口呼吸、打鼾、阻塞性睡眠呼吸暂停。

•早期治疗病例，涉及面弓头套、面罩、护唇器。

•容易发生牙根吸收的病例，特别是涉及创伤、既往有牙根吸收病史和明显的嵌入 / 脱出性脱位病史的病例。

•重度牙周炎。

美国口腔颌面外科医师协会成立了一个工作组，专门研究 CBCT 的适应证、临床应用、辐射暴露、安全性以及口腔颌面外科实践中的法律问题。已发布的临床执业医师级别的 CBCT 应用和用法已经通过审查。他们确定了该领域学术引领者的当前定位，并进行了一项全国性调查，以确定医疗机构和私人诊所目前使用和采纳 CBCT 的情况。根据这篇发表的论文，最佳实践支持对整个 CBCT 的容量进行评估，并提供调查结果、患者曝光量和 FOV 的书面报告。同时强调使用 ALARA（最低合理可行）原则。报告指出，第三方的补偿模式差异很大，而且似乎缺乏一致性[13]。

由于在口腔医学领域，尤其是正畸等专业领域，CBCT 成像的使用已显著增加，美国口腔颌面放射学学会发表了一篇论文[14]，支持在实践中安全使用 CBCT。

该论文总结了 CBCT 在帮助临床医生进行正畸诊断、制定治疗计划和达成疗效等方面的潜在益处和风险。建议符合每位患者基于临床检查的合理性原则，且其益处必须大于辐射暴露的潜在风险。该意见书提供了在正畸中使用 CBCT 的以下准则：①应使用图像选择标准和建议；②必须考虑辐射风险和对患者的辐射剂量；③临床医生必须具有采集和解释数据方面的专业能力。

1.9 CBCT 的收益与风险

与常规的 2D 口外成像方式（如广泛使用的头颅侧位测量成像）相比，CBCT 成像具有诸多明显优势。必须强调的是，CBCT

利用的是电离辐射，因此涉及与辐射相关的已知潜在风险。放射摄影成像的使用不应被视为常规操作，与其他任何放射成像方式一样，临床医生必须权衡 CBCT 检查所带来的潜在益处与其给患者造成的风险。

根据已知的 ALARA 原则，应将辐射暴露量降至最低，以避免患者受到任何不必要的辐射照射。根据正畸中 CBCT 准则 [14]，建议在确定正畸患者使用 CBCT 等放射成像方式的必要性和潜在益处时，必须考虑以下几点：

（1）获取图像的操作人员是否经过充分训练并且在此情形下是否使用了最佳的曝光参数？

（2）该检查程序是否会提供额外有用的信息，以进一步帮助临床诊断和治疗计划？

（3）执业医师是否有能力解释 CBCT 图像结果？

在开具任何放射检查单之前，应牢记电离辐射可能会导致基因突变和癌症。暴露剂量越大，潜在副作用风险就越大。不必要的影像学检查（如 CBCT）可能会给患者增加风险。安排放射检查时，必须考虑 3 个指导原则：合理性、最优化和剂量限制 [8]。

临床医生的专业判断对于证明每次放射摄影曝光的合理性至关重要。必须在详细的临床检查之后，且临床医生认为从所获取图像中获得的结果会提供使患者受益的额外信息时，方可决定对患者进行辐射暴露。对于临床医生而言，了解所选成像方式的功能，包括其优点和局限性是很重要的。通过使用最佳的曝光参数，使患者以最低的曝光量获得足够且最佳质量的图像。获得图像后，应进行适当的重建。

解释不应仅局限于目标区域，必须评估整个 CBCT 容积。

CBCT 对于正畸医生和口腔外科医生而言是一个很好的手段，有助于其在适当情况下改善诊断、治疗计划和疗效评估。文献显示 CBCT 是一种强效的成像方式，可为正畸医生提供颅面骨结构、牙列和软组织的 3D 图像（图 1.3，图 1.4）。还可以制作虚拟的头影测量图像（图 1.5）。这些

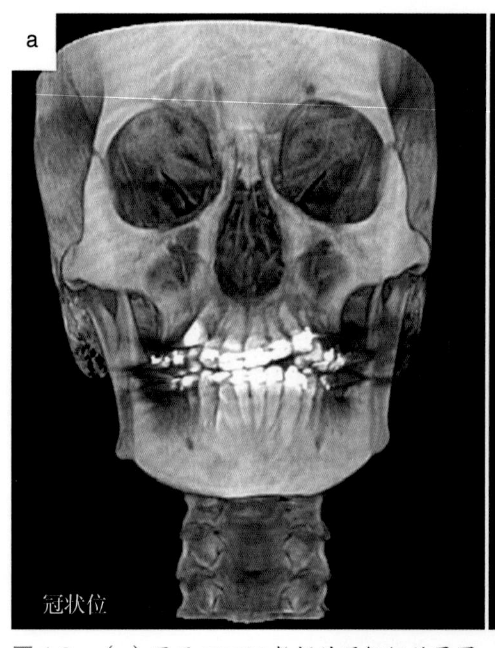

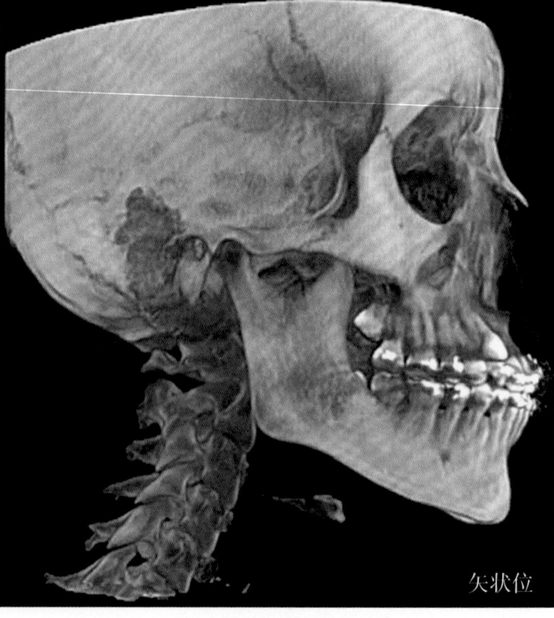

图 1.3　（a）显示 CBCT 数据的硬组织效果图。（b）图示另一种类型的软组织渲染

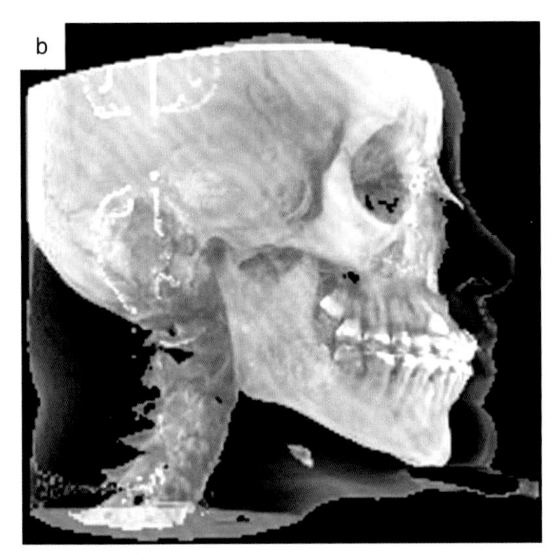

图 1.3（续）

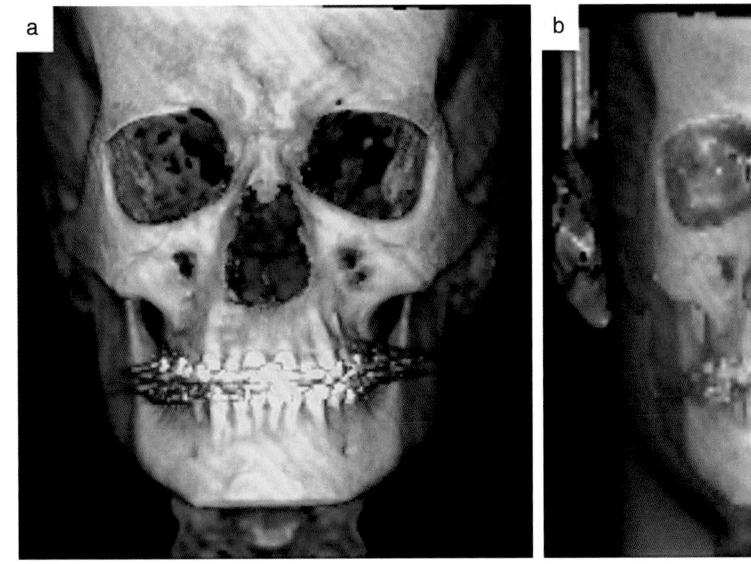

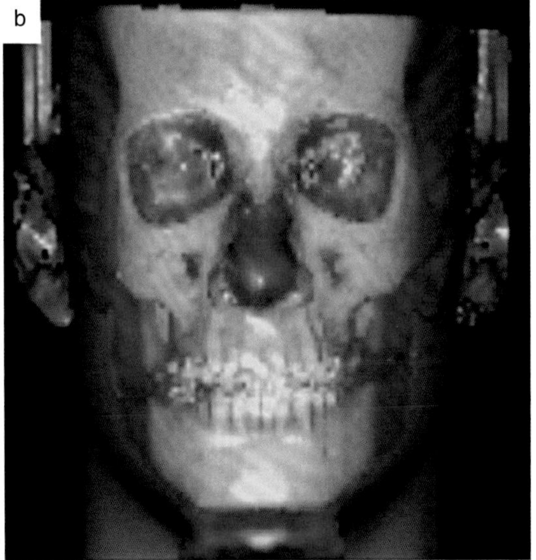

图 1.4 （a）深度增强型 3D 模型。（b）软组织深度增强

信息对于诊断错𬌗非常重要。“虽然正畸医生正在等待美国正畸医生协会关于确定 CBCT 成像的适当病例的意见书，但使用当前循证标准选择病例表明，复杂的颅面和外科病例以及缺牙或阻生牙病例可能是最适合接受 CBCT 成像的候选病例（图 1.6），但必须具体问题具体分析，以确定 CBCT 成像的绝对必要性。”[15]

CBCT 评估解剖结构用于多种情况，如上颌窦（图 1.7）、下牙槽神经管和颏孔（图 1.8）以及根尖周病理学评估（图 1.9）。与 MDCT 相比，CBCT 技术的优势包括成本更低、数据采集速度更快以及对患者的辐射剂量更低。可使用个人计算机通过专为口腔应用设计的交互式软件进行数据重建和查看。与 MDCT 相比，CBCT 技术的劣势可能包括图像噪点更大以及软组织对比度明显较差。

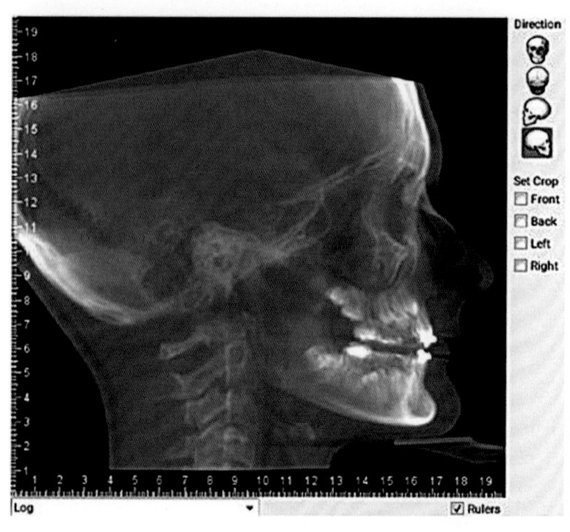

图 1.5　来自 CBCT 仪器的虚拟头影测量图像

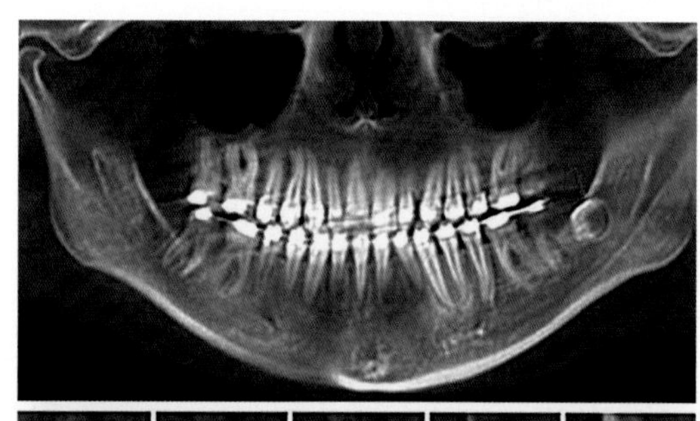
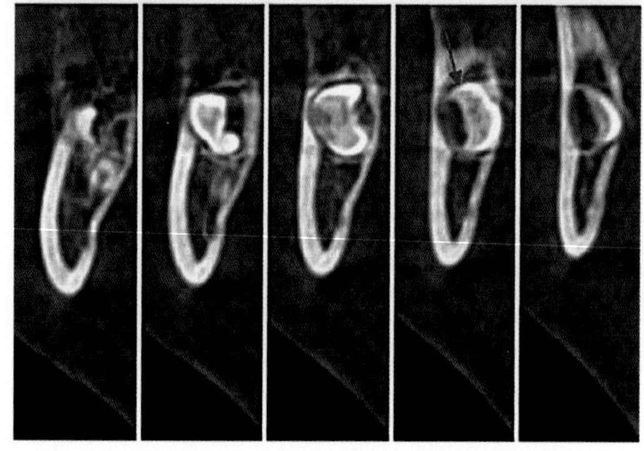

图 1.6　从 CBCT 数据中重建的全景图像（a）和横截面图像（b），显示发育中的智齿与周围结构的关系

1.10 CBCT 的辐射剂量

市面上有多种 CBCT 仪器（表 1.1）。由于仪器类型、成像方案（包括视野）和曝光参数（mA，kV）的差异，每台仪器的辐射剂量也有所不同。因此，与常规的口

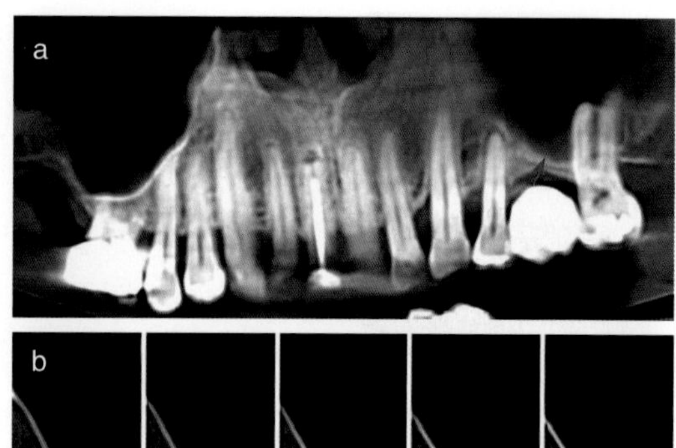

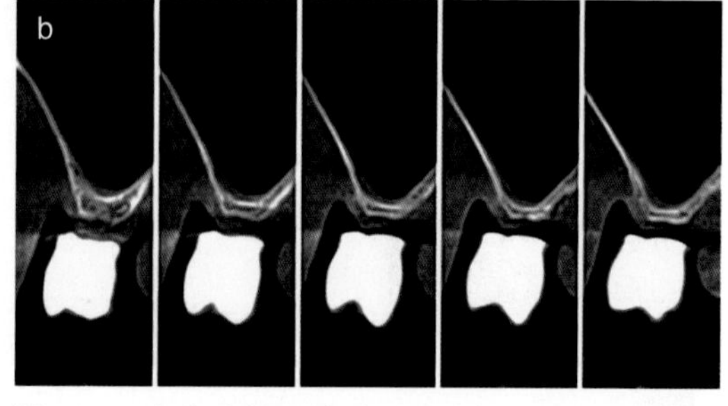

图 1.7　为牙种植治疗计划生成的 CBCT 上颌图像（左上颌后部有不透明的影像学标记）。（a）重建的全景图像。（b）横截面图像。在目标区域也可以看到上颌窦的窦腔（红色箭头）

内全口放射检查或全景图像相比，CBCT 对人体风险的有效剂量可能相似或更大。与 CBCT 相比，医用 CT 对患者的有效剂量更大。在既往出版的文献中也已发现剂量的差异。因此，列出了两种不同来源成像方式的有效剂量（表 1.2，表 1.3）。

Ludlow 等 [16] 对已发表的数据进行了荟萃分析，分析了 9 台牙科 CBCT 仪器的有效剂量。口腔科医生更倾向于高分辨率图像和高信噪比。该技术与较高的辐射剂量有关。在多数临床情况下，可能并不需要这种绝对高质量的图像，因为较低剂量的数据即可为诊断提供足够的信息（图 1.10）。

表 1.2　CBCT 系统的有效剂量 [5]

视野（FOV）	有效剂量范围
中小视野容量 < 10cm	11~674μSv
大视野容量 > 10cm	30~1073μSv

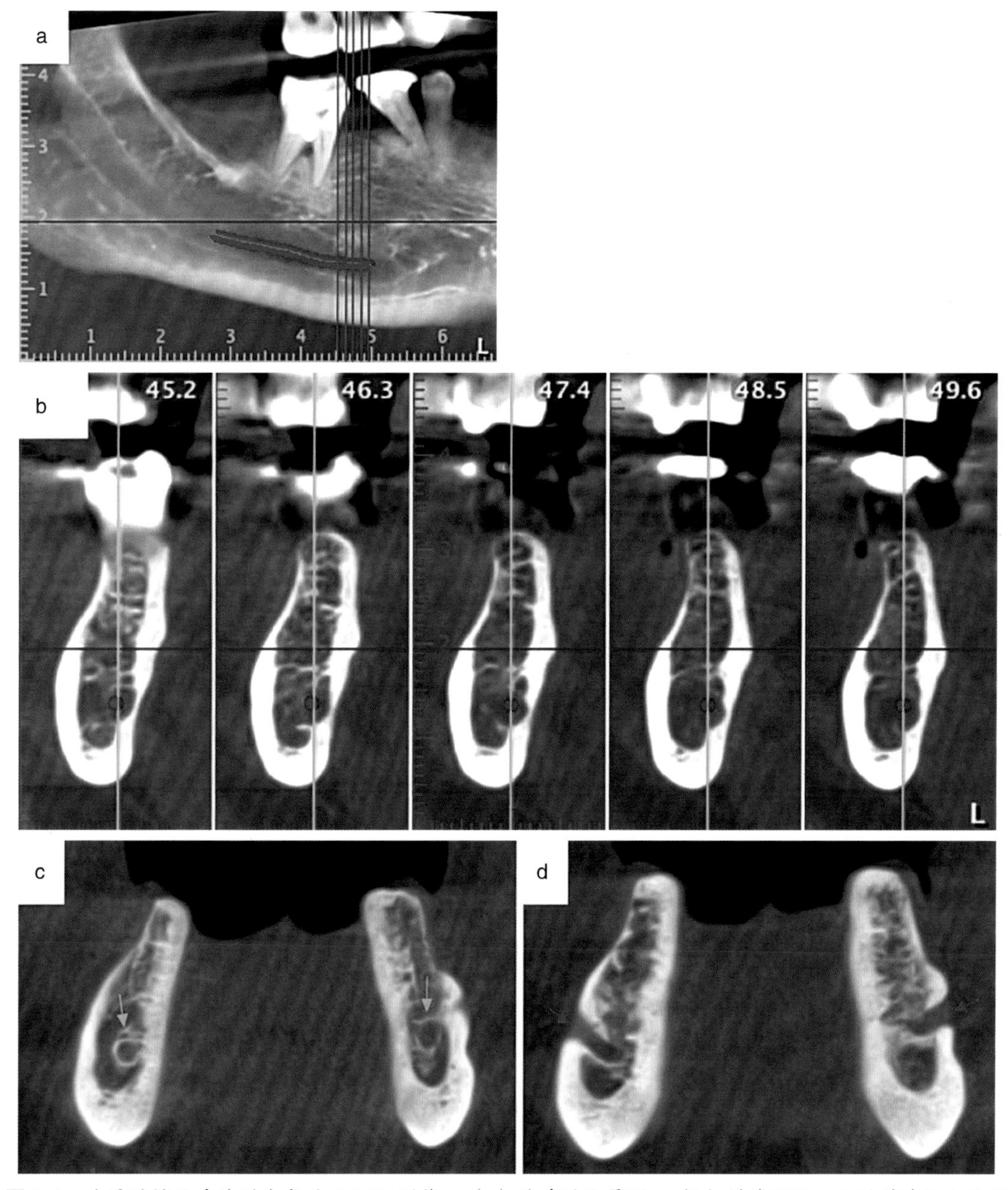

图 1.8 为牙种植治疗计划生成的 CBCT 图像。(a)重建的全景图。(b)横截面图。下牙槽神经也已用红线显示。(c,d)冠状 CBCT 显示下牙槽神经管管壁(绿色箭头)和颏孔(红色箭头)

1.11 CBCT 图像上的伪影

伪影可以描述为图像中与患者无关的任何失真图像。这是体积数据集错误所致,并不代表患者组织的相应区域。

据报道,与医用 CT 仪器相比,由于CBCT 使用较低的能谱和波束几何,其图像本身就存在更多的伪影[8]。许多伪影因数据重建算法中物理成像过程与数学假设之间的差异所致。在对图像的解释过程中,务必谨慎。在 CBCT 中噪点水平更高。CBCT 图像上的伪影或错误所见通常为黑色

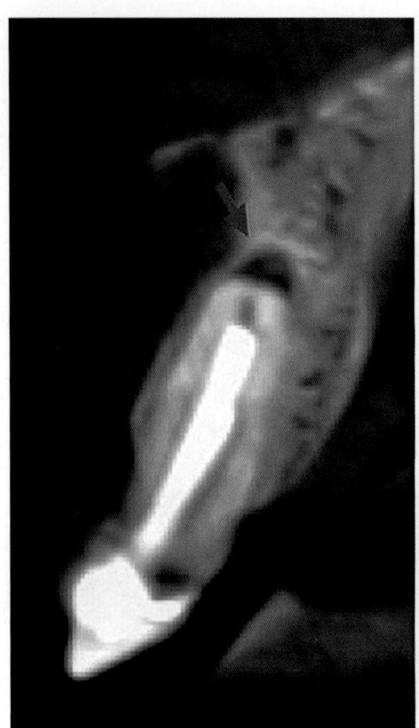
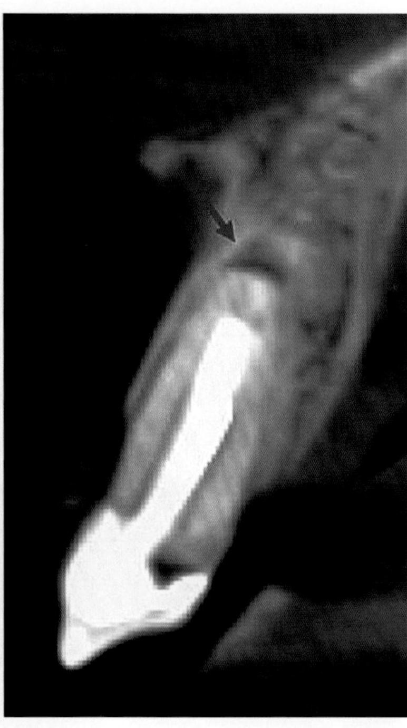

图 1.9 横截面图显示牙根吸收，并伴有根尖周低密度病灶，带皮质边缘（红色箭头）

表 1.3 不同成像方式的有效剂量 [4]

成像方式	有效剂量范围（μSv）	等效背景曝光量（d）
多切片 CT（常规头部方案）	860~1500	101~177
CBCT		
大视野	68~1073	8~126
中视野	45~860	5~101
较小视野	19~652	2~77
全景图像	9~24	1~3
FMX 圆形准直		
FMX：CCD 传感器（预估）FMX：PSP/F-speed 胶片	85 171	10 20
全口口腔内检查 FMX 矩形准直：		
FMX：CCD 传感器（预估）FMX：PSP 或 F-speed 胶片	17 35	2 4
头颅测量	2~6	0.3~0.7

FMX：全口口腔内检查；CCD：电荷耦合装置；PSP：光激发磷光板；FOV：视野

或白色区域或条纹。

CBCT 图像中可能会遇到以下伪影：

当与边缘相比，若结构中心的衰减更大时，会发生射线硬化伪影。与高密度金属物体（例如汞合金修复体、种植牙和正畸托槽）相邻的结构可能会丢失或破坏。在汞合金修复体和铸造金属修复体周围通常会看到条状伪影，原因是这些金属的原子序数较高。在放射摄影上，它们显示为黑色或白色条纹（图 1.11）。

散射也可能导致条状伪影。当 X 线光子与物质或患者组织相互作用后从原始路径发生衍射时，散射便会发生（表 1.4）。

表 1.4 不同 CBCT 视野（FOV）的适应证

小视野	1~2 颗阻生牙。用于骨质量和数量评估的局部区域。牙冠和牙根的形态，局部多生牙。单象限
中视野	部分或完整的上颌或下颌弓。有限的颞下颌关节区域。上颌窦的局部视图
大视野	整个头部的骨骼和牙齿结构。正颌手术。颅面异常。面部畸形

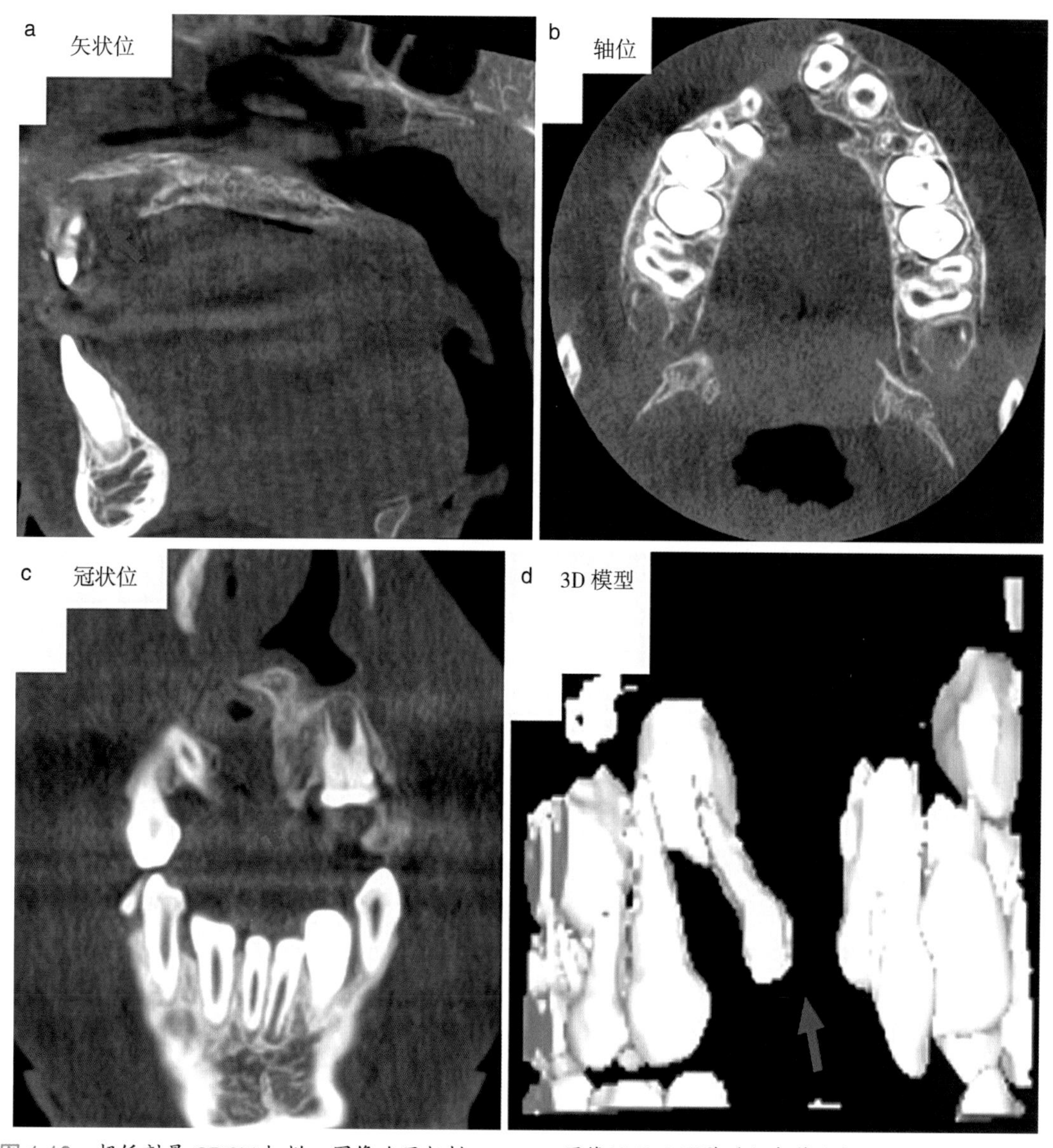

图 1.10 超低剂量 CBCT 扫描：图像略显粗糙。CBCT 图像还显示腭裂（红色箭头）

当图像体素包含一种以上类型的组织时，就会看到部分容积平均伪影。因此，射线衰减后，灰度值并不代表任何具体组织。它显示为朦胧或模糊的组织轮廓。此伪影多与较大尺寸的体素有关，此时成像的对象较小，而体素的尺寸较大。如果硬组织和软组织都包含在一个体素中，则最终结果将是不同组织亮度值的平均值。该区域可能具有“阶梯状外观”，并且所显示的像素可能同时代表任一组织。

由于探测器中的单位像素，在显示的图像上可见环形伪影。

运动伪影通常是扫描过程中患者的活动引起的。通过双边缘或模糊的皮质轮廓可以很容易地识别出患者的运动伪影（图 1.12）。在剧烈活动的情况下，扫描结果没有诊断价值，必须重新进行扫描。为减少患者在曝光过程中活动的概率，操作人

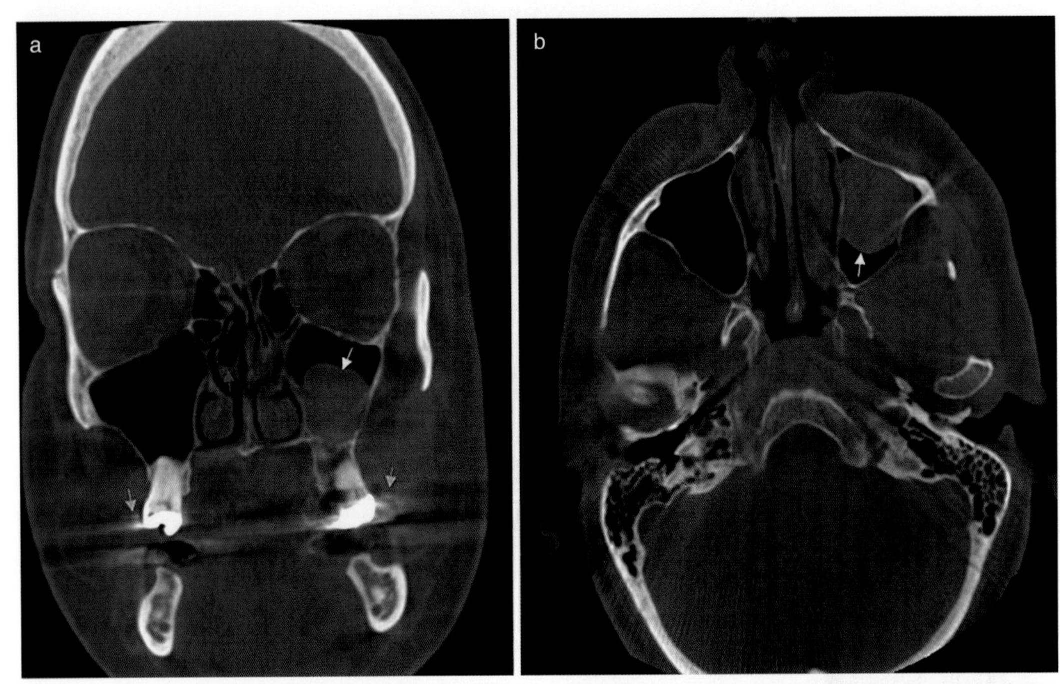

图 1.11 在大视野 CBCT 图像上可见因金属引起的散射伪影（蓝色箭头）。其他发现包括单侧泡状鼻甲（红色箭头）和左上颌窦底黏液潴留假性囊肿（黄色箭头）

员应向患者说明检查程序，使用 CBCT 设备随附的头部约束装置，并缩短曝光时间。

扫描仪相关的伪影被描述为圆形或环形伪影，此类伪影是由于扫描仪校准不当导致的。另一种与仪器校准有关的伪影示例显示为扫描中间的黑线（图 1.13）。与制造商讨论后，得出的结论是检测器或光束偏离中心。作为纠正措施，需进行重新调节和校准。某些检测器较小的仪器必须通过两次扫描来覆盖整个头骨，因此数据集必须正确重叠并由计算机程序进行“拼接”。拼接前的重叠缺陷也可以表现为拼接伪影，呈阶梯状（图 1.14）。

1.12 CBCT 的使用培训

口腔执业医师在购买设备之前应了解国家法律和要求。最好直接与管理机构确认，以排除 CBCT 仪器购买可能存在的任何限制情况。在美国，某些州确实需要“需求证明”，还应明白相应的法律后果。放射图像可以在牙科诊所或独立的牙科放射成像中心获取。在美国，任何有执照的牙医都可以拥有和操作 CBCT 仪器。拥有成像中心的非牙医也可以拥有和操作这些仪器。这两种情况都需要经过适当的培训，培训通常由制造商提供[17]。

在操作仪器以对患者进行诊治之前，培训对于整个口腔诊所至关重要。仪器安装完成后，制造商负责就如何使用仪器、如何正确定位患者以及各种图像捕获方式提供实操培训。

这将使操作人员和接诊口腔医生能够获得最佳的图像，以满足诊断目的，并使患者接受的辐射剂量尽可能低。

接诊医生： 接诊医生必须清楚地说明为什么需要拍摄 CBCT 并给出使用 CBCT 的合理理由。在开具 CBCT 检查单之前，可以考虑其他常规成像方法。

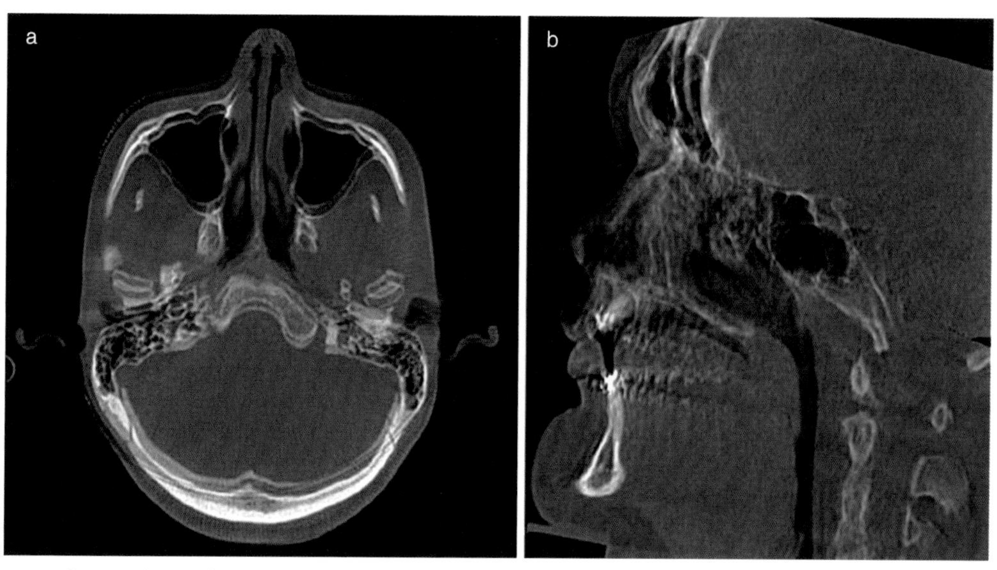

图 1.12 由于运动伪影出现的双重或模糊的骨骼轮廓

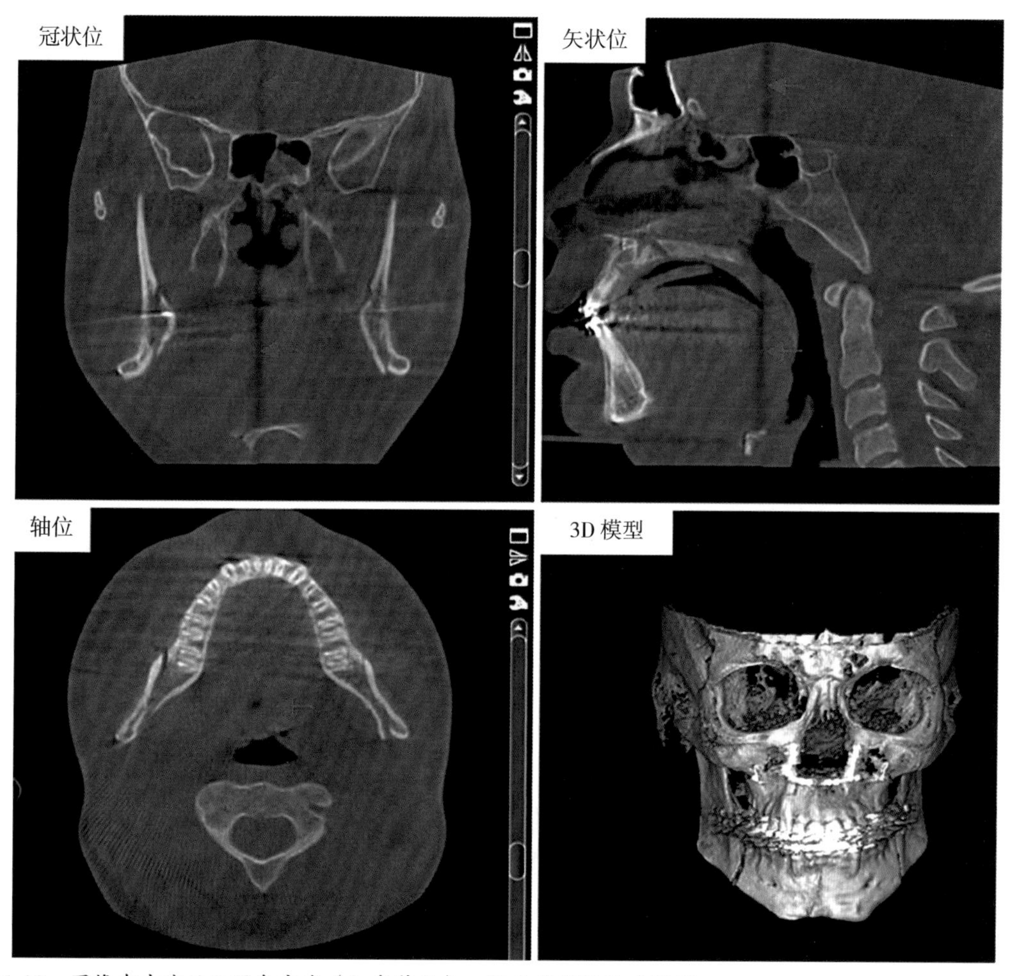

图 1.13 图像在中线显示黑色实线（红色箭头）。报告为仪器校准错误

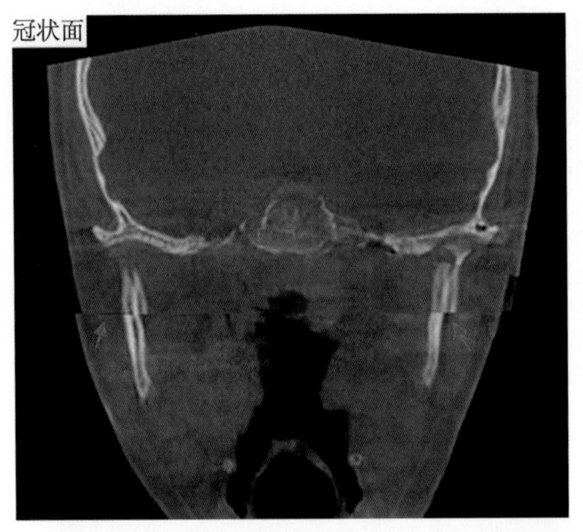

图 1.14　冠状图像显示升支部骨边缘不平整。此错误归因于拼接前两个容量的对齐问题

重要的是选择合适的病例并了解使用辐射所带来的相关风险。在曝光前，必须确定目标区域或视野。口腔医生必须经过培训，能够正确使用视图软件程序处理 CBCT 数据。在不同的增强模式下，提供不同的软件工具以帮助临床医生实现对目标区域的可视化过程。

医生应具有足够的解剖学知识，并充分了解解剖变异、偶然发现和其他病理情况，以便对 CBCT 数据作出正确解释。接诊牙医负责评估完整的 CBCT 数据集以排除异常情况。有重要发现应予以报告。许多执业医师会选择将 CBCT 数据发送给口腔颌面放射科医生，由他们进行分析评估。

与其他检查程序类似，如果普通医生没有能力完成这项工作或寻求另一种意见，可以将其转诊给其他专家。

仪器操作员：接诊医生有责任将目标区域和诊断目的传达给使患者暴露于辐射下的人员或 CBCT 仪器的操作人员。建议接诊医生提供书面处方，以明确指导操作和记录。这样做可使剂量最优化，并减少或消除重新拍片的必要性。

质量保证非常重要。如果图像上发现任何错误，则必须采取纠正措施。建议由合格的维修人员每年对仪器进行一次校准，以保持仪器的正常运行和图像质量。

因此，应对整个团队进行培训。Dawood 等[1] 指出，全面培训应包括由来自制造商的培训专家进行的有关如何操作特定 CBCT 仪器、辐射风险和成像缺陷的更新以及选择标准的培训，还应包括视图软件工具的使用，以帮助解释横截面和 3D CBCT 图像。

1.13 总　结

CBCT 技术已取得很大进展。从技术层面上讲，CBCT 技术在过去十年间已取得了长足的进步，因此对于许多诊断场景都必不可少。图像质量大幅提升；CBCT 仪器的成本和扫描时间也有所减少。多家公司已经开发了特定的软件工具，专门供正畸医生和口腔外科医生使用。随着该技术逐渐融入到口腔诊疗实践中，需要重视的是，临床应用中必须遵循患者知情同意原则，并按照辐射防护指南操作。

参考文献

请登录 www.wpcxa.com “下载中心”查询或下载。

2 颅颌面 3D 成像的当前应用

Farah Masood, Onur Kadioglu, G. Fräns Currier

摘　要

随着CBCT的引进，口腔诊疗实践有了新的工具。在CBCT兴起之前，大多数口腔医生都依赖于传统的2D放射成像来制定治疗计划并进行评估。以前，口腔科采用多探测器计算机断层扫描（MDCT）或医用CT扫描仪评估病理学和外伤病例；现在CBCT技术已进入到口腔诊所，为专科医生和普通口腔医生带来许多新的诊治方法与便捷应用。

2.1 CBCT 在正畸和口腔外科中的应用

自从发现X线以来，传统2D放射摄影成像一直是口腔以及其专科领域（如正畸科、口腔颌面外科、牙周病科和种植科）诊断过程中不可或缺的一部分。在诊疗过程中，根据患者的需要和治疗阶段，只要理由充分，应选择并使用适当的放射成像方式，这些将有效地帮助临床医生进行初步诊断，制定更好的治疗计划，评估当前的治疗效果，以及评估治疗后情况。影像学作为重要的辅助工具，可提供患者的基本信息。为了制定各种颅面异常、错𬌗畸形和其他牙齿异常的治疗计划，对底层骨结构、软组织和牙槽骨之间的关系进行了解至关重要。在治疗阶段，随访影像可以评估治疗的有效性。治疗结束后，临床医生通过适当的影像学检查可以评估疗效。

随着CBCT的引进，临床医生在仪器使用、有效性、收益和财务问题方面面临着新的挑战。初期没有这方面循证的系统性指南或意见书，因此，这些困难尤其难以解决。

美国口腔颌面放射学学会（AAOMR）[1]在2013年发表了一篇论文。经委员会认证的正畸医生以及口腔颌面放射科医生都对该论文的编写作出了贡献，制定了针对错𬌗畸形矫正的临床实践指南。根据这篇已发表的意见书，在正畸治疗的不同阶段使用CBCT应该给出适当的理由，并且应基于患者的症状与体征。专家小组确定“在标准的正畸诊疗计划中，并没有明确的证据支持电离辐射的常规应用，包括使

F. Masood (✉)
Division of Oral Diagnosis and Radiology, Department of Diagnostic and Preventive Sciences, University of Oklahoma Health Sciences Center College of Dentistry, Oklahoma City, OK, USA
e-mail: Farah-Masood@ouhsc.edu

O. Kadioglu · G. F. Currier
Division of Orthodontics, Department of Developmental Sciences, University of Oklahoma Health Sciences Center College of Dentistry, Oklahoma City, OK, USA
e-mail: onur-kadioglu@uohsc.edu; frans-currier@ouhsc.edu

O. Kadioglu, G. F. Currier (eds.), *Craniofacial 3D Imaging*,
https://doi.org/10.1007/978-3-030-00722-5_2

用 CBCT”。AAOMR 发表的这篇论文支持美国牙科协会科学事务委员会[2]在选择 CBCT 成像时的立场，它给出的建议是，影像学检查应基于临床检查结果，并且必须根据患者的个人需求来决定。

Hodges 等[3]评估了 CBCT 对正畸诊断和治疗计划的影响。他们在报道中指出，诊疗计划的变更因患者特征的不同而存在很大差异。该评估结果支持以下结论：当患者有未萌牙（萌出延迟或位置可疑）、疑似严重的牙根吸收或严重的骨骼异常时，在制定正畸诊疗计划之前可进行 CBCT 扫描。他们还得出结论：“只有在有明确、具体和特殊的临床正当理由时，才应安排 CBCT 扫描”，并未发现应用 CBCT 扫描评估颞下颌关节（TMJ）异常或气道分析在改变患者治疗方案方面展现出任何优势。然而，纳入本研究中的、经常使用 CBCT 成像检查的正畸医生查看 CBCT 扫描结果后，会对诊断过程和制定治疗计划更有把握[3]。

这项新型 3D 技术使口腔科诊所能够从 3 个平面（轴向、矢状和冠状）上获得高质量的结构图像，而无需叠加，且辐射剂量比医用 CT 要小得多，成本也更低。

根据某些执业正畸医生的说法，大多数正畸诊疗中不再使用全口口内放射学检查。CBCT 提供了正畸和口腔外科手术疗效评估所需的所有必要信息，因此，即便是常规的口外前后位头颅测量图像也无须获取。因此，如果可获得 CBCT 图像且 CBCT 的辐射剂量与常规成像相差不大，则可能不再需要传统的 2D 图像，因为 CBCT 可提供更多的信息。

为满足口腔外科和正畸治疗的需要，通常使用具有较大传感器或图像检测器的 CBCT 仪器来捕获颅面区域图像。有时会利用较小的传感器或准直度更高的较小的目标区域解决局部问题，例如阻生牙。CBCT 最常见的用途包括诊疗计划制定、骨骼评估、阻生牙定位、疑似牙根尖外吸收时的牙根形状和状况评估、牙槽骨厚度评估、唇腭裂中牙槽突植骨治疗计划制定、正颌手术前以及气道开放和大小的评估。

2.2 阻生牙

最常见的阻生牙是第三磨牙和上颌尖牙。CBCT 通常用于确定阻生牙的位置、角度和对周边结构的影响，因为该技术已被证明可以提高诊断水平，并在相当多的受试者中被证明有益于此类病例治疗的改进[4-5]。

目前公认 CBCT 在规划手术入路和评估口腔中阻生尖牙的挤压方向方面非常有益，并可为此类阻生尖牙与邻近牙齿和结构的接近程度、邻近牙齿的吸收程度、牙囊大小以及病理情况提供 3D 图像[6-7]。

与传统的 2D 放射图像相比，CBCT 图像在牙根部结构的 3D 可视化程度方面更有优势（图 2.1）。有人建议，如果常规 2D 全景 X 线片上牙弓内的尖牙相对于垂直中线的倾斜度超过 30°，以及相邻牙根吸收和（或）牙根弯曲的情况下，可采用小视野 CBCT 对阻生上颌尖牙进行观察[8]。

2.3 骨质或骨骼评估

颊舌侧牙槽骨的状况和厚度取决于开始治疗前的牙槽骨解剖结构、治疗过程中牙齿移动中骨骼的形态和适应性以及治疗结束后牙齿最终定位后的形态。Kapila 等[9]描述了正畸中牙槽骨的边界条件，其中包括牙槽骨相对于牙根尺寸、角度和空间位置的深度、高度和形态。他们表示，对于正畸牙移动，可将牙槽边界条件视为动态过程，并由患者治疗前的骨质状况、牙龈生物类型以及骨生理学决定（参见第 10 和

11 章）。

当牙槽骨发生重塑时，牙槽骨并非处于静止状态，否则将无法进行正畸牙移动。但是，对牙齿施加过大的正畸力会对牙槽边界条件造成不利影响，并可能导致骨开裂和开窗。CBCT 的横截面图像可用于确认治疗前后颊舌侧骨皮质厚度，这在传统的 2D X 线图像上是无法观察到的（图 2.2）。

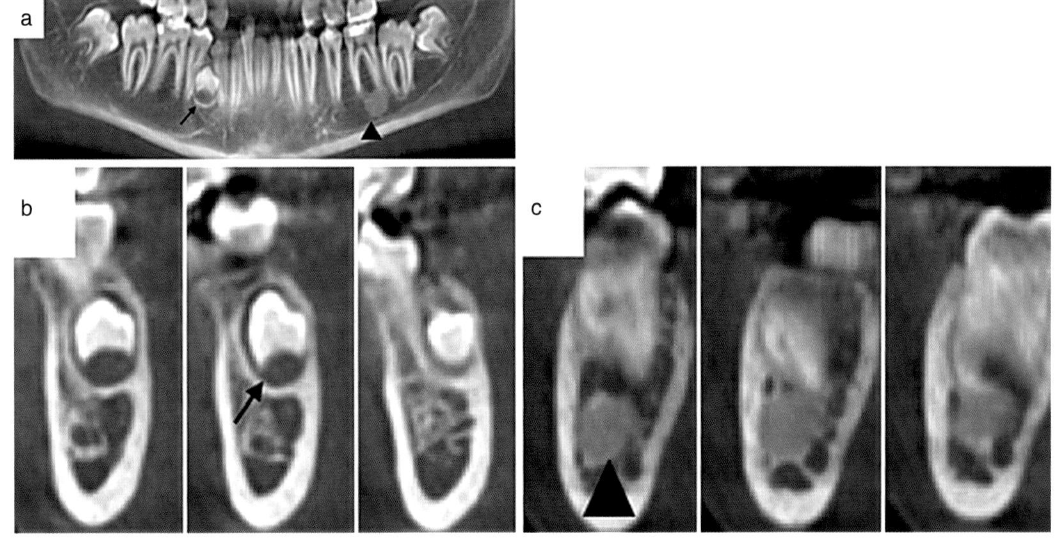

图 2.1　CBCT 重建的全景图像（a）和横截面图像（b，c）。右下颌前磨牙区可见阻生牙（黑色箭头）。在 36 根尖周还发现特发性骨硬化（箭头头）

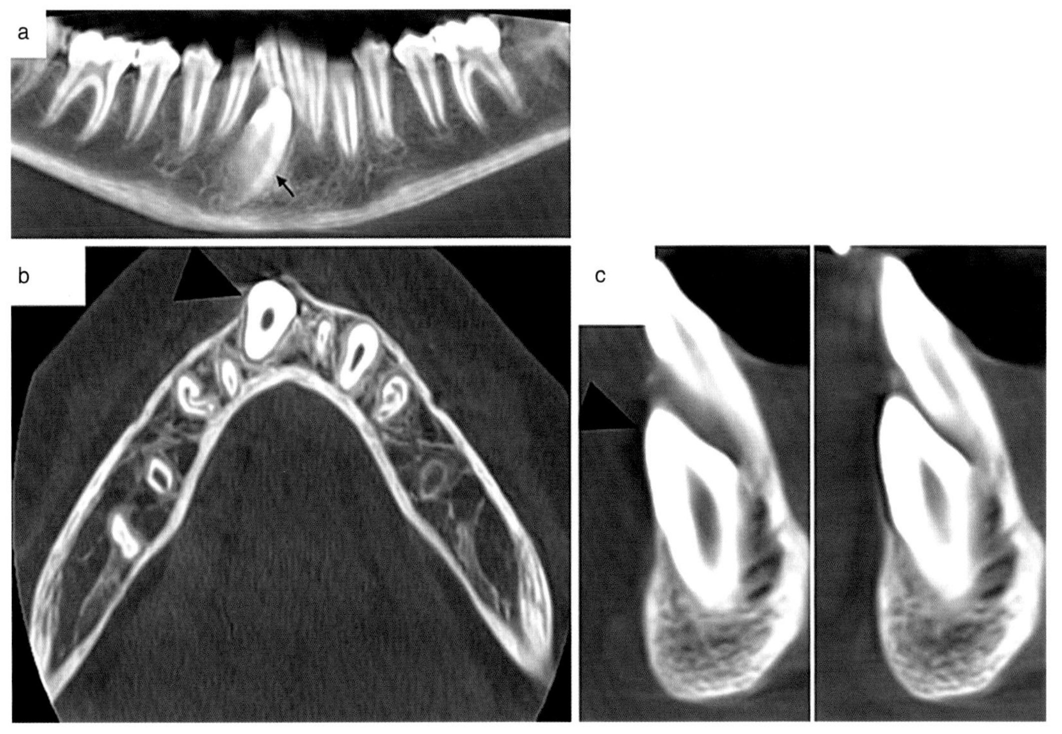

图 2.2　CBCT 重建的全景图像（a）以及轴向（b）和横截面（c）图像显示颊侧位置的右下颌阻生尖牙（黑色箭头）。颊侧骨皮质明显变薄（黑色箭头头）

CBCT 还可评估骨量、骨质量、基础骨小梁形态，从而评估骨骼的稳定性[10]。临时支抗（TAD）已用于正畸治疗中，为施加正畸力提供稳定的支点。支抗几乎可放置在口腔内的任何位置，但重要的是不能影响周围复杂的解剖结构，如牙根、血管和神经。CBCT 可以用于确定支抗放置的最佳部位和治疗计划，提前观察其与周围结构（如牙根、鼻前庭、上颌窦和脉管系统）的接近程度和关系，避免并发症的产生。

2.4 正颌外科

CBCT 3D 重建可为正颌外科手术治疗计划提供详细信息（图 2.3）。容积分析可帮助预测手术过程。CBCT 数据还可用于创建目标区域的立体影像模型（图 2.4）。这种三维技术在正颌外科手术中的应用，使硬组织和软组织之间的关系形象化，这一点再怎么强调也不为过[11]。很大程度上，CBCT 已经取代了侧位头影测量，用于诊断骨骼和牙齿畸形，例如半侧颜面肥大和 Treacher Collins 综合征。

2.4.1 唇腭裂

唇腭裂比较常见，且会对患者造成不良影响。CBCT 可为唇腭裂患者提供有价值的信息。它在治疗前和治疗后的计划阶段都非常有用，可提供有关唇腭裂缺陷部位、受累部位尖牙的萌出状态和位置以及移植前后骨宽度和高度等信息。牙槽突裂修复的时机通常根据传统的全景和咬合片来确定。在此类情况下，与传统的 X 线检查相比，CBCT 可以更好地评估牙龄、牙弓段的位置和裂隙的大小。用 CBCT 进行容积分析可以更好地预测裂隙缺损的形态（图 2.5），以及修复所需移植材料的体积。手术后，可以通过 CBCT 评估移植后牙弓的稳定性、随时间推移的移植骨质量以及对整体面部发育的影响[12]。其他用途包括评估阻生牙的潜在并发症，例如邻牙的牙根吸收。

通过 CBCT，可以在实际手术之前研究阻生牙和多生牙与周边结构（如上颌窦壁、下牙槽神经管的皮质边缘和下颌骨皮

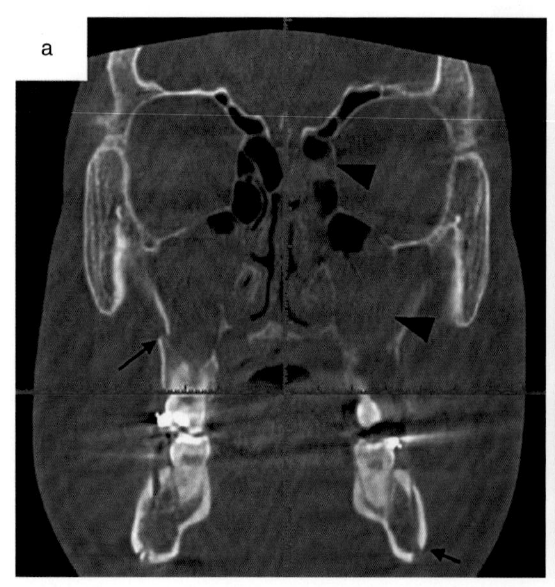

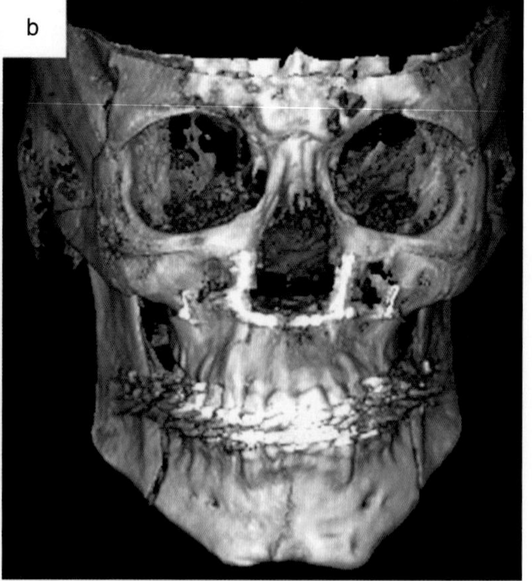

图 2.3 （a）大视野 CBCT 冠状图像（a）和 3D 视图（b）。可以看到正颌手术后的变化。图像显示由于手术造成的骨折（黑色箭头）以及上颌窦和筛窦浑浊（黑色箭头头）。在 3D 视图的上颌骨中还标有手术针

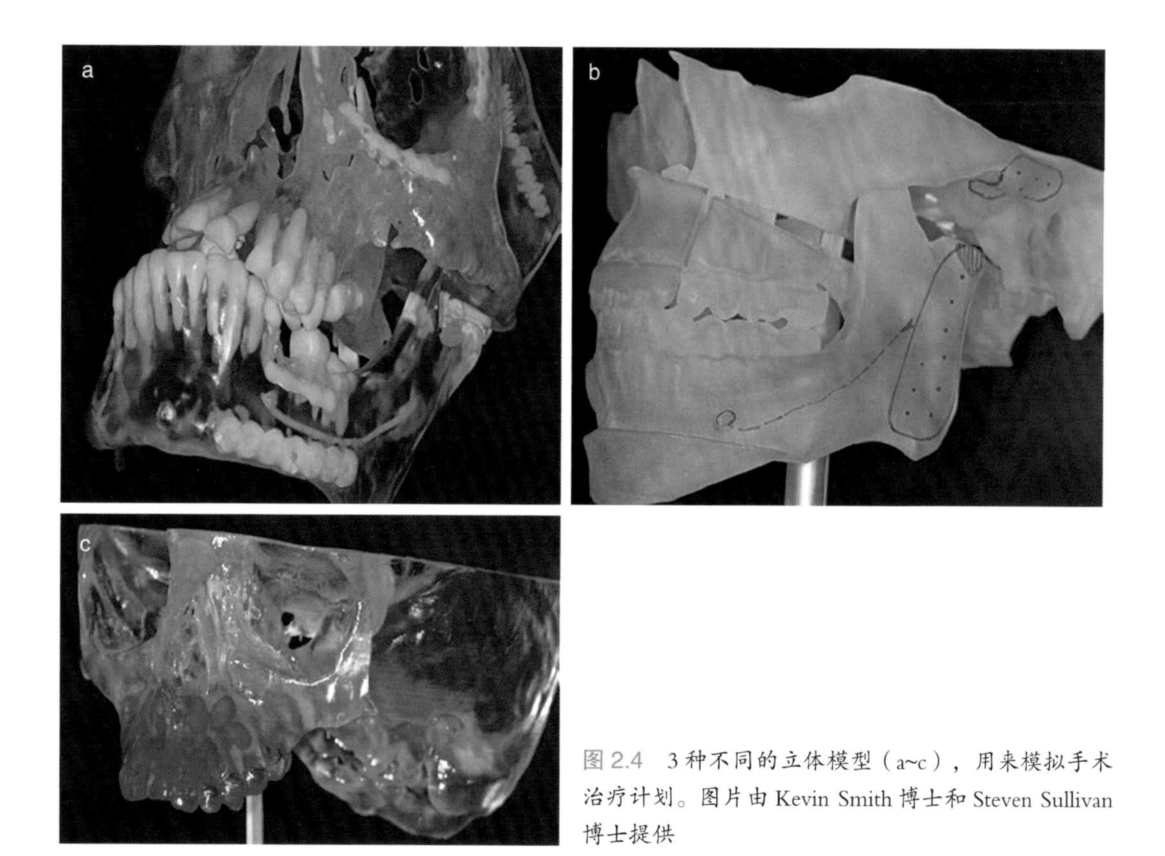

图 2.4　3 种不同的立体模型（a~c），用来模拟手术治疗计划。图片由 Kevin Smith 博士和 Steven Sullivan 博士提供

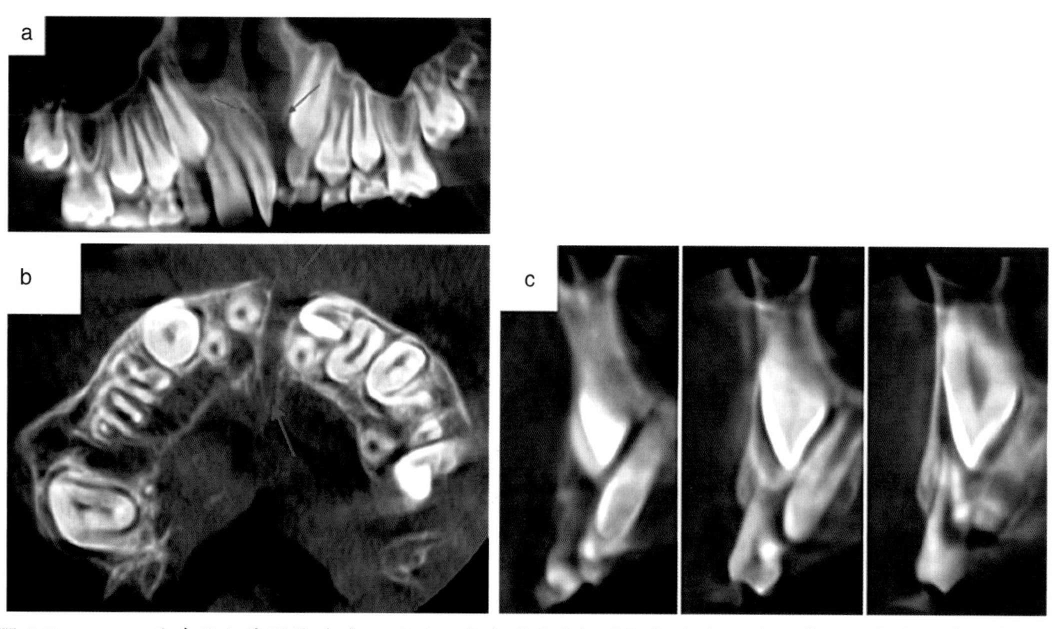

图 2.5　CBCT 重建的全景图像（a）以及沿阻生尖牙牙长轴的轴向（b）和矢状截面图（c）。在重建的全景图像和轴向图像（红色箭头）上，可见左上颌前部腭裂。在图像上可见牙弓内阻生尖牙的颊舌向位置

质）之间的关系，以避免潜在的术后并发症。因此，更加方便预测手术以及制定治疗计划。然而，了解数据处理、软件工具以及正常解剖和解剖变异，对于最大限度地提高治疗计划和手术的准确性是很重要的（参见第 13 章）。

2.4.2 颞下颌关节

如果 TMJ 区域涵盖在视野中，则在不叠加的情况下，可应用 CBCT 显示 TMJ 区域。可以评估骨皮质轮廓以及髁突、关节窝、关节结节和关节间隙的位置。放射影像学进展性改变包括髁突磨平（图 2.6）、骨皮质轮廓不规则和（或）增厚、骨质硬化、骨皮质缺损、骨赘形成、软骨下囊肿和关节腔变窄等[13]。

建议患者在开始正畸治疗之前先咨询相关专家[7]。

要强调的是，尽管 CBCT 可提供有关 TMJ 紊乱的诊断信息，但它无法揭示该疾病是否处于活跃期。Kapila 等[7]指出“CBCT 图像可以同时显示 TMJ 并评估上下颌骨的空间关系和咬合情况，并能够对与 TMJ 异常相关的局部和区域影像进行可视化和量化”[7]。

2.4.3 气道分析

下颌骨生长、软组织和颌肌功能、牙槽发育以及气道形态等因素都会影响垂直向错𬌗的发展。据报道，有张口呼吸问题的儿童中，垂直向错𬌗可能是由于咽部气道狭窄（被认为是潜在的促进因素）导致的[14]。临床中气道狭窄，尤其是腺样体和扁桃体肥大的儿童可以通过传统的 2D 侧位头影测量作出诊断[15]。但无重叠的容积或横截面积可能是测量气道狭窄更好的方法，这就需要 CBCT，而不是传统的头影测量[16]。

既往研究表明，咽部气道狭窄可能会导致张口呼吸并促使下颌平面角变高，同时伴随前牙开𬌗的倾向[14]，但后来的研究却产生了相互矛盾的结果，其中一项研究显示面型与气道体积之间没有相关性，而另一项研究则证实存在这种相关性[16-17]。Kapila 等[18]指出，这两项研究结果之间的差异突出了使用标准化方案测量气道体积的必要性。图 2.7 显示了 CBCT 扫描狭窄气道的图像。

2.5 偶然发现

除了提供目标区域的诊断信息外，

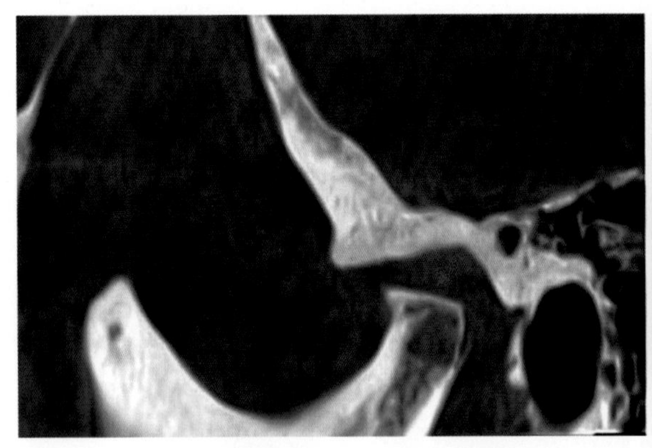
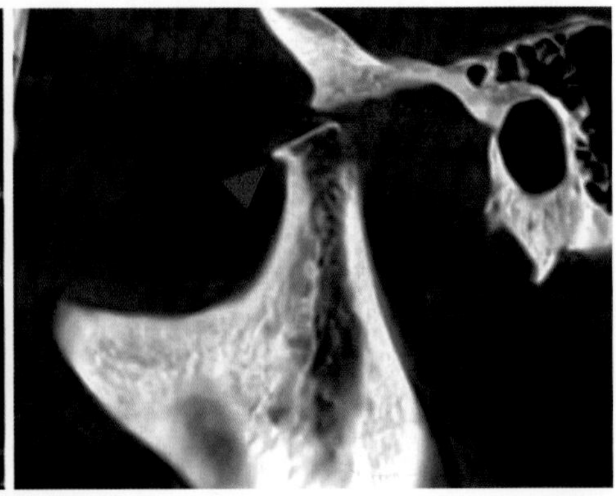

图 2.6 CBCT 矢状面显示一名 52 岁的女性有退行性关节病。髁突头严重磨平（红色箭头），前部可能有小骨赘形成（红色箭头头）

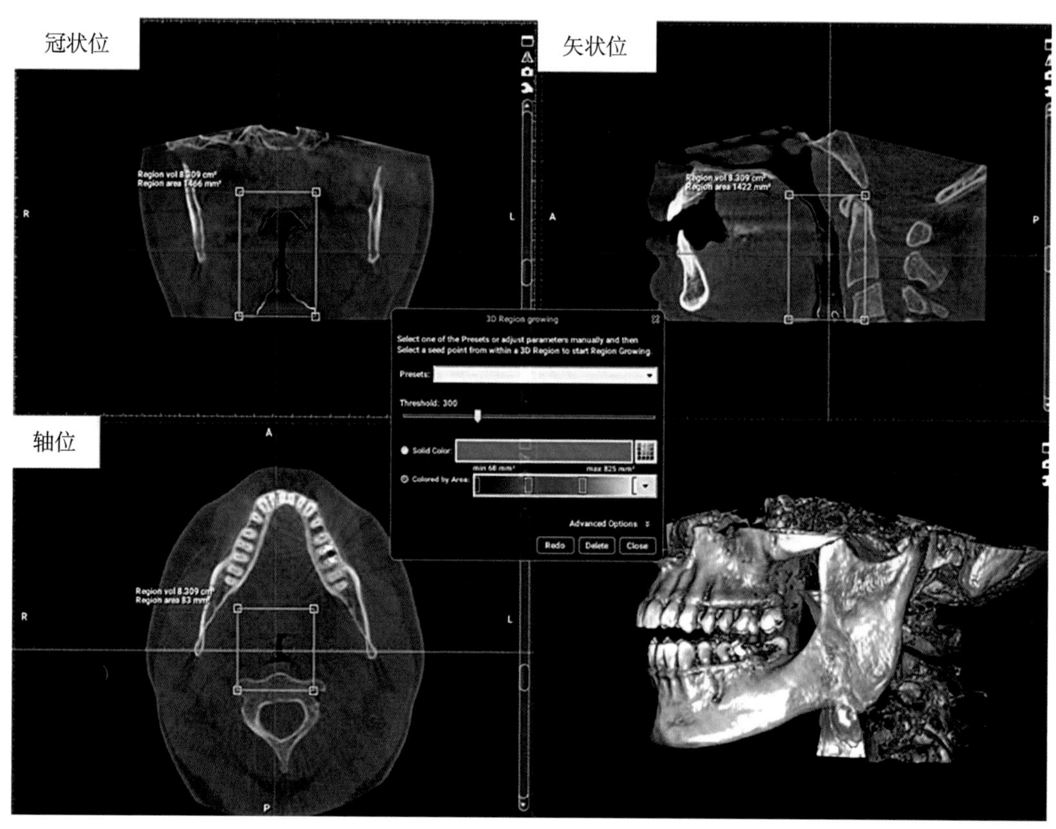

图2.7 气道分析显示狭窄的气道(冠状和矢状图像上用红线勾勒的区域)。轴向图像也可显示狭窄的气道。在 3D 模型中还可观察到气道的轮廓

CBCT 扫描还可以获得各种偶然的发现。对解剖结构及其变异的透彻了解极其重要。

临床医生负责评估和解释完整的CBCT数据集,以排除任何异常和潜在的病理情况。临床医生还必须识别这些图像中出现的偶然发现。偶然发现属于异常发现,与正在讨论的问题无关,由于无意中出现在图像中,故并非成像检查的目的,应针对发现的结果进行报告并与患者讨论,根据需要采取适当的措施或给予建议。

Cha 等在数篇研究论文中报道,CBCT 图像上获得偶然发现的概率高达 25%~54%[19]。他们对出于各种诊断原因的 500 次 CBCT 扫描的颌面部结构中偶然发现的位置、性质和发生情况进行了评估。

他们还对这些发现与正畸患者症状之间的关联进行了评估。据他们报道,偶然发现的总体发生率为 24.6%,最高发生率为气道区域(18.2%),其次是 TMJ(3.4%)、牙髓相关(1.8%)和其他发现(1.2%)。特别是在正畸中,与气道相关的偶然发现为 21.4%,TMJ 发现为 5.6%,牙髓病变为 2.3%。但是,只有 22% 的气道异常(如黏膜厚度、息肉和潴留性囊肿)与临床症状和体征相关。建议临床诊断时,应根据完整的临床病史、症状及体征对 CBCT 数据进行解释,并与专科医生进行详细交流以全面评估可能的潜在疾病。

另一项研究[20]也报道了正畸患者 CBCT 扫描检查中的偶然发现。此项研究报道,66% 的患者中至少有一项此类发现;最常见的是残根,其次是根尖周疾病。根

据这项研究的结果，整体正畸治疗计划没有变化。但是，这些病例中有很大一部分需要进一步随访或干预（72.5%）。有 2 例患者正畸治疗计划发生变化。1 例涉及异位上颌恒尖牙引起的前磨牙的牙根吸收，因而改变了拟定的拔牙计划，还观察到位置不佳的中切牙弯曲；1 例观察到牙根吸收和牙髓受累改变了牙齿的预后，从而改变了拔牙计划。

Avserver 等[21]评估了 691 次 CBCT 扫描中主要目标区域以外的偶然发现。他们报道，79.3% 的扫描中共有 1109 例鼻窦偶然发现。主要表现在上颌窦（黏膜增厚、息肉状黏膜增厚、气液平面、部分至完全浑浊、发育不全的黏液潴留假性囊肿、发育不全和窦内牙），其次是鼻腔（鼻中隔偏曲、泡状鼻甲和蝶筛气房）。大多数偶然发现不需要治疗，但作者建议临床医生应留意偶然发现和可能的解剖变异。如有必要，应采取纠正措施，以避免将来出现并发症。

Edwards 等[22]评价了正畸医生在评估偶然发现时的意见一致性，其中涉及是否需要进行额外的随访以及大视野颌面 CBCT 扫描是否对未来正畸治疗产生影响。评估结果显示，与所有其他颌骨区域相比，评估者对于牙槽发现具有更强的一致性。他们发现，对于是否有必要进一步随访，以及它们对未来正畸治疗的潜在影响，评估者的意见一致性较高甚至极高。

Allareddy 等[23]评估了主要目标区域内外 CBCT 扫描的偶然发现数量。对 1000 次扫描的分析结果显示，有 943 次（94.3%）在主要目标区域以内和以外都有发现。据他们报告，在这些扫描中观察到处于主要目标区域以内和以外的 77 种不同情况。本文较大的研究样本更好地阐明了完全分析 CBCT 数据以排除任何重大疾病的重要性。

Edwards 等[24]报道，在正畸样本的大视野颌面 CBCT 扫描中，偶然发现出现的频率更高。大多数发现可能都在医生的目标检查区域以外。具体而言，气道和鼻窦中的偶然发现最为常见。在牙槽区域和周围硬组织和软组织中也有其他发现。这项研究强调，无论目标区域如何全面审查 CBCT 整个容积的重要性以及正确记录所有检查发现的必要性，作者强调对整个 CBCT 容积进行全面审查和研究结果记录的重要性。

在正畸和口腔外科实践中，通常会使用较大的视野，因而偶然发现的概率会稍微大一些。Price 等[25]还评估了来自颌面部 CBCT 的偶然发现类型和发生率。报告结果分为以下几类：①需要干预 / 转诊；②仅需进行监测；③无需进一步评估。300 例 CBCT 的评估结果包括气道、软组织钙化、骨骼、TMJ、牙髓、牙齿发育和病理表现。272 次扫描结果共显示 881 项偶然发现，最普遍的是气道发现（35%），其次是软组织钙化（20%）、骨相关（17.5%）、TMJ（15.4%）、牙髓（11.3%）、牙齿发育（0.7%）和病理发现（0.1%）。16.1% 的病例需要干预 / 转诊，15.6% 需要监测，其余（68.3%）则无需处理。该研究还强调，有必要彻底检查所有 CBCT 容积，以确认是否存在目标区域以内或以外的重要发现。

据 Mutalik 和 Tadinada[26]报道，在进行种植治疗前 CBCT 检查的患者中，松果体钙化的发生率较高（58%）。松果体位于两个大脑半球之间，可产生一种会影响睡眠模式的名为褪黑素的激素。随着年龄的增长，松果体钙化有所增加。然而，年轻人群中也有松果体钙化的报道。

大多数研究认为此类钙化属于生理性钙化，但建议进行全面的病史和临床检查以排除神经退行性疾病。

根据常见检查视野列出偶然发现结果（表 2.1）。鼻窦和鼻窝：鼻窦中非常常见的偶然发现为黏膜增厚（图 2.8）和黏液潴留假性囊肿（图 2.9），可能由于慢性炎症刺激而产生。

这些结果可能提示有慢性鼻窦炎。若仅涉及鼻窦，则可使用术语“鼻窦炎”。当影像学改变也延伸到鼻腔时，则使用术语“鼻 – 鼻窦炎”。炎症可以是病毒性、细菌性或真菌性的。与慢性鼻窦炎相关的临床症状为鼻塞、流涕以及疼痛和不适。慢性鼻窦炎的诊断基于内镜检查或超过 12 周仍存在的影像学检查结果。

黏膜增厚可导致鼻窦和鼻腔之间的通

表 2.1　发生区域和常见的偶然发现

上颌和下颌弓	阻生牙和多生牙、根尖周炎性病变、切牙管囊肿、特发性骨硬化、Stafne 骨缺损、根尖周牙骨质发育不良。残根、牙冠和牙根异常
鼻窦	黏膜增厚、黏液潴留假性囊肿、息肉、鼻窦结石、营养不良性钙化、骨瘤、鼻窦发育不全、皮质轮廓不规则
鼻窝	解剖变异、泡状鼻甲、鼻中隔偏曲、炎症改变
气道	气道狭窄、腺样体肥大
颞下颌关节	畸形、扁平、硬化、侵蚀、髁突下假性囊肿、骨赘和髁突分叉
颅内钙化	颅内松果体钙化
软组织钙化	涎石、扁桃体结石、钙化的颈动脉粥样硬化、茎突舌骨韧带骨化
颈椎	发育变异和异常，例如寰椎弓裂和退行性改变
耳朵	外耳道内有碎屑或蜡状物，中耳浑浊、胆脂瘤 / 角化病、颈静脉球裂开、软组织损伤
颅骨	乳突气房浑浊、颈静脉孔较大、可能的颈静脉憩室和乳突气房发育不全

引自 Drage 等[20]

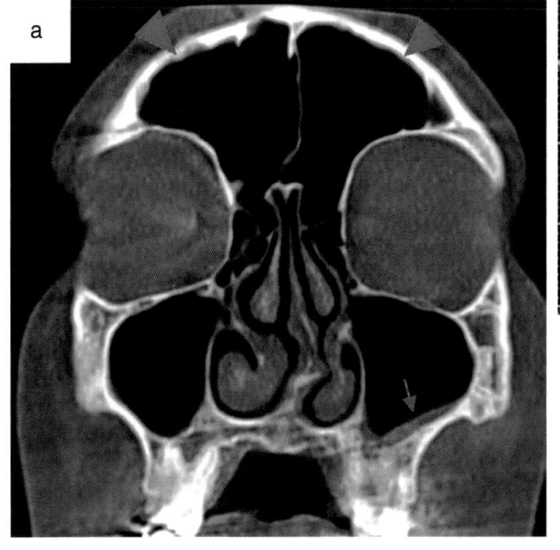

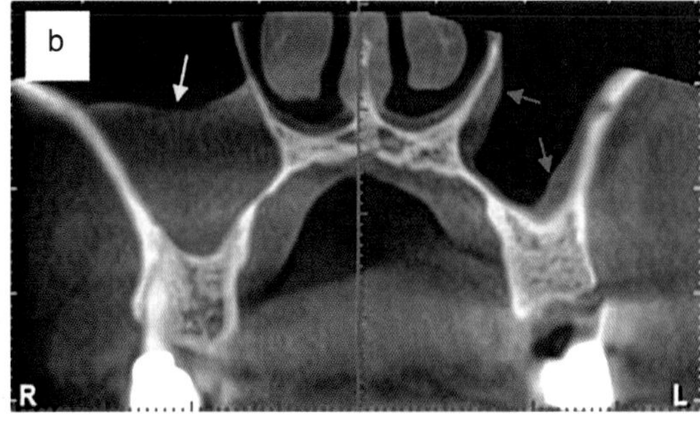

图 2.8　冠状 CBCT 视图。（a）左上颌窦底轻度黏膜增厚（红色箭头），额窦较大（红色箭头头）。还可见鼻中隔略微偏曲。（b）右上颌窦浑浊 / 气液平面（黄色箭头）

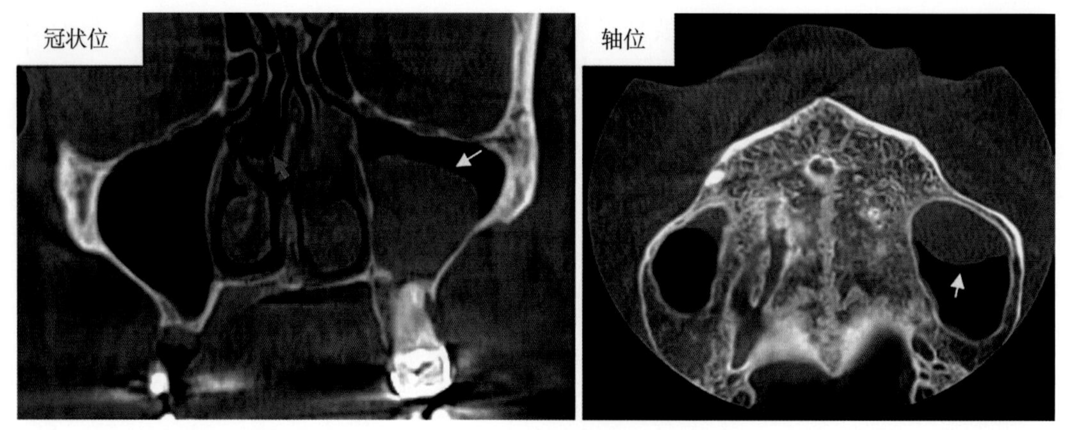

图 2.9 CBCT 图像显示左上颌窦内一较大的均匀圆形阻射影，可能是黏液潴留假性囊肿（黄色箭头）。右侧可见泡状鼻甲（中鼻甲气化，红色箭头）

道阻塞，从而引起鼻塞。如果有其他阳性结果，例如鼻窦内中度至重度浑浊和气液平面，则可能是急性鼻窦炎。任何鼻窦炎中均可发现黏膜增厚的情况。由于额窦靠近大脑，因此应引起重视。在解释图像时，应该寻找骨骼改变的任何迹象，例如骨硬化或侵蚀。Rosenfeld 等[27] 建议，急性细菌性鼻 – 鼻窦炎必须与病毒性上呼吸道感染和非感染性疾病引起的急性鼻 – 鼻窦炎区分开来。临床医生应通过客观记录鼻窦炎症对急性细菌性鼻 – 鼻窦炎进行临床确诊，可通过前鼻镜检查、鼻内镜检查或 CT 检查来完成。

尽管并发症很少见，但仍可能会发生，如骨髓炎、眼眶和眶周蜂窝织炎以及颅内脓肿。与鼻窦疾病相关的其他影像学异常表现包括气液平面和不均匀浑浊(图 2.10)。与上颌窦相关的较不常见的偶然发现为上颌窦发育不全（图 2.11）。

其他偶然发现包括泡状鼻甲（图 2.9）、鼻腔结构不对称（图 2.12）、筛窦浑浊（如骨瘤和黏膜增厚，图 2.13）以及蝶窦黏膜增厚（图 2.14）。在 CBCT 图像中使用较大视野时，通常会捕获到颈椎，可见到的颈椎退行性改变包括骨硬化、假性囊肿以及扁平和韧带钙化（图 2.15）。

上颌和下颌弓也可能具有与主要目标区域无关的病理情况。图 2.16 所示为切牙

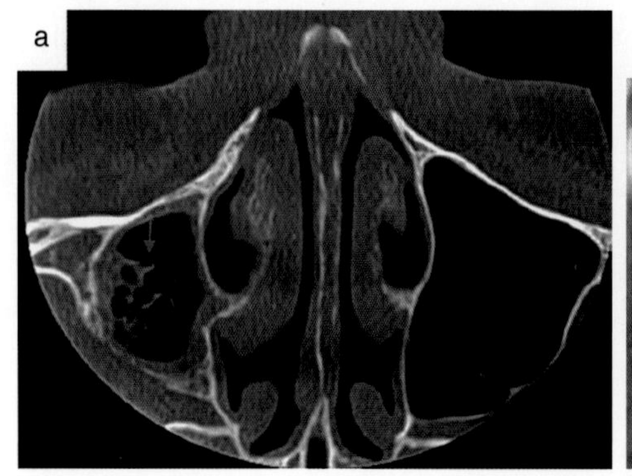

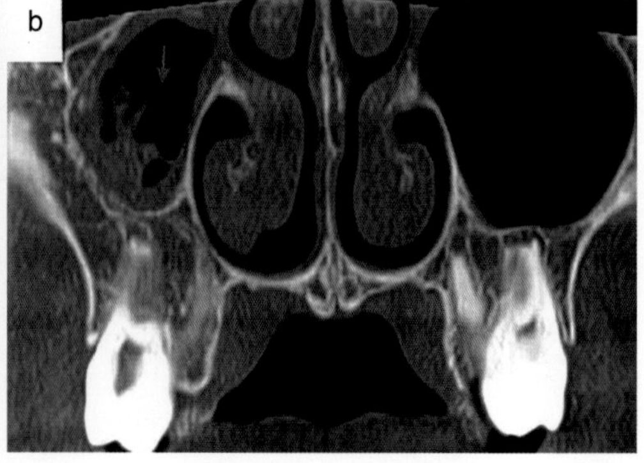

图 2.10 CBCT 轴向（a）、冠状（b）和矢状（c）图像显示右上颌窦炎症改变（红色箭头）。右上颌窦中可见泡沫状（深色）液体。左上颌窦未见炎性改变。上颌窦的皮质轮廓看似在正常范围内。鼻中隔也正常

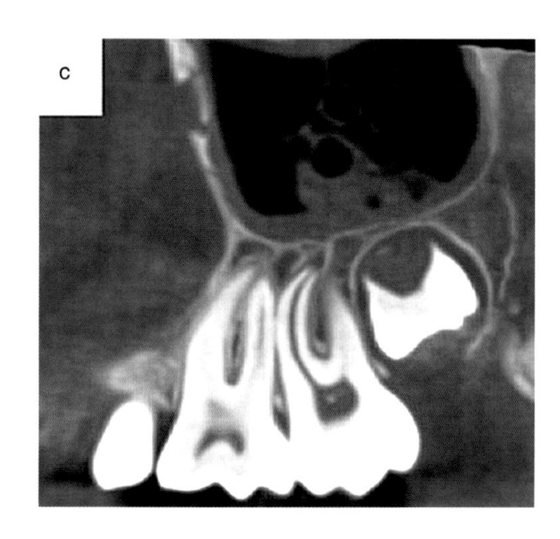

图 2.10（续）

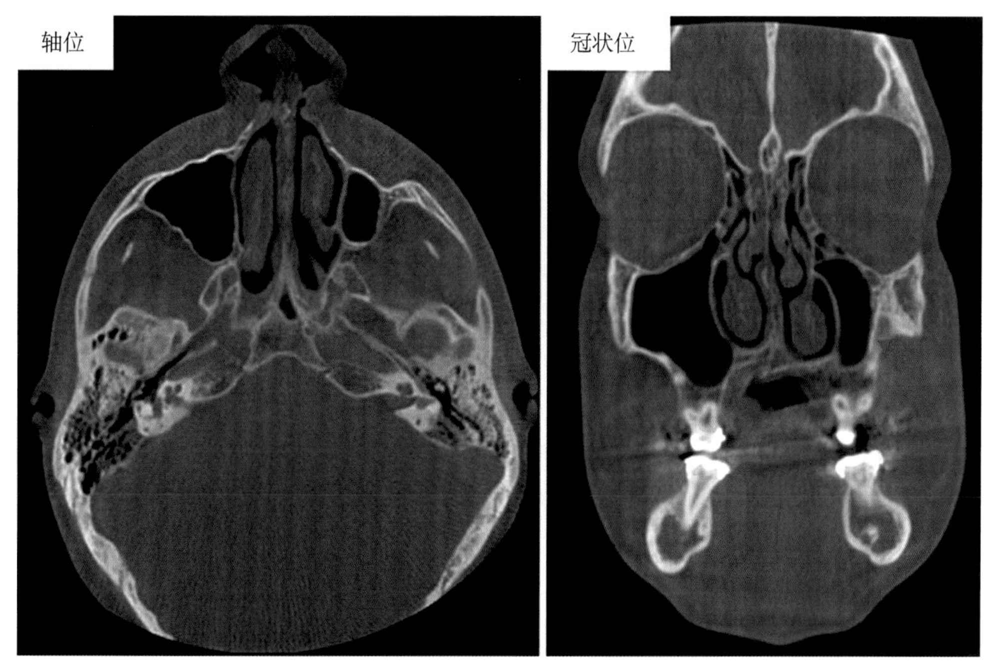

图 2.11 比较左、右上颌窦，发现左上颌窦发育不全（红色箭头）

管囊肿与较大的切牙孔或鼻腭孔的对比情况。如果孔的宽度大于 1cm 或在连续的 X 线片上均显示为增大，则认为存在切牙管囊肿。

还可发现口 – 窦相通或瘘管（图 2.17），也有报道发现上颌窦中偶然的钙化（图 2.18）。鼻窦内钙化本质上可能属于特发性，也可能由于慢性炎性或真菌性疾病引发。钙化可表现为致密且边界清晰的肿块，呈不规则、结节状或线状。鉴别诊断可能包括营养不良性钙化、鼻窦结石、骨瘤、息肉或异物。Stafne 骨缺损或舌唾液腺凹陷也可见，这位于骨外，通常位于下牙槽神经管下方和下颌角前（图 2.19）。

气道：在 CBCT 图像上可以看到气道或咽腔的狭窄和不对称。腺样体肥大可导

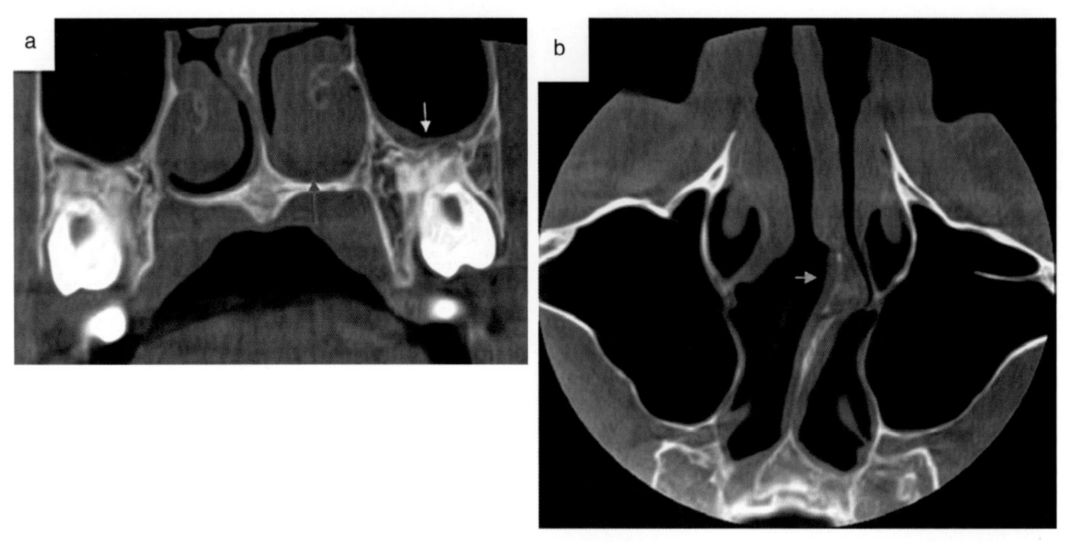

图 2.12　冠状面（a）显示左上颌窦底部黏膜轻度增厚（黄色箭头），左侧下鼻甲增生（红色箭头）。左下鼻道最小。轴向（b）视图显示鼻中隔偏向左侧（绿色箭头）

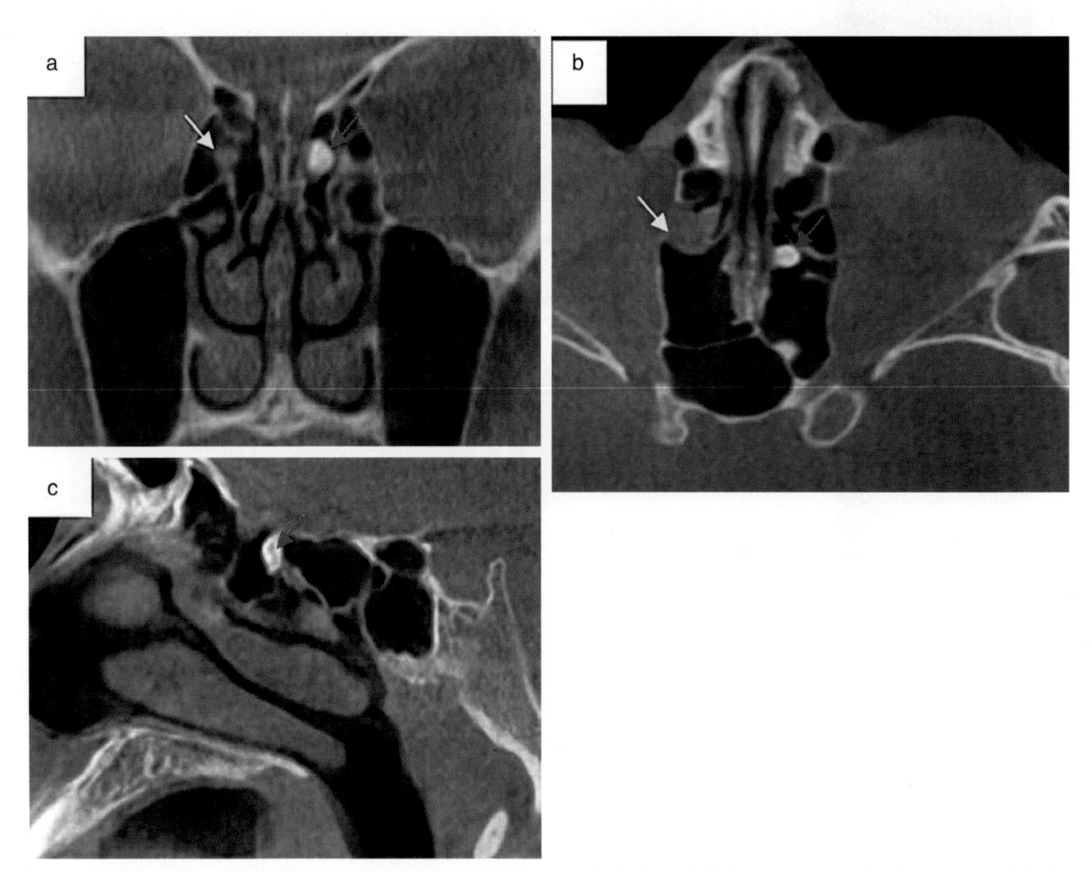

图 2.13　CBCT 冠状（a）、轴向（b）和矢状（c）图像显示筛窦内边界清晰的较小的阻射影，可能是骨瘤（红色箭头）和黏膜增厚（黄色箭头）

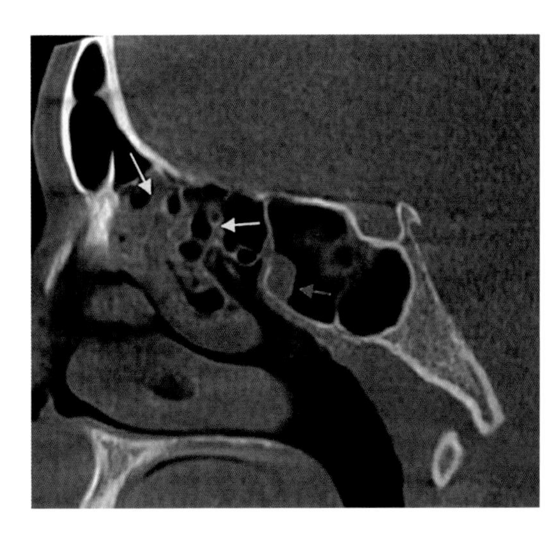

图 2.14 矢状面显示筛窦（黄色箭头）和蝶窦（红色箭头）黏膜增厚

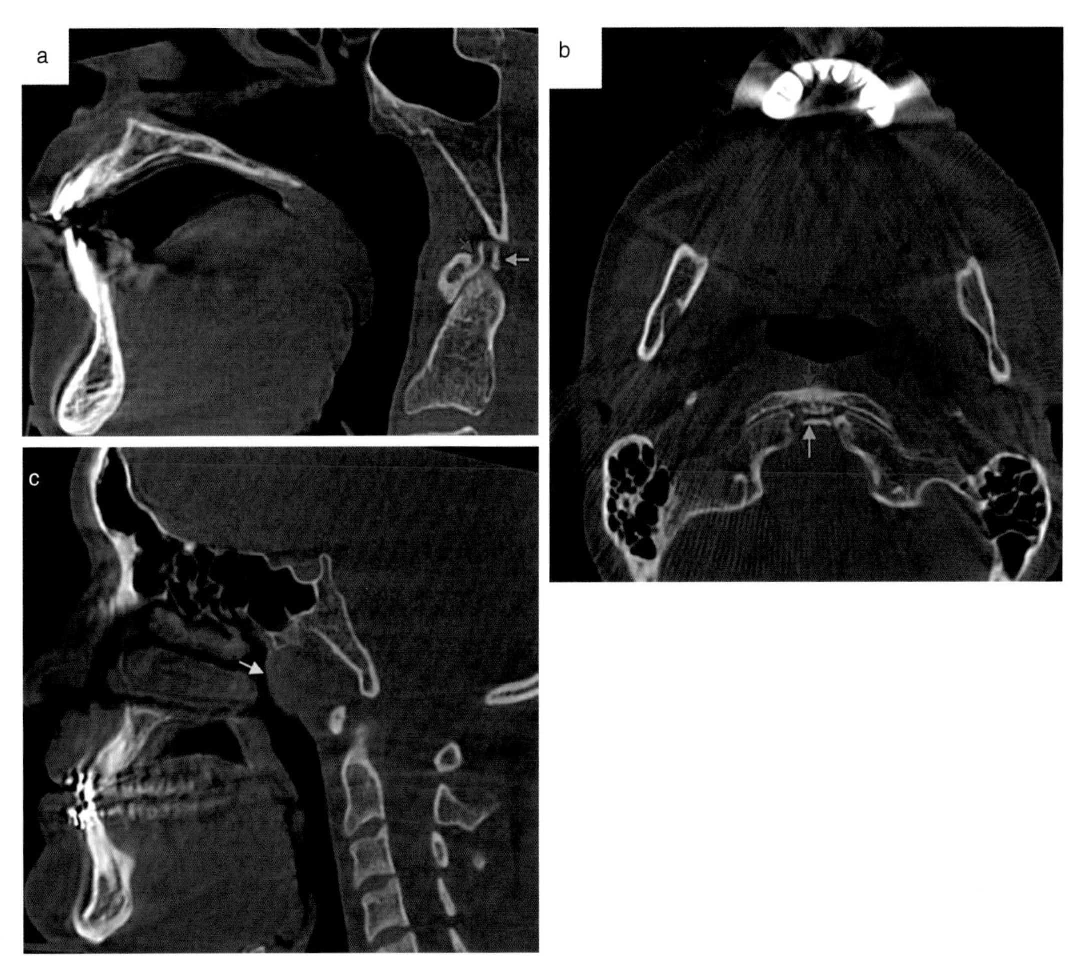

图 2.15 CBCT 在矢状面（a）和轴面（b）上显示正常的通畅气道。矢状面（c）上的黄色箭头显示腺样体肥大导致气道狭窄。在颈椎（C1 和 C2）中还可见皮质改变（红色箭头），可能伴有韧带钙化（绿色箭头）

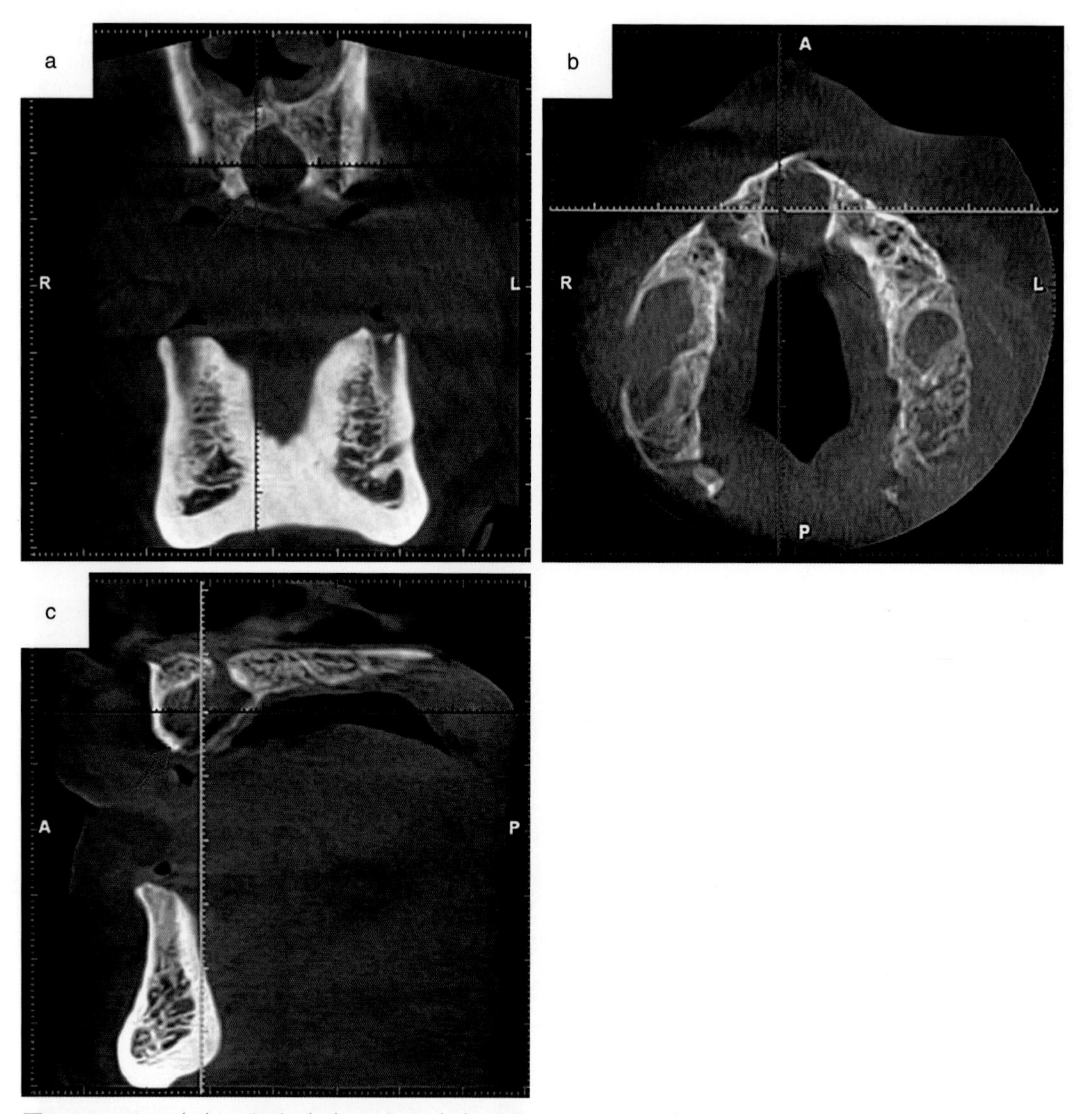

图 2.16 冠状（a）、轴向（b）和矢状（c）图像显示一名 62 岁男性的切牙管囊肿与扩大的切牙孔。CBCT 检查旨在制定种植治疗计划，影像显示，边界清晰的囊肿直径大于 5mm，腭侧骨皮质部分缺失（红色箭头）。建议进行临床检查以确定是否有必要进行活检排除病理情况

致狭窄（图 2.20）。原因可能包括睡眠呼吸暂停、解剖结构不对称和肿瘤。与其他情况一样，我们必须牢记，影像学发现应与临床评估相结合，以作出更明确的诊断。

颈动脉钙化：由于疾病，动脉内可能有斑块形成。这些钙化使得管腔缩小，从而导致血流量减少。斑块沉积松动则会导致诸如肺栓塞等情况。最终结果可能会出现危及生命的情况，例如心肌梗死或卒中。颅外和颅内均可发生此种情况。

颈动脉钙化可表现为单个或多个高密度影，轮廓大致清楚。在颅外，钙化可发生在颈总动脉的分叉处（C3~C4 椎体水平）。在轴向 CBCT 图像上外观可能如环状，在矢状和冠状位图像上可能看似线状。在轴

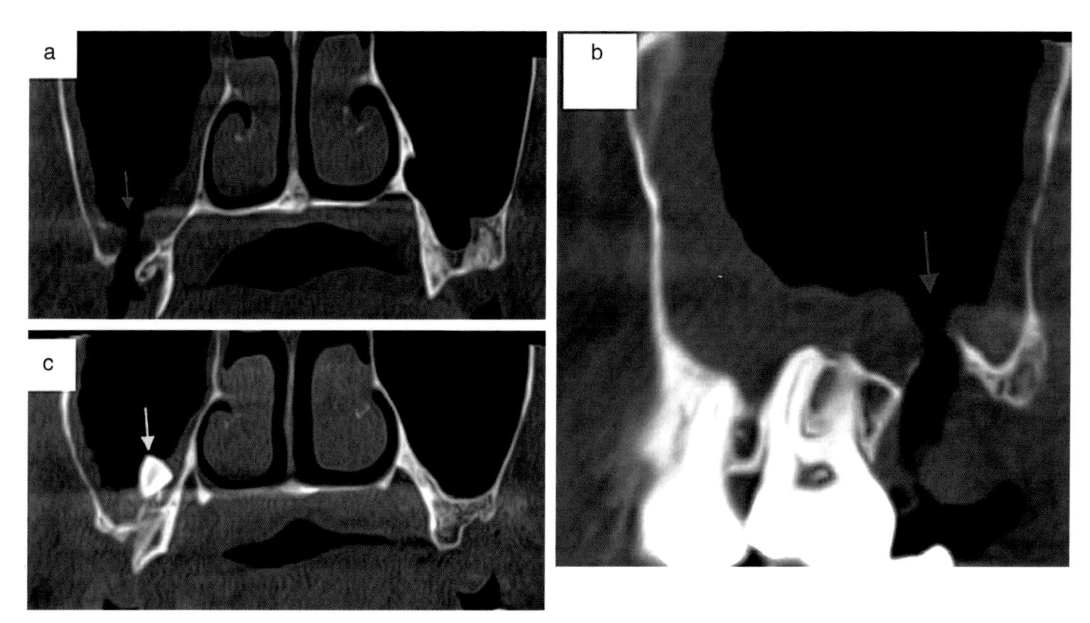

图 2.17 冠状（a）和矢状（b）图像显示右上颌窦底部黏膜增厚和口窦相通（红色箭头）。冠状图像（c）还显示牙根移位进入上颌窦内

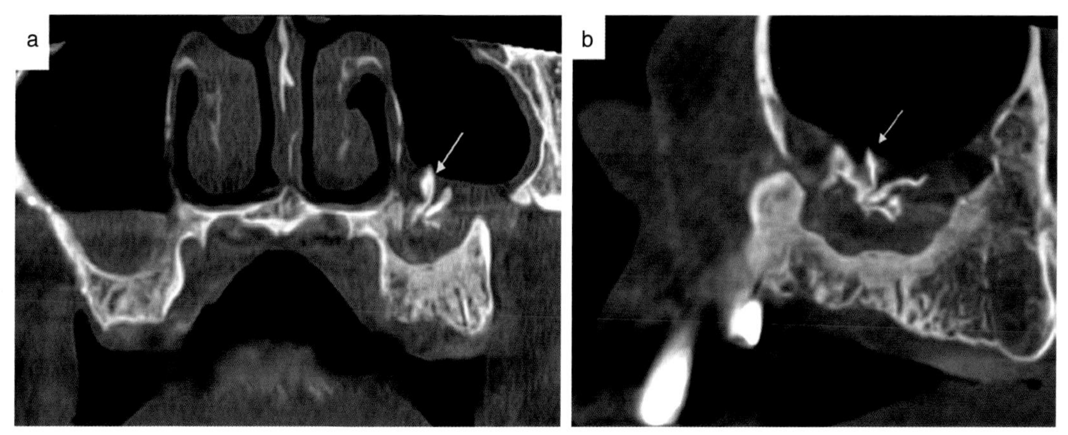

图 2.18 在冠状（a）和矢状（b）CBCT 图像上，上颌窦中的黄色箭头显示线性钙化 / 异物。不规则形状的高密度结构似乎嵌在左上颌窦底部增厚的黏膜中。在上颌骨的左外侧还可见骨质不连续，这可能是先前的外科手术所致

向 CBCT 图像中，钙化位于胸锁乳突肌的内侧和前方。在颅骨内，这些钙化可位于蝶鞍或蝶窦区两侧。由于这些结构的位置，可能与钙化的颈动脉粥样硬化混淆的其他结构包括钙化的麦粒软骨、钙化的甲状腺软骨上角和舌骨大角。建议进行进一步的医学评估，因为这可能是动脉狭窄和卒中的指征（图 2.21）。

扁桃体结石：在腭和咽扁桃体隐窝中存在可能因先前的炎症和感染引起的营养不良性钙化，通常在影像学检查时可见。在 CBCT 图像上，这些钙化可能表现为单个或多个小的高密度类圆形结构（图 2.22）。

涎石：唾液腺中可能发生钙化或矿化。在 CBCT 图像上，唾液腺内可见单个或多

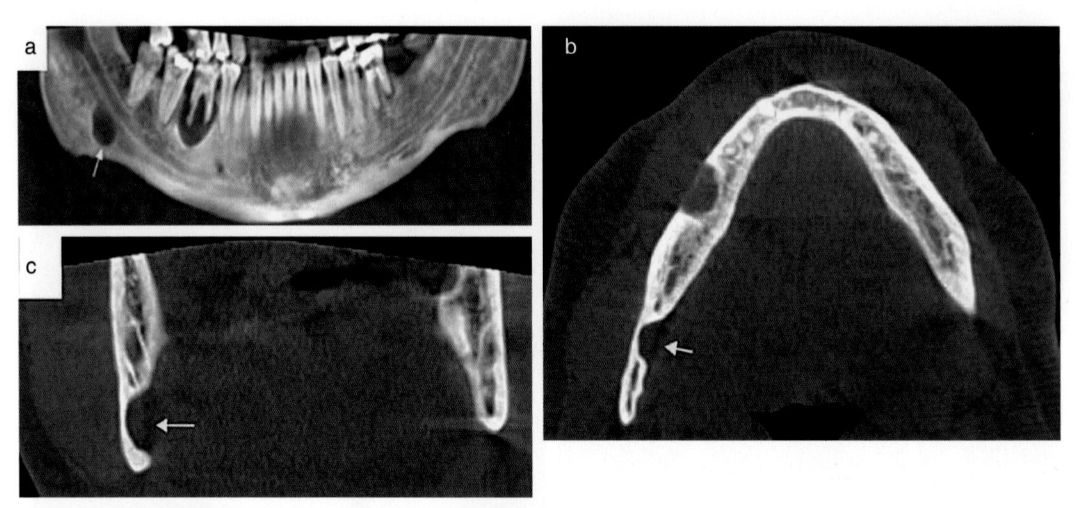

图 2.19 重建的全景图（a）、轴向图（b）和冠状图（c）上的黄色箭头表示 Stafne 骨缺损，是指从下颌骨内侧表面延伸的或在下颌骨舌侧的边界清晰的单边圆形区域。图像 b 上的红色箭头显示因颌骨的炎性病变导致的下颌骨颊侧骨皮质的缺损

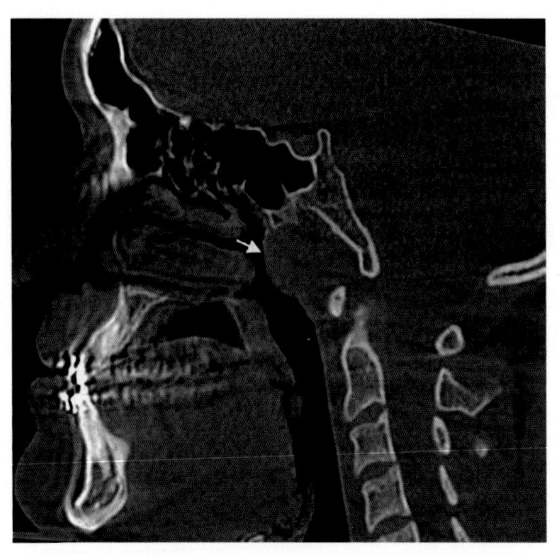

图 2.20 矢状 CBCT 视图显示由于腺样体肥大而导致的气道狭窄（黄色箭头）

个、单侧或双侧高密度钙化影（图 2.23）。建议进行进一步评估。

松果体钙化：松果腺位于颅内大脑两个半球之间的中心。它也被称为松果体或松果器官。这个小腺体会产生褪黑素，从而调节睡眠方式和人体新陈代谢。在大视野 CBCT 扫描中，可能在松果体区域见到钙化现象。此类钙化现象可表现为单个浑浊影或一组较小的高密度的圆形至不规则结构（图 2.24）。其大小可变。但是，如果钙化部分大于 1cm，则建议进行进一步病理评估。睡眠障碍的发生也与钙化的存在有关，特别是在低龄儿童中。

皮外和皮内浑浊和钙化：在 CBCT 图像上可能会看到面部首饰、软组织美容植入体、整容手术痕迹以及异物。获得临床病史有助于临床医生更好地进行影像解读。因不同原因，如特发性或营养不良性疾病、外伤、外科手术史、全身性疾病或转移性疾病，可在 CBCT 图像上看到皮肤内的钙化现象，此时应考虑血清钙或磷酸盐水平有所升高。在 CBCT 图像上，可以观察到各种形状的单个或多个高密度钙化影。图 2.25 为较小的分散性皮外钙化现象。

皮内分流器和导管：为管理各种全身性疾病，临床需要使用分流系统和导管。分流装置为脑脊液（CSF）绕过梗阻提供了替代途径，可以从蛛网膜下腔或脑室流出。分流装置和导管可将 CSF 转移到身体另一个部位，若一个或多个功能受损时，CSF

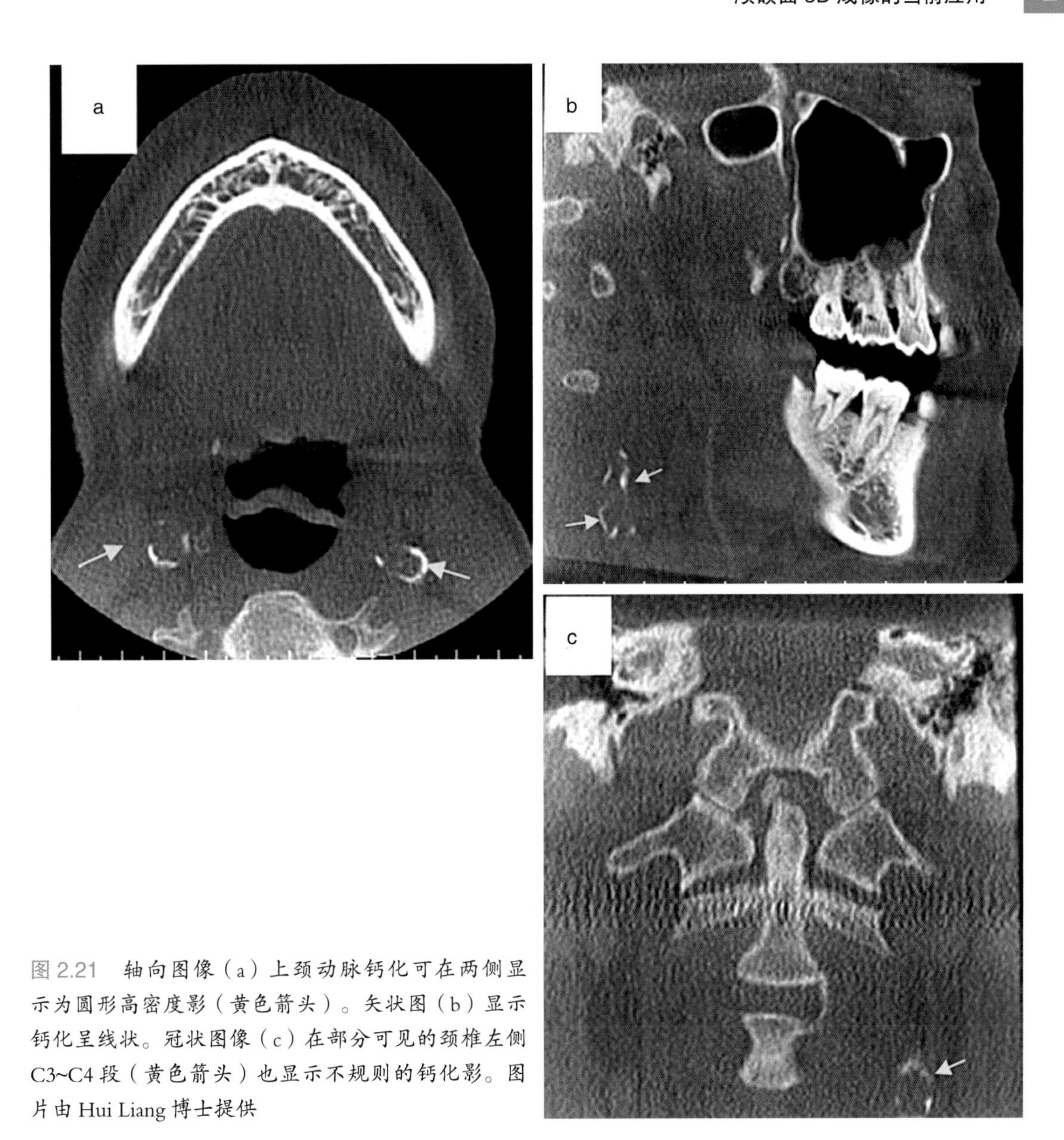

图 2.21　轴向图像（a）上颈动脉钙化可在两侧显示为圆形高密度影（黄色箭头）。矢状图（b）显示钙化呈线状。冠状图像（c）在部分可见的颈椎左侧 C3~C4 段（黄色箭头）也显示不规则的钙化影。图片由 Hui Liang 博士提供

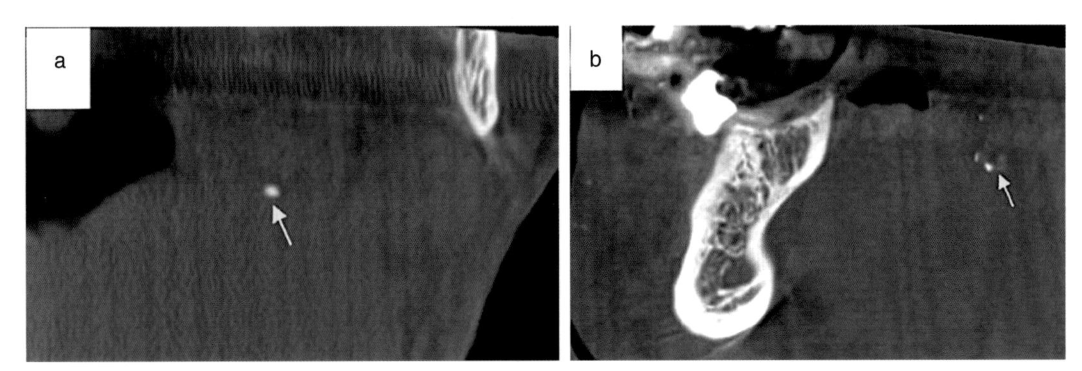

图 2.22　CBCT 图像显示较小的多个扁桃体结石（黄色箭头）

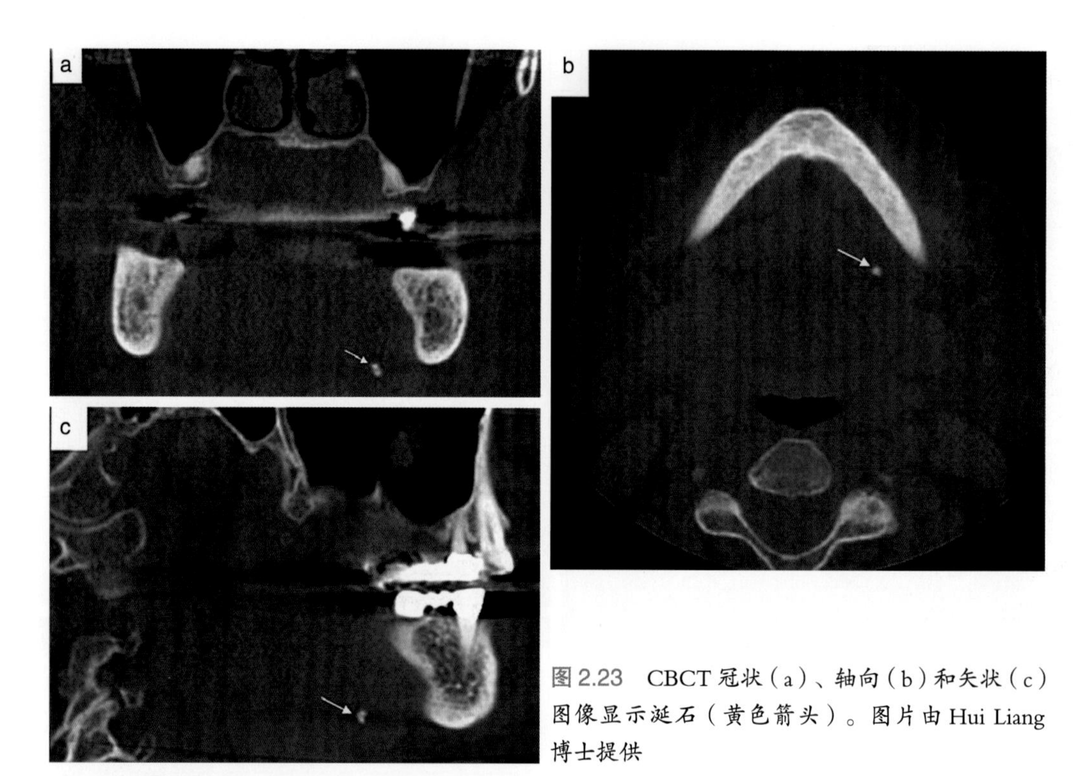

图 2.23　CBCT 冠状（a）、轴向（b）和矢状（c）图像显示涎石（黄色箭头）。图片由 Hui Liang 博士提供

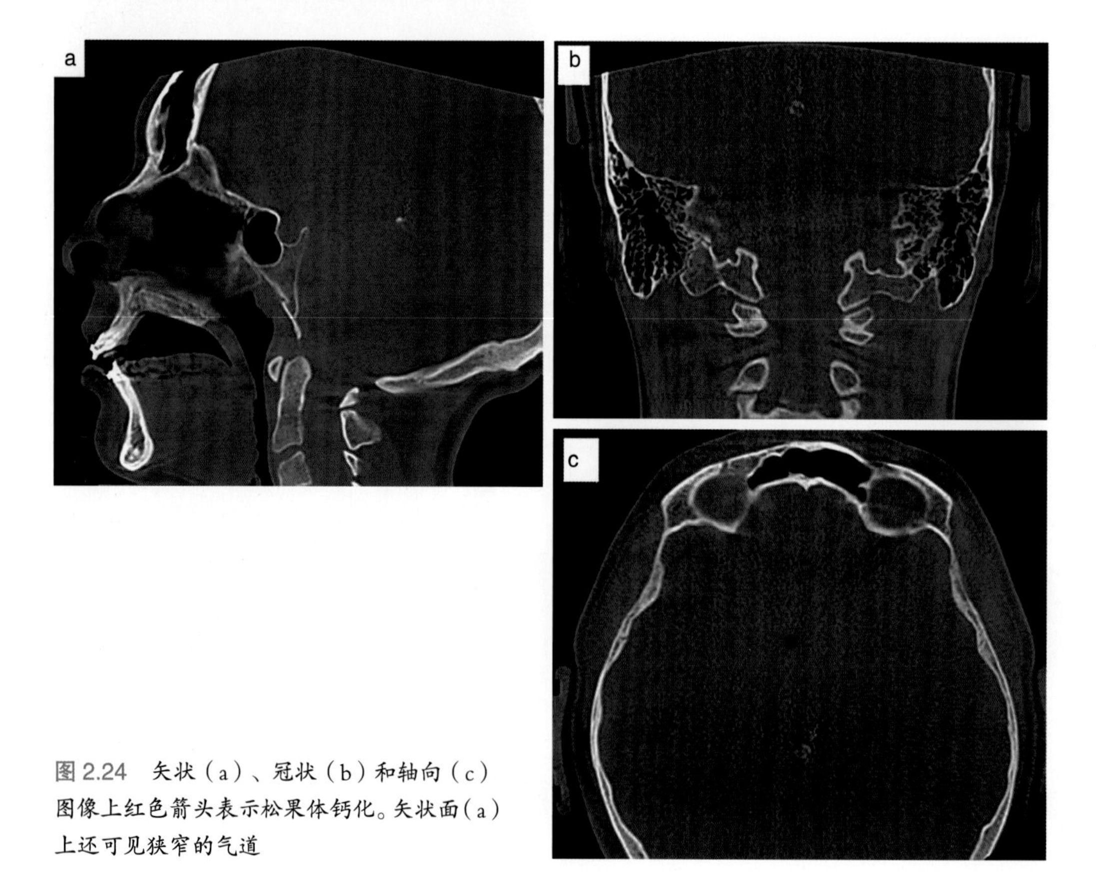

图 2.24　矢状（a）、冠状（b）和轴向（c）图像上红色箭头表示松果体钙化。矢状面（a）上还可见狭窄的气道

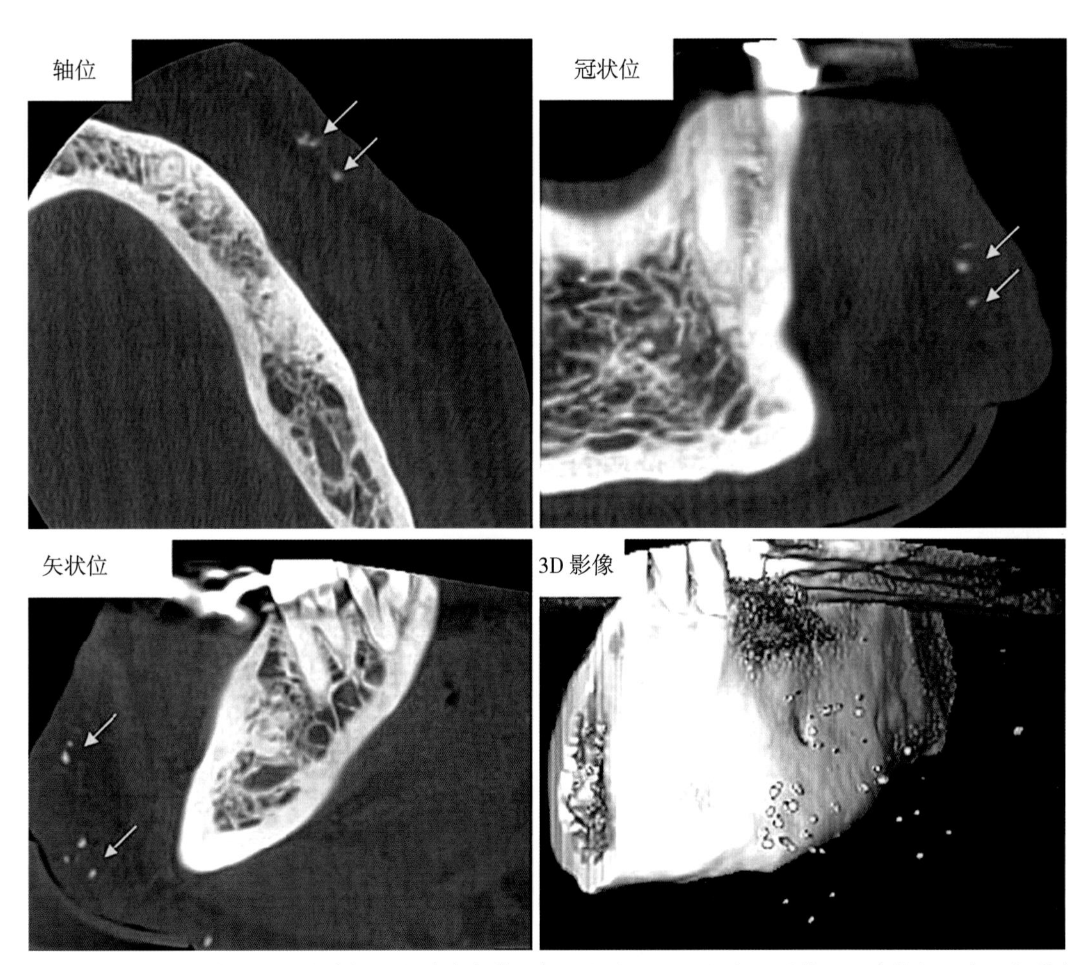

图 2.25 CBCT 图像上显示皮外钙化影（黄色箭头）。轴向、冠状和矢状图像显示在软组织内下颌骨颊侧多个较小的圆形钙化影

会被吸收，以恢复 CSF 产生、流动和吸收之间的生理平衡。这些装置可用来缓解因积液而对大脑造成的压力。这些导管在 CBCT 图像上显示为高密度影像（图 2.26）。

外耳道（EAC）软组织钙化：EAC 是颞骨的重要组成部分，参与声波的传导。它是一条大约 1 英寸（1 英寸 ≈ 2.54cm）长的略呈 S 形弯曲的真皮衬里通道，从头部或耳廓的外侧到鼓膜或耳膜，将其与中耳分开；外 1/3 是软骨，内 2/3 是骨。为满足口腔科需要而拍摄的 CBCT 图像上偶然看到的 EAC 中软组织异常或生长包括耳垢或耳屎、闭锁（变窄）、创伤后或感染引起的瘢痕疙瘩、外耳炎（感染）、血管瘤、淋巴管瘤、乳头状瘤、阻塞性角化病、获得性胆脂瘤、腺瘤、纤维瘤、混合瘤和癌。最常见的病变是先天性闭锁。除非有临床症状，否则耳垢蓄积被认为是一个生理过程。胆脂瘤在 EAC 中并不常见，而是由于 EAC 的复层鳞状上皮向中耳内生长而引起的。胆脂瘤可累及鼓膜、中耳和乳突。在 CBCT 上，EAC 内的软组织病变表现为大小不一的低密度不对称生长。必须进行鉴别诊断以避免并发症，因此建议咨询耳鼻喉科专家（图 2.27）。正如前面所强调

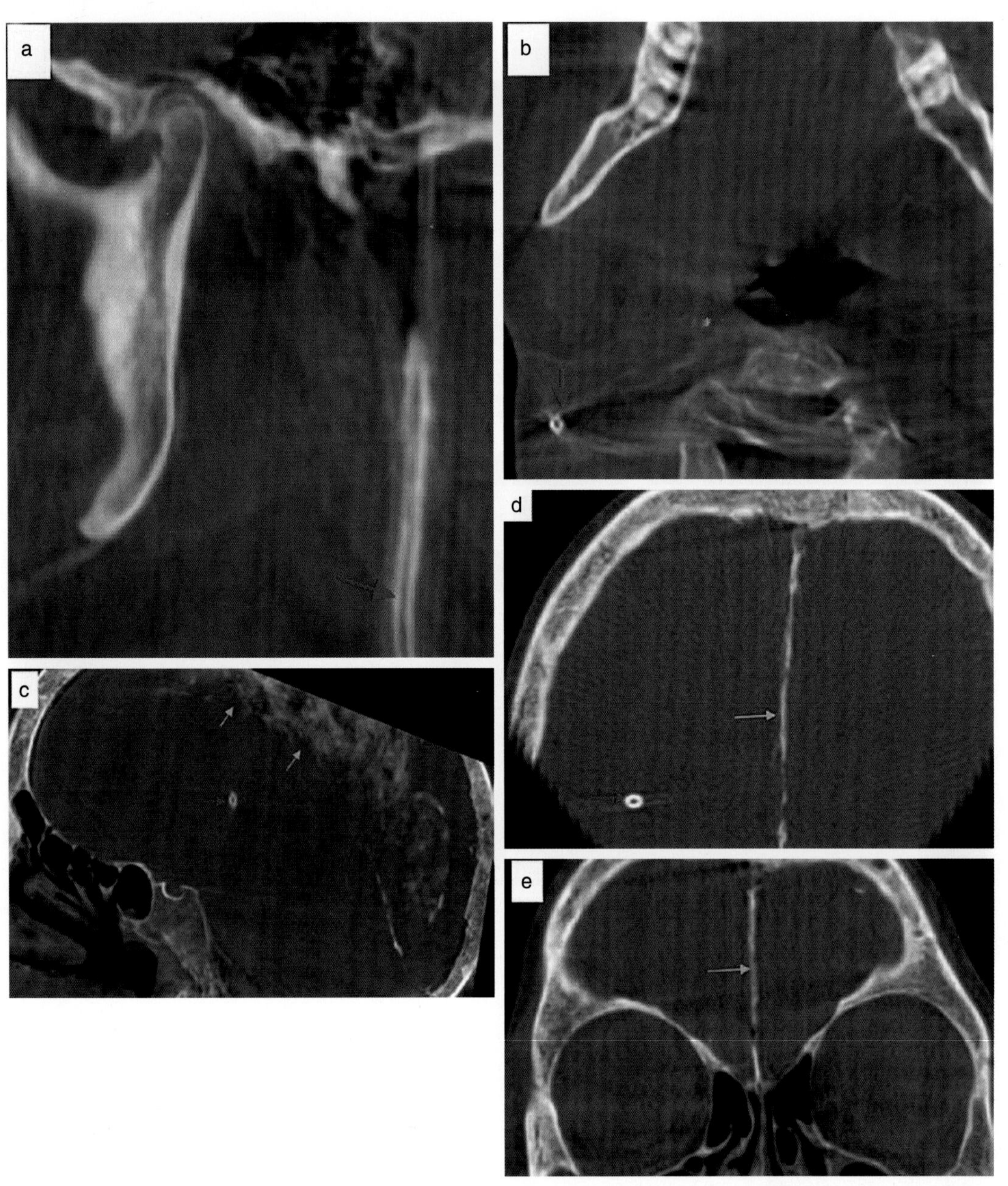

图 2.26 导管在矢状（a）和轴向（b）图像上用红色箭头表示（矢状面显示导管长度，轴向显示导管在颈部组织皮肤下的横断面）。矢状面（c）显示颅内脑室导管（红色箭头）和钙化大脑镰（绿色箭头）。矢状（c）、轴向（d）和冠状（e）图像显示钙化大脑镰（绿色箭头）和颅内导管（红色箭头）的影像。图片由 Kevin Smith 博士和 Steven Sullivan 博士提供

的，完整的病史将有助于影像学解读。如果不确定病史，与医疗团队的沟通则至关重要。

茎突过长：茎突从耳朵下方颞骨的下侧向下、向前突出。茎突过长是一种常见的影像学表现，茎突的正常长度为 20~30mm，茎突过长可以是单侧，也可以是双侧。茎突过长的示例如图 2.28 所示。

异物：目前市场上有几种可注射的面中部填充材料。面部填充材料可能会偶然显现在 X 线图像上，不应将其误认为是一种病灶。这些材料表现为过度衰减的大量圆形焦点或散布在皮下面部组织中的线性浑浊结构（图 2.29）。

对于进行 CBCT 扫描的临床医生而言，接受相关培训至关重要，以便有能力对扫

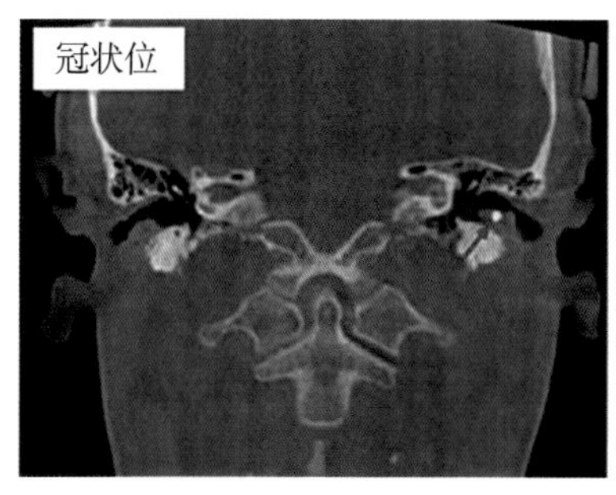

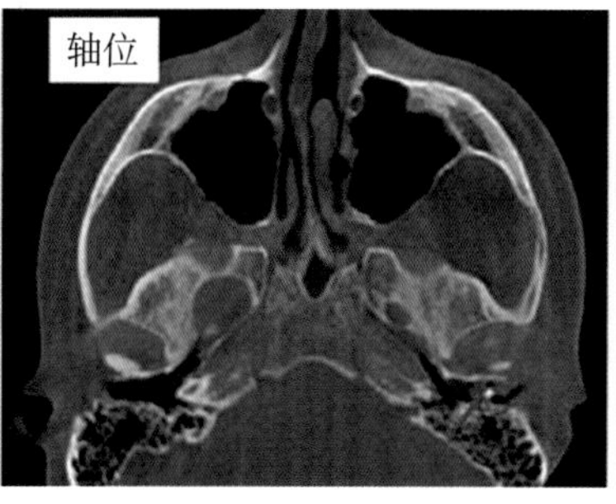

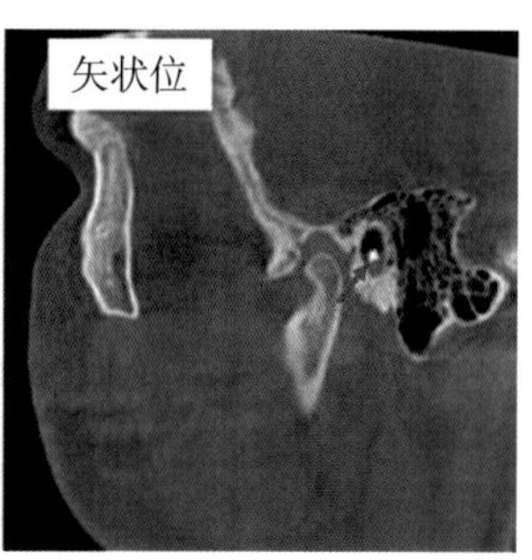

图 2.27 耳道 CBCT 图像显示钙化，并伴不透明异物

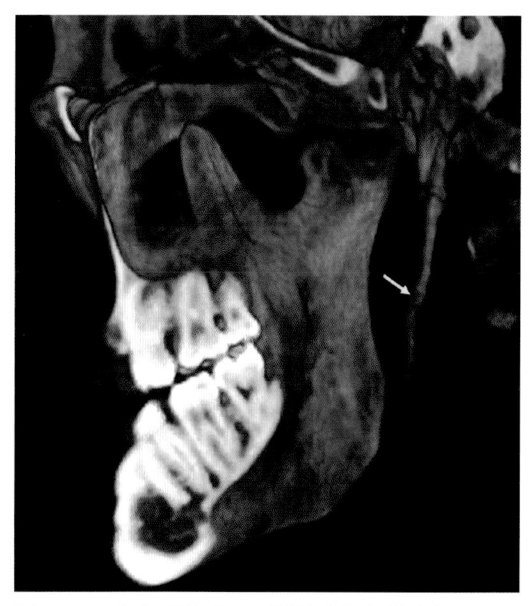

图 2.28 茎突过长的 3D 影像（黄色箭头）

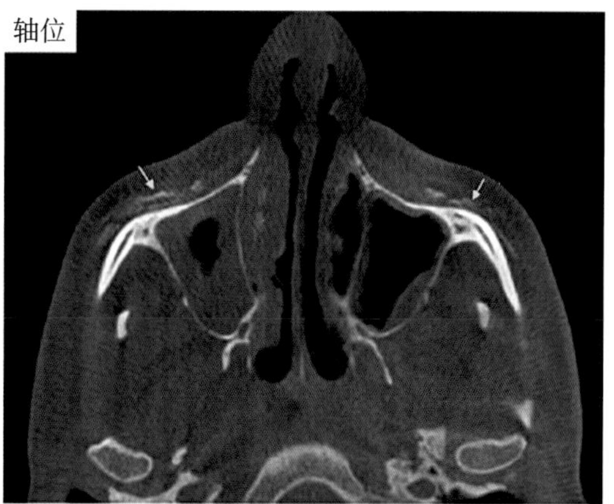

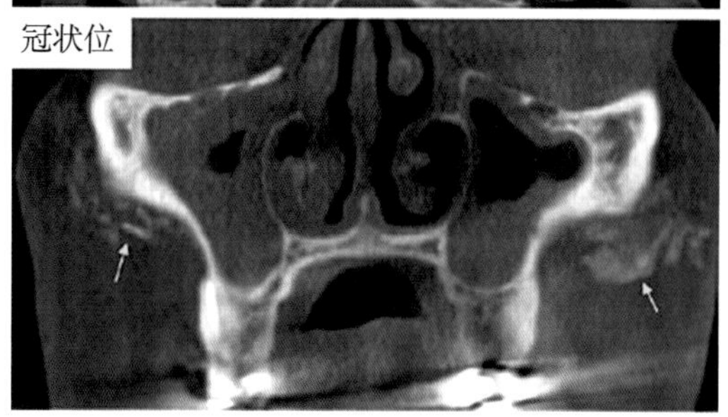

图 2.29 在轴向和冠状图像上双侧颧弓颊侧可见颊部填充材料（黄色箭头）。上颌窦还可见中度至重度的黏膜增厚和鼻腔结构不对称。图片由 Kevin Smith 博士和 Steven Sullivan 博士提供

描图像中的正常解剖结构、解剖变异和其他异常情况作出解释。大多数偶然发现均见于大视野的扫描中。应该对整体数据进行全面评估。了解识别偶然发现、发生频率和法医学意义的重要性至关重要。值得指出的是，选择解释这些放射学图像的临床医生或诊断医生承担着识别整个图像数据集中所有变化和异常的法医学和伦理责任。当偶然发现似乎不在口腔医生的专业范围内时，应该认识到有必要进行进一步的随访或评估[28–29]。某些病例可能需要转诊进行进一步的临床评估和后续影像学检查，以确诊或排除病理情况。尽管影像学随访的类型和频率各不相同，但许多临床医生都建议随访期为 6~12 个月。为识别偶然发现而让患者再次接受辐射并不合乎情理。应该注意的是，虽然口腔医生不应治疗其专业知识范畴以外的疾病，但他们有责任在完整的 CBCT 数据集中识别出异常和偏差。如果有问题，则应将患者转诊给相关专科医生[30]。

参考文献

请登录 www.wpcxa.com “下载中心”查询或下载。

第Ⅱ部分

诊断与治疗计划：分析、气道和颞下颌关节

3 3D 成像：评估生长发育情况和治疗效果

Leonardo Koerich, Eser Tufekci, Steven J. Lindauer

摘 要

CBCT 是一种 3D 成像机制，目前在口腔及其专科领域应用日益广泛。适当应用准确、精密的叠加技术时，CBCT 还可用于评估患者不同时间节点的生长变化和治疗效果。

3.1 引 言

迄今，叠加头颅侧位片在正畸学中测量生长和评估疗效已应用多年。可以通过叠加颅底评估整个颅面复合体，也可以局限于上颌骨或下颌骨等区域。这些技术被正畸医生广泛了解和使用，甚至已成为美国正畸委员会制定的临床检查过程的一部分。

然而，2D 评估仍具有诸多局限性，包括放大率、双侧结构的叠加和头部旋转所引起的误差。数字技术的进步，特别是 CBCT，为从 3D 角度理解颅面生长和评估疗效提供了新的见解。更引人注目的是，之前在 2D 研究中回答过的问题被再次提出，新的研究在 CBCT 的帮助下重新评估旧的和可能过时的概念，某些答案可能保持不变，但其他答案已经发生改变。这对正畸学科产生了直接影响，并可能会导致患者治疗方案的改变。

由于其在理解生长发育和评估疗效中的重要性，世界各地的专家试图建立准确叠加 CBCT 图像的方案。经过近 20 年的使用，有研究表明，使用不同的方法或软件程序可以实现准确的 CBCT 叠加。现在有关这方面的刊物数量明显增多，更多的研究使用 CBCT 叠加来显示生长和治疗的变化。重要的是需要了解该过程如何运作，以充分了解 CBCT 在纵向评估中提供的信息。

3.2 叠加的历史和不同方法

2D 图像易于理解的一个关键特征是它们相对简单，一个 3D 结构被转化为一个 2D 图像。因此，在获得两个序列头影测量结果之后，操作人员可以使用预定区域作为参照以快速对图像进行叠加。另一方面，CBCT 图像是在计算机屏幕上可视化的数字化图像，由取决于体素大小和视野（FOV）

L. Koerich (✉)
Private Practice, Charlotte, NC, USA

E. Tufekci · S. J. Lindauer
Department of Orthodontics, Virginia Commonwealth University, Richmond, VA, USA

e-mail: etufekci@vcu.edu; sjlindau@vcu.edu

O. Kadioglu, G. F. Currier (eds.), *Craniofacial 3D Imaging*,
https://doi.org/10.1007/978-3-030-00722-5_3

的数个不同层或切片组成。这些图像可以在 2D 中通过检查轴向、冠状面或矢状面截面来查看，也可以在 3D 中通过虚拟渲染或分割来查看。换句话说，读取和理解一个 CBCT 比一张头影测量图像更为复杂。由于 3D 图像中有更多细节，当叠加不同的扫描图像时，难度会相应增加，因此出错的概率也更大。

甚至在 CBCT 出现以前，就有关于医用 CT 扫描和标志点作为参考进行 3D 叠加的研究[1-2]。尽管缺乏准确性，但使用标志点的这种方法已结合许多软件应用程序使用。多年来，流行的商用产品，如 Dolphin Imaging 和 InVivo 已将这种方法作为唯一的叠加技术。数年后，研究[3]表明，尽管在 3D 图像上对标志点的识别具有卓越的可重现性，但是每个标志点的小错误都会产生复合效应，从而损害最终叠加的图像质量。即使是一维上较小的线性误差，也可能导致几度的旋转误差，从而大大影响远端的区域。

1998 年，有人提出了一种基于视觉评估的叠加 CT 扫描的方法[4]，其中观察者试图在时间点 1（T1）和时间点 2（T2）之间以数字化方式匹配半透明模型。这个想法与基于标志点的方法非常相似，只是通过匹配选择的标志点手动旋转 T2 图像来适应 T1 图像。尽管这是一次创新，但这种想法并不足以解决问题，因为微小的差异仍然会导致叠加的准确性降低。

更明确的一点是，由于手动方法不足以解决 3D 叠加的复杂问题，因此还需要进行重大改进。目前两种最新且更加准确的 3D 叠加方法很大程度上是自动化的，所需人工交互较少，因此可降低出错的概率。首先，2005 年发表在 *Dent maxillofacial Radiology* 杂志上的基于体素的叠加方法[5]仍然是现代叠加的金标准。总之，该方法对来自两次不同扫描的体素进行比较，并试图将它们匹配以获得最佳结果。鉴于颅底一旦完成生长便基本保持不变，更易于确认准确性，因此成年患者首先成功实现了 CBCT 扫描叠加。实现的第二种叠加方式是针对生长发育中的患者使用颅底叠加，其次是针对非生长发育中的患者使用上颌和下颌骨区域性叠加，最后是针对生长发育中的患者使用区域性应用叠加。

2005 年，只有一种软件产品可用于执行精确的颅底叠加。目前，已有几种软件应用程序可以执行基于体素的叠加，其中两种程序常被正畸医生以及口腔颌面外科医生使用。目前可用的免费软件名为“Slicer 3D”，可在 cmf.slicer.org 网站上快速下载。OnDemand 3D、Dolphin Imaging 和 Maxilim 都是可用于基于体素叠加的商业软件。根据所使用的软件和临床医生的使用经验，这个过程可能需要数秒，最多 40min[6-9]。本章节不对每种软件产品的优缺点展开详细讨论，但是，测试准确性或可重现性研究数量最多的软件是 OnDemand 3D[6-7,9-10]。

最新发展的 CBCT 图像叠加技术是基于表面的叠加方法。与基于体素的叠加技术相比，它仍然存在一些局限性。

然而，基于体素的叠加较为复杂并且学习曲线也更陡峭，而基于表面的叠加方法可以通过各种非医用软件应用获得。实际上，一些 3D 工程软件程序都非常适合执行这种类型的叠加。尽管目前基于体素的技术比过去简单许多，但是有时基于表面的技术会更加人性化，这也是基于表面叠加技术经常应用于许多研究的原因。基于表面叠加技术要求通过 CBCT 扫描创建 3D 模型，最常用的文件扩展名是 .stl，代表立体光刻。在创建 T1 和 T2 模型后，软件将尽最大可能匹配这些区域。该方法不使用体素作为参照，而是匹配表面。缺点之一是它需要创建一个表面模型，这可能非常耗时，并且通常需要多个程序运作，因为3D 模型是在一个程序中创建，而叠加又是在另一个程序中完成的。另一个主要的缺点是无法看到多平面重建，因为仅叠加了3D 模型。因此，如果想检查内部结构，则无法对其进行显示。

总体而言，基于体素的 CBCT 叠加技术简单快速，应被视为叠加的金标准。基于表面的技术非常好，显示的结果可与基于体素的方法相媲美[11]。但是，它过去的某些优势已经被基于体素技术的进步所超越。尽管目前仍然比较常用，但基于表面的方法很可能在未来会减少使用。基于标志点的叠加方法因其严重的局限性，现在一般不作为常规方法，但是它又不失为一种在空间中近似两个不同 3D 扫描的方法。如前所述，尽管有人建议将某些标志点重现以叠加两个图像[12]，但每个标志点中的小误差都可能导致复合效应，从而影响最终叠加的图像质量。

3.3 基于体素叠加的现状

自从基于体素的叠加技术首次应用以来，它已得到显著改善。随着技术发展以及当今更多软件产品投入使用，根据体素大小和所使用的软件，此方法已可在10~15s 内完成叠加。因此，本章的其余部分将重点关注基于体素叠加的现状。

尽管可以使用许多不同的参照区域来完成叠加，但正畸医生以及口腔颌面外科医生感兴趣的叠加主要只有 4 种类型：①非生长期患者的颅底叠加；②生长期患者的颅底叠加；③非生长期患者的区域性（上颌骨或下颌骨）叠加；④生长期患者的区域性（上颌骨或下颌骨）叠加。每种叠加类型将具体展开讨论。

3.4 非生长期患者的颅底叠加

多个研究已经对非生长期患者的颅底叠加进行了广泛研究，并使用不同的软件程序进行了验证[8–11]。此类叠加非常容易实现，因为成年患者的整个颅底都已维持稳定，因此，用于匹配 T1 和 T2 图像的区域较大。默认情况下，在成人中重叠颅底时，上颌骨也会重叠，除非采取了某些干预措施（例如手术）使其移动。但是，由于下颌骨与颅骨的其余部分没有固定的连接，因此下颌骨在两次扫描时可能分别处于不同的位置，这也是为什么在正颌手术后评估下颌骨改变的研究应用报告“位移和（或）重塑”而不仅仅是重塑的主要原因。在正畸或手术治疗前后，下颌骨相对于颅底保持完全相同的位置是不太可能的。

3.5 生长期患者的颅底叠加

与非生长期患者相比，生长期患者的颅底叠加更具挑战性，因为颅底本身在生长过程中会发生变化。既往发表的研究中使用这种技术的并不多。但是，有足够的数据来支持使用基于体素的技术可以成功实现叠加[9,13]。为了在生长期患者中完成颅底叠加，用作参照的目标区域应仅为前颅底。因此，与非生长期患者相反，对于生长期患者非常重要的一点是，必须手动放置 T1 和 T2 扫描，使前颅底结构彼此靠近以获得最佳结果（图 3.1）。该技术对于观察因面部生长和正畸、颌面整形和（或）正颌外科治疗所致的颅面复合体的整体变化非常有用。

3.6 非生长期患者的区域性叠加

Koerich 等[6] 将非生长期患者的区域性图像叠加技术引进至口腔领域，该技术与颅底叠加技术相比相对较新。鉴于这项技

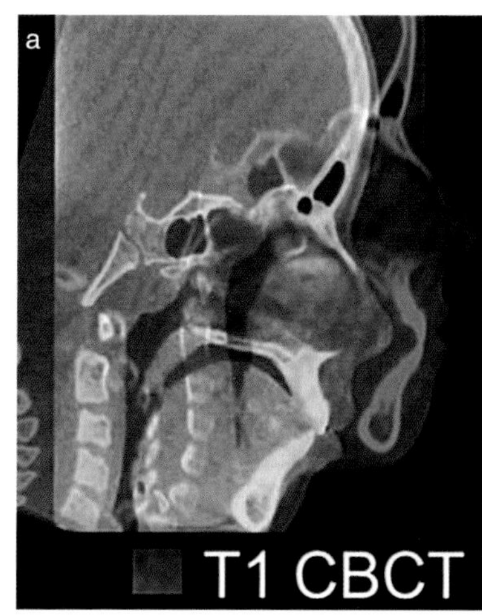

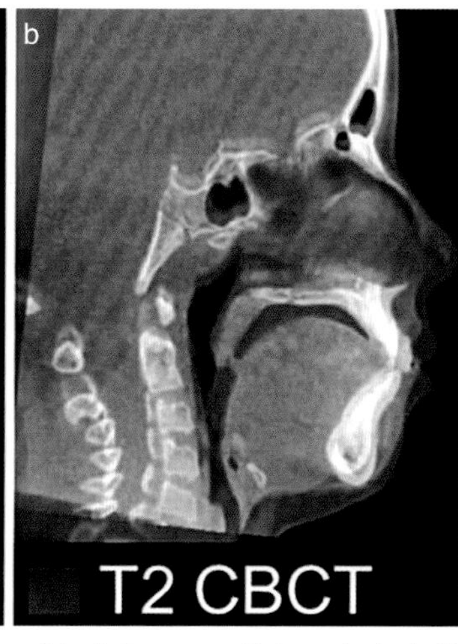

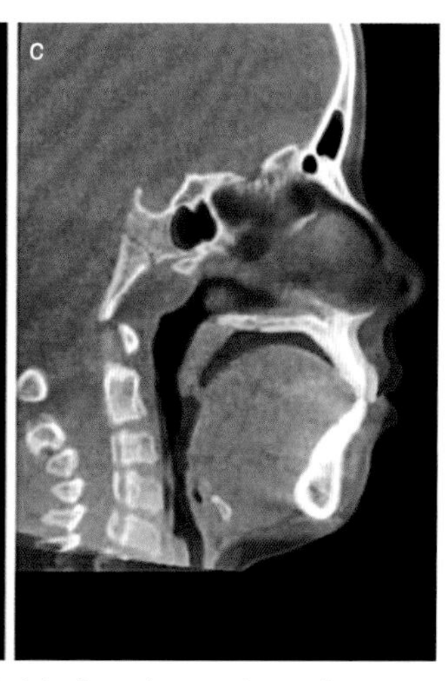

图 3.1 生长期患者的 T1（灰色）和 T2（红色）CBCT 叠加。（a）在接近颅底之前，T1 和 T2 相距很远。这可能会导致叠加过程失败。（b）手动接近以优化叠加效果。（c）使用前颅底为参照进行叠加后

术的新颖性，可供比较的研究并不多。然而，这种叠加技术可预测，并且易于实现，因为不同操作者的可重现性几近完美 [6]。与生长期患者的颅底叠加类似，必须将序列图像叠加的区域限于前颅底。对于非生长期患者，成功进行区域性叠加的关键是将上下颌骨的 T1 和 T2 图像靠近，以获得最佳效果。当目标是叠加下颌骨时，上颌骨的一部分也将出现在扫描中，反之亦然。这就是为什么手动靠近 T1 和 T2 图像上的目标区域是如此重要，其目的是指示程序应在哪里寻找要叠加的体素。

这是该方法成功的关键。区域性叠加的主要优点之一是能够减小扫描的 FOV，从而降低患者的辐射剂量。该技术可用于了解发生在上下颌骨中的骨重塑，并跟踪由于正畸治疗、晚萌牙或病理性迁移导致的牙齿位置随时间的变化。而且，它可以在植骨后用于评估种植计划和植入的骨质变化，并跟踪髁突增生或吸收的进展。

3.7 生长期患者的区域性叠加

口腔科 CBCT 叠加技术的最新发展领域是生长期患者的区域性叠加。由于上颌骨和下颌骨的生长不同，因此将分别进行讨论。

Ruellas 等 [14] 和 Koerich 等 [7] 的前两项研究对生长发育中患者的下颌骨区域性叠加进行了探讨，研究结果均显示，操作者之间在可靠性方面的差异较小。更重要的是，Ruellas 等 [14] 发现，Bjork[15] 使用头影测量片在生长发育受试者中进行 2D 下颌骨叠加显示可靠的某些区域对于 3D 叠加而言可能并不够稳定。下颌神经管和正在发育中的第三磨牙的隐窝明显发生了变化，这导致 CBCT 序列图像难以可靠叠加。这些最新的研究提出了新的发现，对某些曾经被视为绝对真理的旧观点提出了质疑。目前，有理由怀疑活跃生长期间下颌骨是否有区域可以认为是真正稳定并能够可靠地用作叠加的。理想情况下，金属植入物，例如 Bjork[16-17] 在发展其原始生长理论时所使用的那些，将有助于开发生长中的下颌骨序列图像如何精确叠加的方法。但是，出于伦理考虑，此法并不可行。由于微型钢板和微型螺钉通常用于正畸和矫形治疗，因此有可能将它们用作叠加的参照物。

但是，如图 3.2 所示，微型钢板具有可塑性，并且容易弯曲。虽然人们认为微型螺钉有时会随作用力而移动[18]，但最近的研究表明，至少在较短的时间间隔内它们足够稳定，可用作 3D 序列图像叠加的参照物[19]。

已发表的有关生长期中患者上颌骨区域性叠加的唯一研究来自 Ruellas 等[20]。他们使用两个不同的参照区域对生长期中患者的上颌骨重叠进行了比较。研究结果显示检查者内及检查者间均有良好的重现性。他们并未试图检验该方法的准确性，也没有尝试在上颌骨中找到用于叠加的稳定结构。所用样本中半数来自上颌快速扩弓的患者。鉴于该研究中所采用的精细方法以及对检查仪器的严格校准，所使用的技术并不容易实现，仍然有必要由其他中心使用不同技术进行测试。

综上所述，基于体素的技术已经确认可用于 CBCT 序列图像的叠加，但成长中患者的区域性叠加除外。此项技术仍然需要改进，对于是否有稳定的参照区域可用于实现生长发育中患者上颌骨或下颌骨的可靠性叠加尚存在疑问。与其继续寻找可能并不存在的稳定区域，还不如寻找更易于使用的区域，以实现在不同操作者之间更大的重现性。

3.8 叠加评估

回顾正畸和口腔外科领域的经典纵向研究，在所用方法学和分析的呈现中存在着明显的共同模式。通常，通过比较治疗前后识别出的标志点位置、距离和角度来

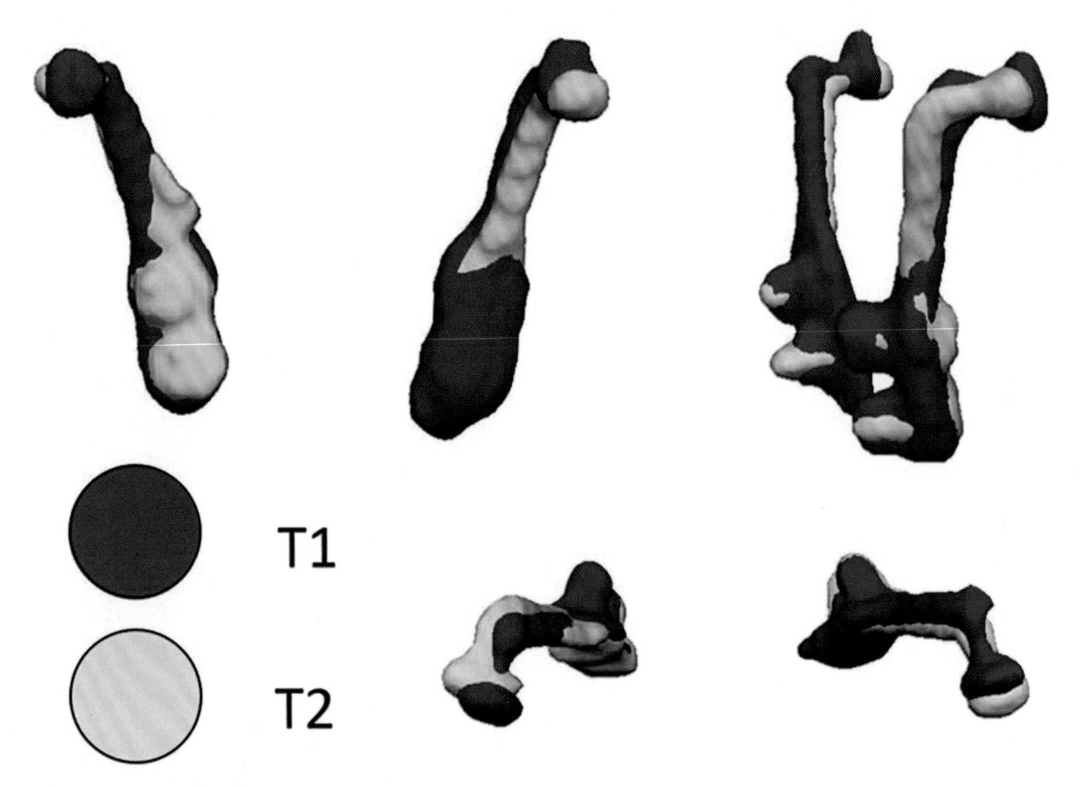

图 3.2 用于种植钉上颌牵引的分段下颌板正面图、侧面图和顶面图。CBCT 拍摄相隔 1 年，使用基于表面的技术对模型进行叠加。请注意，在患者使用橡皮筋进行Ⅲ类矫正的 1 年中，钢板有所弯曲。这使得使用这种类型钢板作为评估生长的稳定参照物变得更困难或无效

完成叠加并呈现结果。

从临床角度来看，叠加的视觉评估可以快速粗略估计治疗后的变化。尽管 3D 图像优于 2D 图像，但新技术同样具有复杂性，这就为大量提出新评估方法的研究提供了机会。与 2D 头颅图像相比，CBCT 扫描更详细、精确度极佳且可提供丰富的数据。但是，有两个明显的缺点需要理解。首先，从研究的角度来看，使用 3D 数据进行的纵向研究在方法学上缺乏标准化，这使得研究之间的比较更具挑战性。其次，对于想要评估疗效的临床医生而言，读取 3D 图像的学习曲线要比 2D 图像更加陡峭。考虑到这一点，本书提出了关于如何从研究和临床角度解释 3D 纵向变化的见解。

3.9 研究与临床评价

目前已有数项研究采用了不同的 3D 评估方法，其中包括容积改变法 [21]、形状对应法 [22]、基于标志点的测量法 [23]、最近点技术 [6–7] 和组合法 [24]，以及其他在文献中提到的方法。最常用的方法是直接在多平面重建或表面模型（标志点、线条或角度）或最近点技术上进行的测量。

最近点技术在文献中被广泛使用，以一种简单的方式来传达和可视化变化。实际上，第一项使用基于体素的叠加进行的研究也采用了最近点技术进行评估 [5]。该技术操作相对容易，且可通过使用几种不同的软件应用程序来实现。但是，首先需要在进行测量之前完成可靠的叠加。它简单快速，可以根据颜色编码图看到所有变化，每种颜色都代表一定程度的改变。另一方面，该技术也存在局限性，疗效评估需谨慎。如 Jabar 等 [25] 所述，最近点技术可能会低估变化情况，有时甚至偏差极大。其原因是最近点技术测量的是两个表面之间的最小距离，而不是对应的表面。因此，研究人员需要充分了解该方法的局限性，以最大限度地降低这些误差。

除有颜色编码图（图 3.3）以外，理解疗效的一个重要辅助手段是半透明图。该方法还有一个缺点就是仅外表面可用于测量。

基于标志点的技术也在文献中被广泛应用，并且比最近点技术更易于学习和执行。几乎所有可用软件都能提供这类评估，并且可以根据研究人员的偏好进行。这意味着可以根据正在进行的研究需要来“创建”标志点、角度和线条。该技术优点是较为灵活，可允许研究人员以最佳方式进行测量；然而，缺点是各研究中使用的方法不统一，使得比较结果更加困难。

使用基于标志点的评估技术进行的研究得出的结果是在 T1 处的测量值，并与 T2 处的测量值进行比较。例如，如果 SNA 在 T1 处为 80°，在 T2 处为 78°，则从 T1 到 T2 的变化可以报告为 –2°。这有助于传达变化的情况，并提供可用于统计学比较的数值。由于测量的准确性和可靠性不会因头部方向不同而受到影响 [26]（因为他们可能使用 2D 头影测量法），因此如果测量结果不包括获取定向坐标，则无需将 T2 预先叠加到 T1 图像上。但是，考虑到基于体素的叠加易于执行且该程序相对标准化，故建议进行图像叠加，以使 T1 和 T2 图像的切片也具有共用坐标。

为便于进行临床评估，也可以使用已经提出的方法对 CBCT 序列变化进行解释。但多数情况下，临床医生都倾向于寻找一种非常快速、简单的方法来了解随着时间而发生的改变。由于临床时间很宝贵，因此用于临床解释的技术须易于学习，并能够提供临床医生寻求的答案，而无需进行额外的测量、绘标或进行其他复杂的操作。临床医生希望查看术前、术后的图像，并

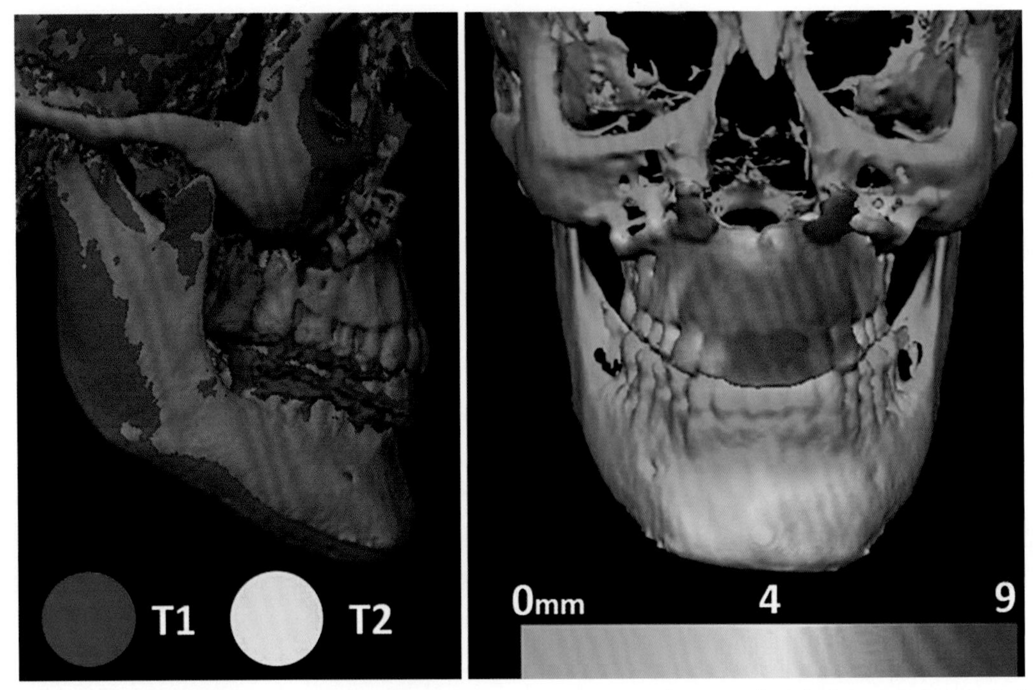

图 3.3 侧面的半透明图和正面的彩色图联合有助于更完整地诠释疗效。彩色图本身仅显示向内或向外的移动。因此，仅基于彩色图而言，上颌骨和下颌骨均有前移。当以半透明形式显示彩色图时，上颌骨不仅前徙，上颌骨后端旋转，前牙切端仅垂直向轻微变化。下颌骨没有前徙，而是伴随上颌骨的移动做了逆时针旋转

在几秒钟或几分钟内快速获得答案。此类临床评估不适用于精确度和准确性要求严苛的研究。但是，快速评估可满足成千上万从业者的需求，他们希望将 3D 技术的研究成果应用于其私人执业环境。

为了更容易理解两次纵向获取的 CBCT 扫描之间的变化，第一步是将 T2 扫描重新定位到 T1 扫描位置。这样，两个图像将具有相同的坐标和空间方向。根据临床医生的需要选择叠加区域。如前所述，使用 OnDemand 3D 等商业软件可在短短 10~15s 内完成基于体素的叠加。

完成叠加后，软件即可让临床医生并排查看两次扫描图像，并将它们关联在一起。这意味着，临床医生在 T1 图像上沿任何方向浏览切片时，T2 图像中的切片也会随之发生变化，因此可以轻松比较两个图像中的相同切片。图 3.4 至图 3.6 为切片并排显示的一个示例。评估方法具有主观性，不需要进行任何测量，但若有需要，可以显示测量结果。此方案可以满足那些不想花数小时和周末时间来学习进行 3D 完整评估的复杂方法的牙医的需求。

使用何种方法评估叠加的 CBCT 图像取决于以下几个因素：评估的最终目标、要测量的区域、检查者的知识储备以及适当软件的可用性。鉴于使用最近点技术明显低估变化情况，因此使用这类评估时，选择合适的病例显得尤为重要。在任何情况下，基于标志点的测量始终具有成功评估的巨大潜力，但要记住，当在不同研究间进行结果比较时，测量的标准化是一个问题。此外，当仅报告标志点变化时，由于其本身仅代表整个 3D 扫描的很小一部分，因此 CBCT 扫描的 3D 方面并没有得到充分的认识。

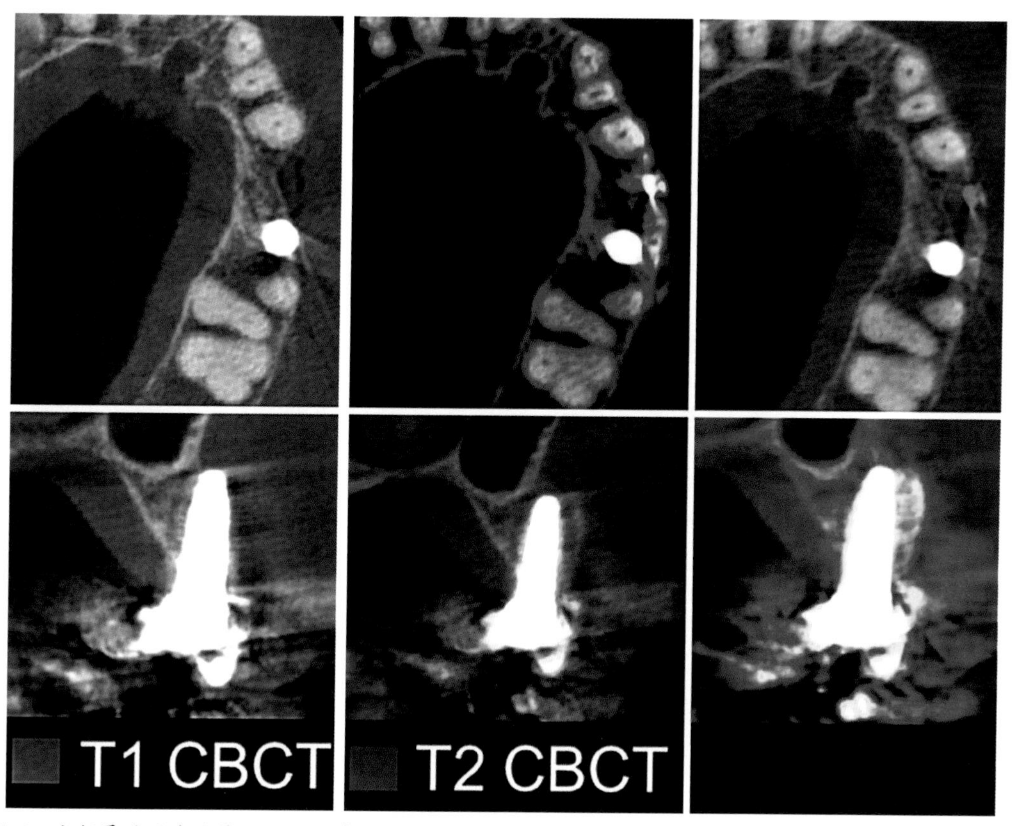

图 3.4　上颌骨的区域性叠加显示植骨后牙槽的变化。T1 和 T2 具有相同的空间坐标。术前（a,d）和术后 4 个月（b,e）的轴向和冠状切片。T1 和 T2 的叠加图（c,f）。图片由 Janina Golob Deeb 博士（Richmond，VA，USA）提供

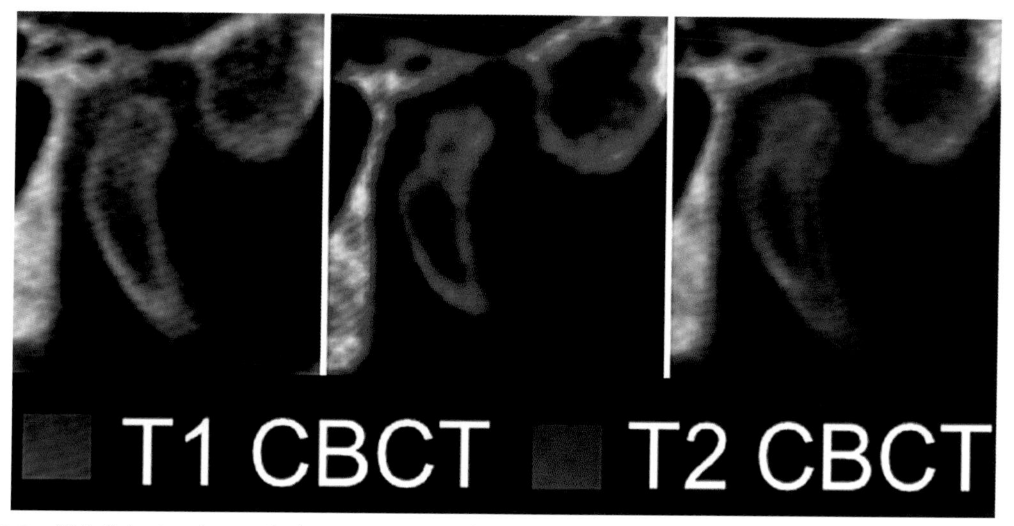

图 3.5　颅底叠加显示术后髁突移位。T1 和 T2 具有相同的空间坐标。术前（a）和术后 3 年（b）的矢状切片。图像的叠加（c）。尽管髁突后移，但后关节间隙仍得以保持。手术由 Jonathas Claus 博士（Florianópolis，Brazil）进行

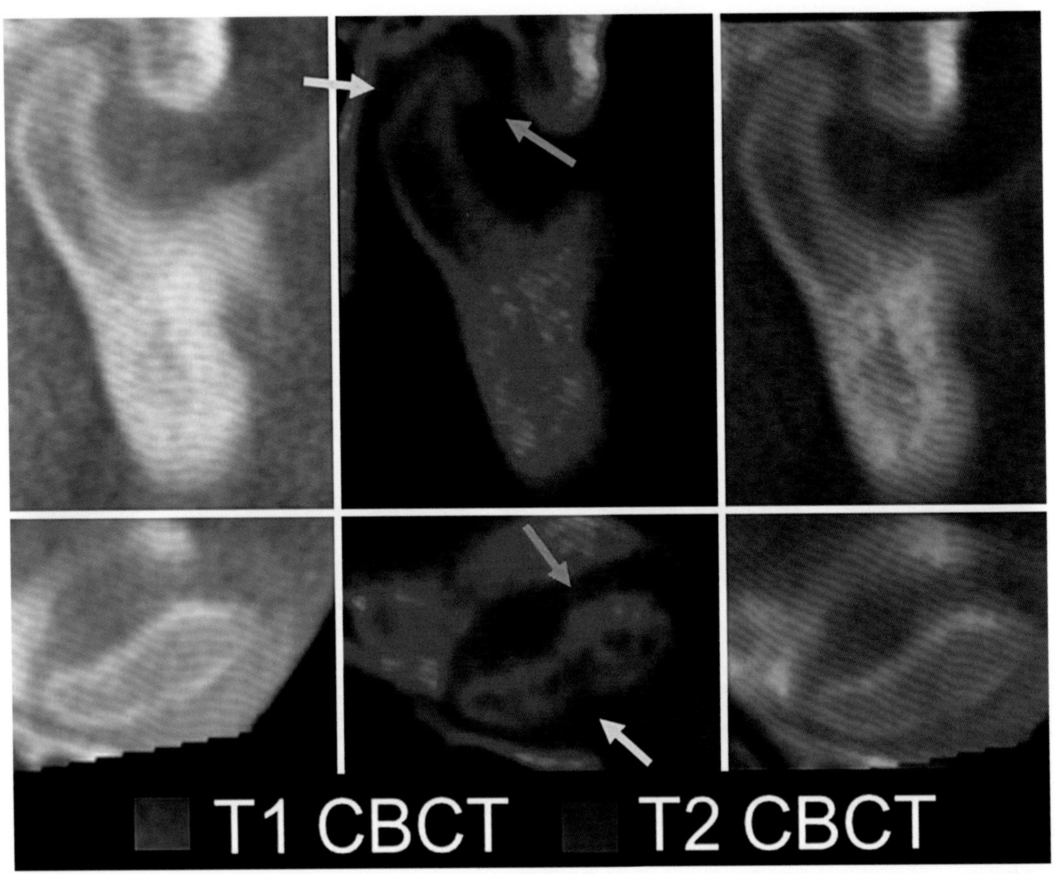

图 3.6　下颌骨的区域性叠加显示正颌手术后的髁突变化。T1 和 T2 具有相同的空间坐标。术前（a,d）和术后 3 年（b,e）的矢状和轴向切片。T1 和 T2 的叠加图（c,f）。请注意骨吸收（黄色箭头）和骨沉积（绿色箭头）的区域。图像叠加使得医生更容易、更快速地了解髁突的变化。手术由 Jonathas Claus 博士（Florianópolis，Brazil）进行

3.10 与其他 3D 模式的交互

尽管许多口腔医生认为 3D 诊断是行业的最新发展，但有文献证据表明，一个多世纪以前就曾有人尝试过获取患者的 3D 记录。牙模本身已有 100 多年的应用历史，Calvin Case 在他 1908 年出版的书[27]中曾表述过其与完整面部石膏模型相关的优势。

1915 年，Van Loon[28–29] 提出了一种将面部模型附加到牙模上的方法，并通过复制头部的方向来创建完整的 3D 记录。因为该方法比较复杂，因此并不常用。数字化技术的进步使这些被遗忘的想法得以复兴。在短短几分钟内获得口腔内牙齿扫描并在几秒钟内完成 CBCT 扫描，使用 3D 立体摄影测量在瞬间完成面部图像创建，并将所有数据汇集在一起以创建患者的完整 3D 图像，这些都使 3D 成像领域如此引人关注（图 3.7）。

两种或多种类型数据的合并通常称为图像融合，它可通过使用 CBCT 和 3D 立体摄影测量[30]、CBCT 和数字化模型[31]、3D 摄影测量和数字化模型[32]，以及三者结合[33]来实现。

图像融合的方法因所涉及的模式不同

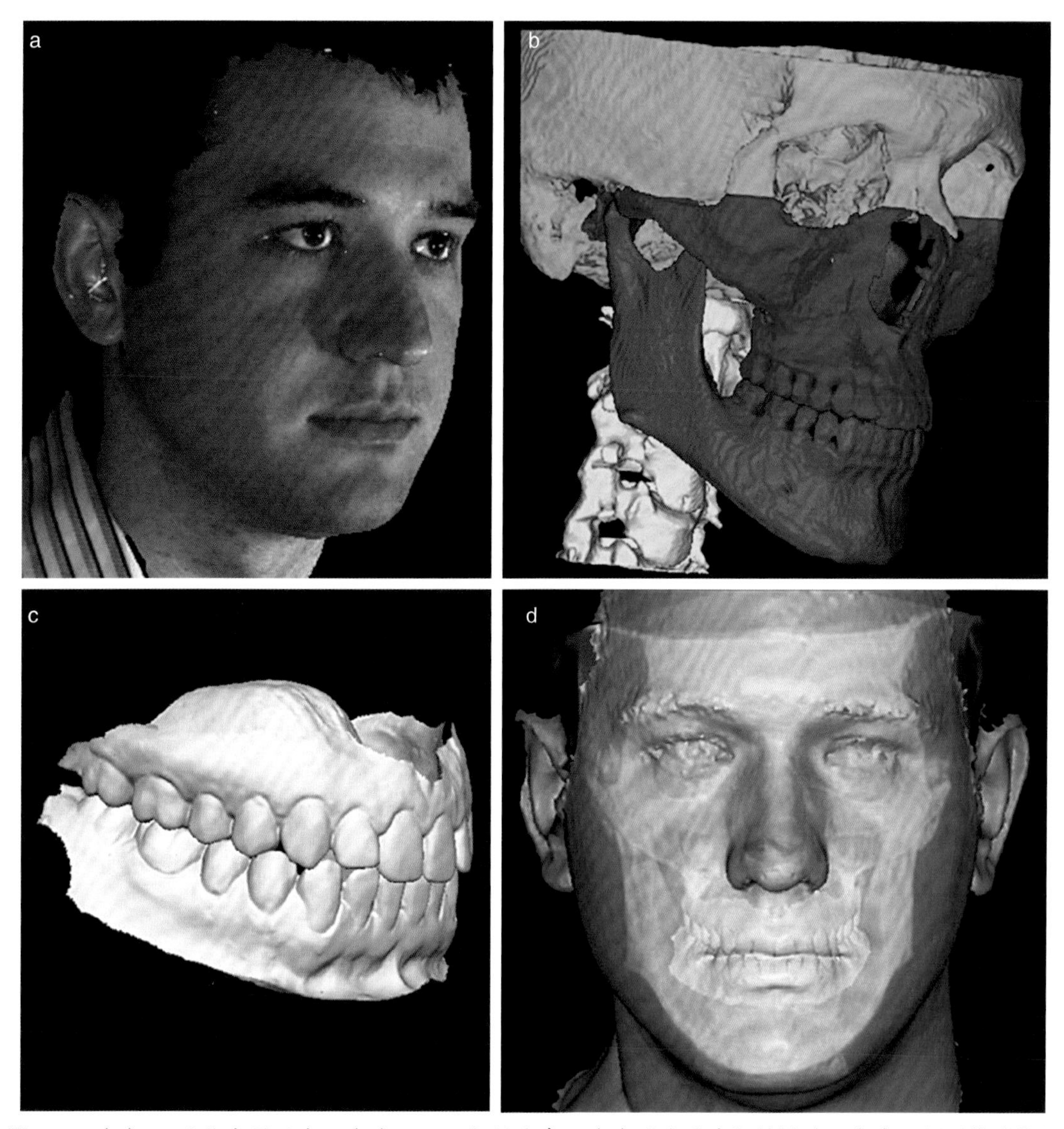

图 3.7 （a）3D 立体光刻照片。（b）CBCT 扫描重建。（c）咬合牙齿扫描模型。（d）三幅图像的叠加

而有所差异。如果涉及 3D 立体摄影测量，则它将基于表面或标志点，因为此类图像中没有可用于融合的体素。文献中，由于传统的印模可以通过 CBCT 仪器进行扫描并与患者的 CBCT 扫描合并[31]，因而 CBCT 和数字化模型之间的融合也可以采用基于体素的方法来实现。此外，有时在该技术中会使用基准标志点来提高准确性[34-35]。

这可能很有必要，因为在患者使用固定正畸矫治器的情况下，或者如果存在可造成 CBCT 图像散射的牙胶、金属牙冠、植入物或其他材料的情况下，牙齿区域基于表面的配准可能会受到影响。

只有在图像融合技术取得进步的情况下，才有可能实现最新技术在私人诊所中的应用，例如引导种植手术[36]、引导矫正临时植体置入[37]和虚拟正颌外科手术[38]。

另一个突破性进展是能够通过一次 CBCT 扫描和正畸治疗期间不同时间点制作的多个牙模来跟踪牙根的运动情况[39-40]。

该技术使临床医生无需额外进行 X 线或 CBCT 检查即可在治疗过程中的任何时候评估牙根位置，无需接受额外的辐射即可获得最佳的临床疗效。

随着获取这些图像的设备更加容易获得，将来 3D 模式之间的交互也将更加容易。迄今，尽管价格不菲，但考虑到它们的成本 – 效益，许多临床医生觉得购买一台 3D 口腔内扫描仪和 CBCT 仪器合理且适当。另一方面，3D 立体摄影测量并不能提高诊断准确性或优化牙科诊所工作流程。最近研究表明，即便在 2D 中，正颌外科手术后预测软组织变化的能力也是有限的[41–42]。将来，如果研究能够确定个体特征，可以更准确地预测软组织疗效，那么 3D 立体摄影测量也将成为届时治疗方案的更有用的辅助工具。

3.10.1 病例报道

本节将展示来自不同口腔专业领域的不同治疗方式，以及叠加如何提高诊断和随访的质量。

3.10.2 病例 1

患者由全科口腔医生在上颌右侧切牙的部位置入了种植体。种植体的角度不正确，几乎 2/3 的种植体没有骨覆盖。从功能的角度来看，牙冠位置正确，但患者不想重新放置新的种植体来矫正角度。为避免开窗和骨质流失，将患者转诊至牙周科进行骨移植。图 3.4 显示手术前后种植体周围植骨情况。在此特殊病例中，如果发生任何问题，可以使用小视野 CBCT 并将其叠加，以准确评估种植体周围的骨重建情况。

3.10.3 病例 2

患者接受了双颌前移手术以矫正错殆畸形。双侧下颌骨行矢状劈开截骨术，术后患者没有出现任何问题。该患者参与了一项研究，在进行双颌手术 3 年后，接受第二次 CBCT 评估。颅底叠加（图 3.5c）显示髁突在关节窝中后移，但后关节间隙得以保持。发生这种情况是因为术后 3 年髁突轻度吸收，如图中叠加所示（图 3.6b 黄色箭头）。另外，骨沉积发生在髁突前部（图 3.6b 绿色箭头）。不同的图像相互补充，以传达对变化的完整诠释。

3.10.4 病例 3

该病例报道说明了如何应用新兴技术来优化数字化正畸治疗计划。一名 28 岁患者主诉牙齿不整齐和深覆殆（图 3.8）。获得 CBCT 扫描和数字化模型，仅使用数字

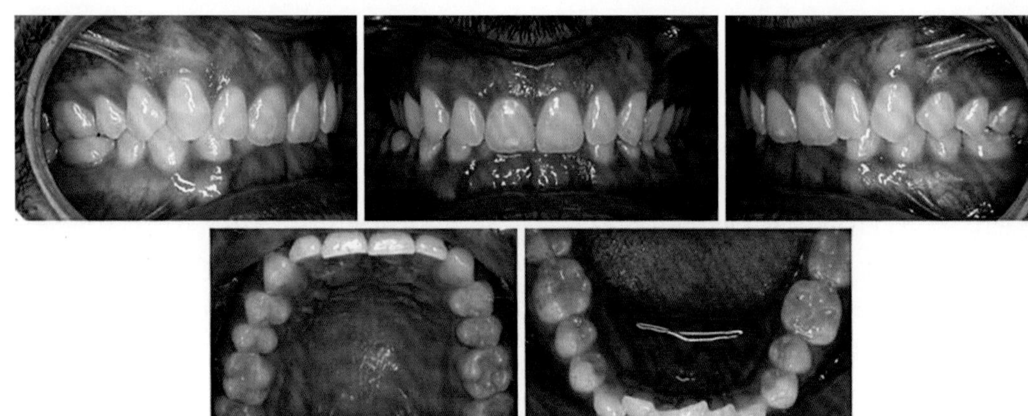

图 3.8 治疗前口内照片。病例由 Hongsheng Tong 博士（Chino，CA）提供

化模型生成初始虚拟设置（图 3.9a）。使用基于表面的方法，从 CBCT 扫描中将牙齿（包括牙根）分割出来并叠加到初始虚拟设置的牙冠上（图 3.9b）。通过 CBCT 牙齿和虚拟设置的叠加，可评估虚拟设置中的牙根角度和倾斜度，对于该患者，在最初的虚拟设置中发现几个牙根角度问题。为获得出色的牙根平行度，在考虑牙根位置的情况下生成了最终设置（图 3.9c）。将 INBRACE 舌侧矫治器虚拟放置在最终的

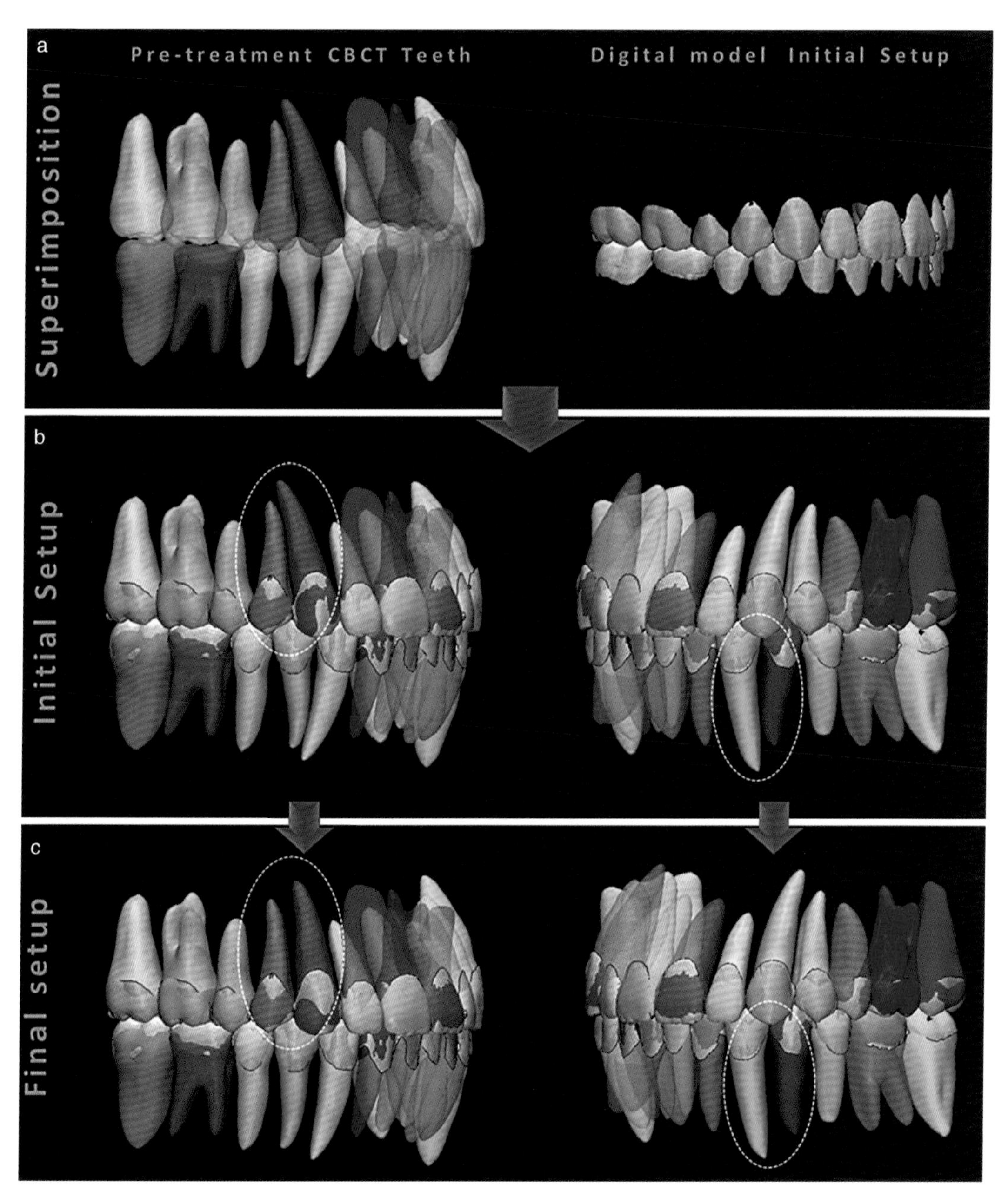

图 3.9 （a）治疗前的 CBCT 显示牙齿位置和牙根角度。右侧显示使用扫描模型完成的设置。（b）显示初始设置的左侧和右侧。CBCT 的牙根与扫描模型的牙齿合并。当数字化设置仅考虑牙冠部位时，会显示不正确的牙根角度。（c）考虑每颗牙齿的牙根位置之后的最终设置

虚拟设置上，并将带有此最终设置托槽的牙冠还原至错𬌗状态，保持相对于牙冠的相同托槽位置（图 3.10a）。

基于虚拟托槽的位置，3D 打印间接粘接托盘，用于将 INBRACE 舌侧矫治器粘接到该患者的牙齿上（图 3.10a）。为检查托槽放置的准确性，在粘接后进行了口腔内扫描，并将该扫描叠加在具有虚拟定位托槽的错𬌗数字模型上（图 3.10b）。颜色位移图发现，物理和虚拟托槽的位置精度在

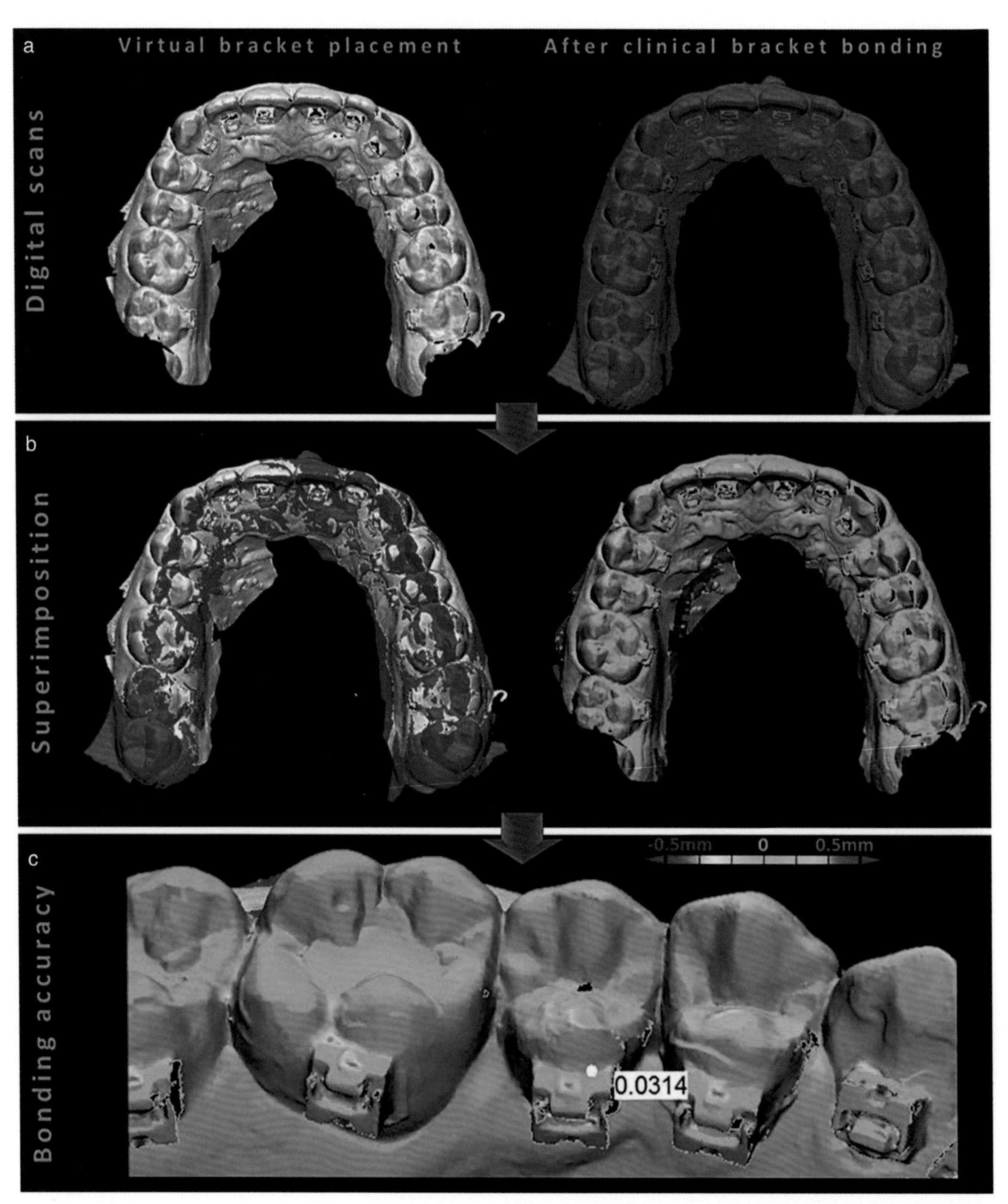

图 3.10 （a）左侧为扫描后的牙齿，虚拟托槽到位。右侧为粘接后。（b）使用模型进行基于表面的叠加，彩色图显示计划的托槽位置和最终的托槽位置之间的距离。这有助于测量间接粘接技术的准确性。（c）左上角的特写图显示托槽放置的准确性（3D 图像由 Andre Weissheimer、Robert Lee 和 John Pham 博士提供）

0.1mm 以内（图 3.10c）。第 5 个月时，上颌和下颌弓均安装了定制的 0.016 英寸镍钛弓丝，牙齿对齐情况得以显著改善。患者的下颌前牙与上颌前牙舌侧托槽咬合，导致咬合涡轮效应，深覆𬌗第 1 天即被打开。由于同时挤压磨牙，所产生的双侧后牙开𬌗部分闭合。从右下颌第一磨牙和第二磨牙的颊侧搭扣到舌侧齿间环，均采用了轻型交叉弹性材料，以解决右侧磨牙的反𬌗问题（图 3.11）。在该患者治疗期间，为了 3D 监测牙根位置，将分割的治疗前 CBCT 牙齿图像叠加在口腔内逐行扫描上（图 3.12）。这种牙根跟踪方法可在正畸治疗的任何阶段进行，而无需额外进行 CBCT 扫描。治疗在 18 个月内结束（图 3.13）。

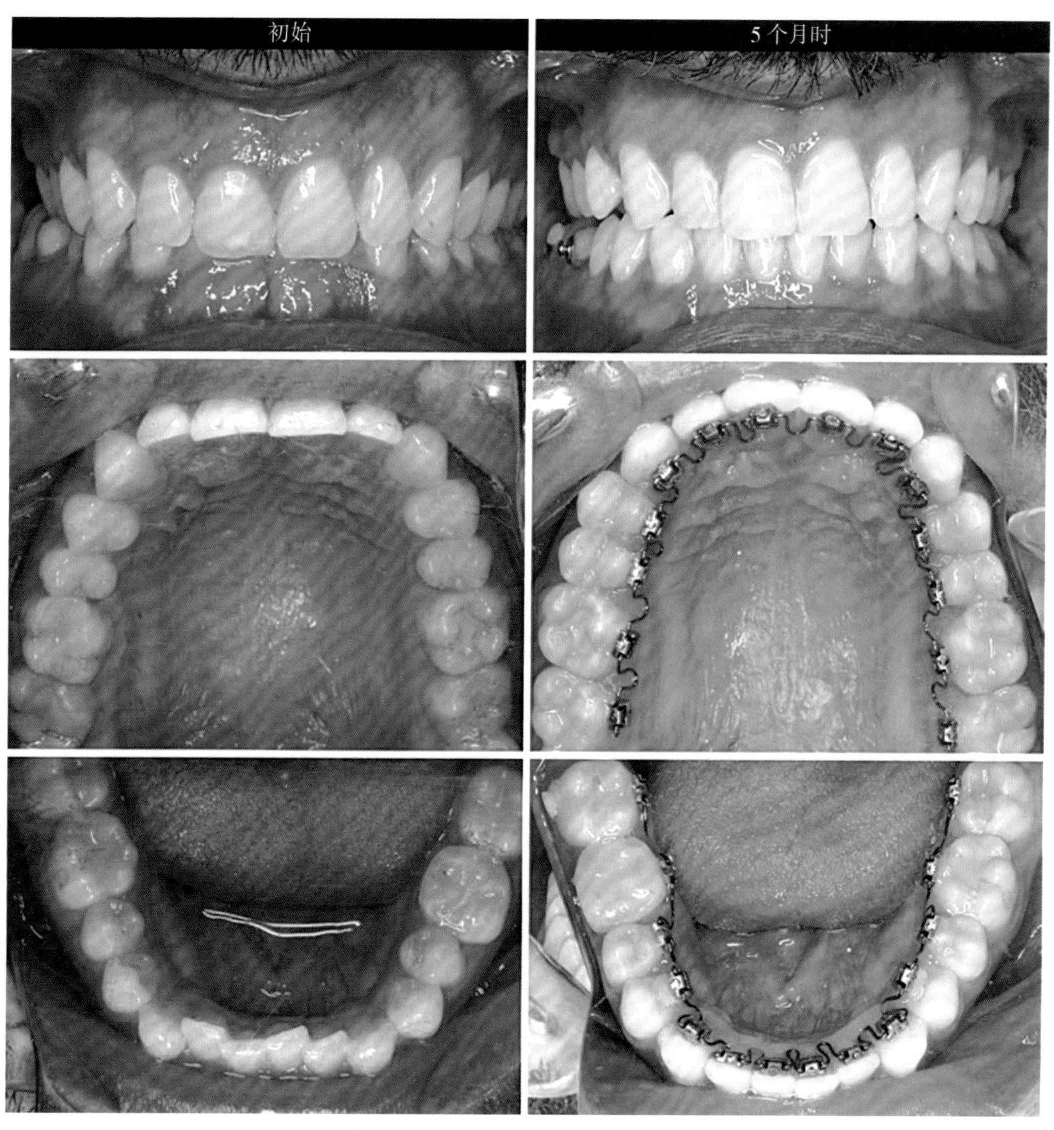

图 3.11　用 INBRACE 治疗的病例在初始与 5 个月后的情况

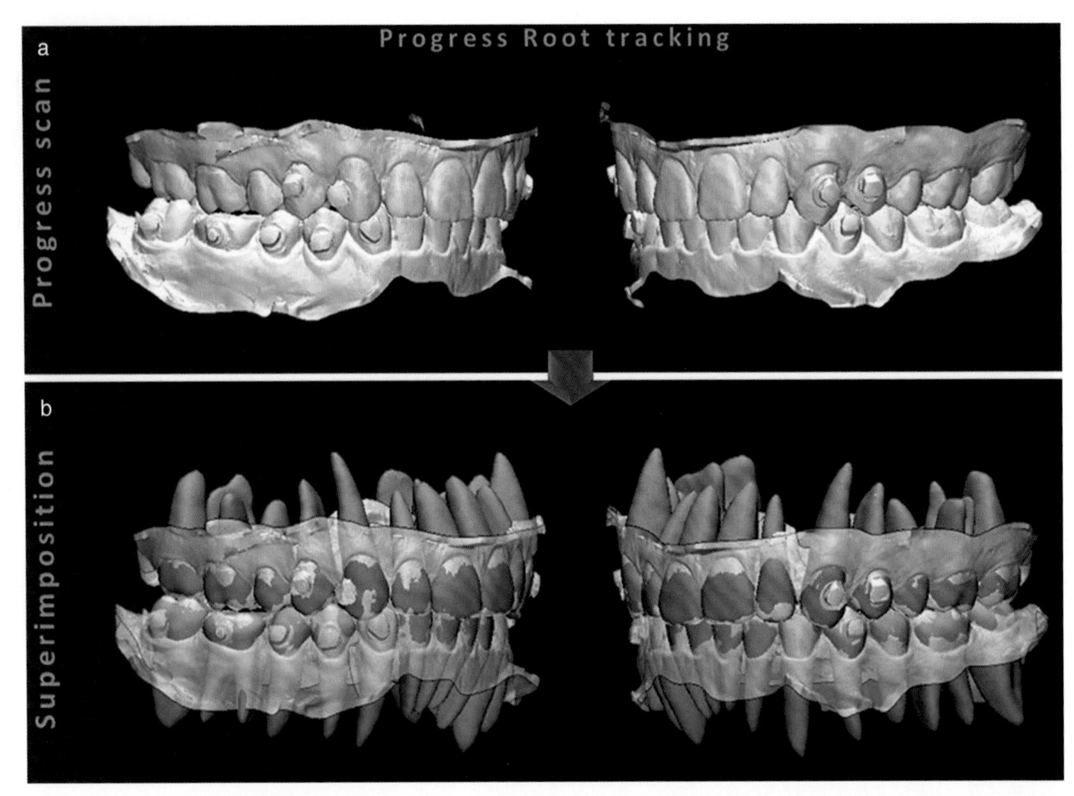

图 3.12 （a）治疗期间进行的扫描。（b）治疗前 CBCT 的牙冠和牙根已合并到新的位置，因此医生可以追踪牙根位置，而无需进行额外辐射

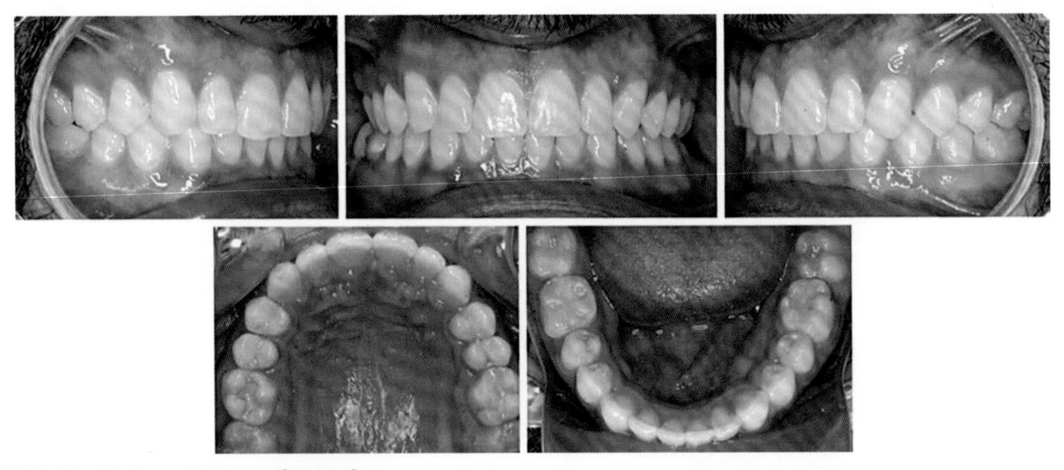

图 3.13 治疗 18 个月后的最终照片

3.11 结　论

用于纵向评估变化的 CBCT 是口腔专业中一个快速发展且令人振奋的技术领域。有数种评估技术和方法可用于实现叠加。随着新技术的发展，辐射剂量不断降低，CBCT 评估的应用也将更加普遍。

临床医生需要了解如何评估该领域正在进行的诸多研究的质量，还需要学习如何以简单有效的方式评估自己的病例。与解释 2D 图像相比，3D 技术的学习曲线要陡峭许多。此外，与 2D 成像技术在其整个生命周期中的全部发展相比，过去 10 年间 3D 成像发生的变化更大。正如过去几年所见，随着软件程序变得更加自动化和人性化，临床医生理解这些发展所必须掌握的知识方面的障碍将会减少。

整体而言，当前文献表明，应使用基于体素的技术实现 CBCT 图像的纵向叠加。有关如何完成或解释评估目前尚未达成共识，在这方面还有改进的空间。因此，有必要紧跟该前沿技术的最新步伐。

参考文献

请登录 www.wpcxa.com“下载中心”查询或下载。

4 正畸患者的成像与分析

Jae Hyun Park, Dawn P. Pruzansky

摘 要

CBCT 已成为正畸诊断和治疗计划的重要组成部分。从 2D 分析到 3D 分析的飞跃发展，使我们能够在正畸治疗开始之前、治疗期间和治疗之后进行更全面的评估。CBCT 有助于定位阻生牙；评估不对称性、气道和颞下颌关节（TMJ）解剖结构；选择临时骨骼支抗部位；并评估牙根长度和牙槽骨尺寸。在本章中，将对正畸患者的 CBCT 成像和分析展开讨论。

4.1 引 言

头影测量分析是正畸诊断和治疗计划的重要组成部分。结合诊断模型和照片，可以确定准确的问题清单。X 线图像中的信息可为医生提供重要的见解，而这仅凭模型或照片却无法获知。除了牙齿的位置、牙槽骨支撑和 TMJ 解剖结构以外，还能够确定上颌骨和下颌骨相对于颅底以及相对于彼此的位置。治疗计划可能会因牙齿与骨骼的不协调程度不同而有很大不同，而 X 线片允许我们对此进行评估。

4.2 历 史

1931 年开发的 Broadbelt-Bolton 头颅测量仪和长期拟人化数据的组合是当前头颅测量诊断实践的基础 [1]。头颅测量仪可实现患者定位的可重现性，从而实现了一系列关于头颅测量的研究。从这些 X 线图像中，可以定位和测量颅面解剖结构内的点和结构。

使用固定框架获取头影测量图像，从而使投影标准化并可以进行比较。

患者站立时对其进行定位，其头部矢状平面距 X 射线源 5 英尺（1 英尺 ≈ 30.48 cm），且两耳塞的轴线与 X 射线的点辐射源对齐 [2]。从正中矢状面到胶片暗盒的距离为 15 cm 时可重现性更高，因为距离越大图像也会相应放大。

与 2D 头颅侧位片相关的局限性和问题包括：放大失真、双侧解剖结构的重叠、透视缩短和拉长。鉴于与胶片的距离不同，右侧与左侧的结构也存在“差异性放大”。若无法查看这些双侧结构，可能会在诊断

J. H. Park (✉)
Postgraduate Orthodontic Program, Arizona School of Dentistry and Oral Health, A.T. Still University, Mesa, AZ, USA

Graduate School of Dentistry, Kyung Hee University, Seoul, South Korea
e-mail: JPark@atsu.edu

D. P. Pruzansky
Postgraduate Orthodontic Program, Arizona School of Dentistry and Oral Health, A.T. Still University, Mesa, AZ, USA
e-mail: dpruzansky@atsu.edu

O. Kadioglu, G. F. Currier (eds.), *Craniofacial 3D Imaging*,
https://doi.org/10.1007/978-3-030-00722-5_4

某些不对称性时产生误诊。

尽管 CBCT 越来越受欢迎并且被广泛应用，但仍被视为是 2D 成像无法为临床诊断提供足够信息时的一种辅助手段。自 1971 年以来，CT 已成功应用于医疗领域[3]。1979 年，Allan M. Cormack 和 Godfrey N. Hounsfield 因开发计算机辅助层析成像技术而荣获诺贝尔奖[4-5]。后来又被称为计算机轴向断层扫描（CAT），通过这些图像可以看到器官和系统，因而极大地促进了医学诊断领域的发展。尽管 CAT 扫描在诊断方面的应用有所增加，但与放射剂量相关的风险超出了在口腔方面的潜在获益[6-7]。直到 1998 年，CBCT 作为一种低辐射剂量、低扫描成本的诊断手段才被引入口腔诊疗领域[8-9]。

在口腔和正畸领域，高分辨率 CBCT 可用于获取颅面结构的硬组织和软组织的低失真数字图像。与使用扇形束创建多个薄片的传统 CT 不同的是，CBCT 仪器采用的是锥形束。另外，分辨率是以体素而非像素来衡量，因而可以获得更加清晰的图像。这些图像通常存储为以医学数字成像和通信（DICOM）文件。

通过计算机软件将数据在某一体积内重排后，由 CBCT 生成的全景和头影测量图像将转换为 3D 格式，其中最常见的格式是多平面重建（MPR）[10-12]。

这些图像可用于收集 TMJ 的诊断信息、颅面骨的解剖特征，测量牙槽骨的宽度和牙齿在骨内的位置，确定多生牙和阻生牙的位置以及识别种植体置入或截骨的部位[13-14]。CBCT 成像还可用于制定正畸和正颌外科手术治疗计划、评估截骨术后的骨骼移位情况、验证疗效并确定稳定性[15]。

4.3 3D 头影测量图像准备

通常，会将 3D 数据转换为 2D 图像进行分析，然而执行真正的 3D 分析可能是克服所有传统头影测量缺点的关键。尽管已经进行了大量的研究，但对 3D 放射图像进行数字化和分析的系统方法尚未系统建立。Kochel 等[16-17]基于 3D 立体摄影测量图像的数据开发了一种 3D 软组织分析法。所有测量均从数字化点投影中着手，并用于评估 3D 软组织数据与 2D 侧位头影测量分析检索到的变量之间的相关性。Farronato 等[18]提出了一种在渲染视图上直接数字化的 CBCT 图像的 10 点 3D 分析法。据他们报告，此法可靠且可重现，并将其与 2D 数据进行了比较，但样本量无法使用正常参考值。Bayome 等[19]提出了一种新的 3D 头影测量分析法，并评估了骨骼和牙槽变量之间的关系。他们的研究还提供了韩国正常咬合人群的 3D 变量标准。

随着 3D 分析愈发普遍，标准化数据也将更容易获取。继续进行的研究应关注一种系统化、可重现的分析方法，且可整合到诊断和治疗计划方案中。

4.3.1 头部位置的重新定位

重新定位过程取决于通过定义原点以及 X、Y 和 Z 平面将头部图像放置在坐标系中已知可重复的位置。这些定义应基于最不易受不对称性影响且受处理程序影响最小的标志点，以增强所需平面的可靠性和有效性。在 90% 的人群中，鼻根点（N）和前鼻棘点（ANS）经过或非常接近正中矢状面[20]。因此，Bayome 等[19]选择 N 作为 3D 坐标系的原点。水平面（X）通过左右眶点（Or）和左耳点（Po）进行定义，而正中矢状面（Y）则定义为通过 N 和 ANS 的垂直面。垂直面（Z）垂直于 X 和 Y（图 4.1）。

Swennen 等[21]提出了一种以 Sella（S）为原点的定位法。Park 等[22]建议使用左右

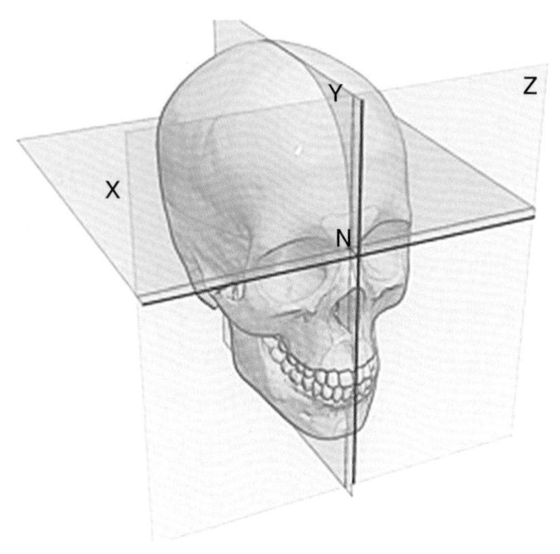

图 4.1　头部和坐标系的重新定位。N：鼻根点；X：水平面；Y：正中矢状面；Z：垂直面（经 *Sem Orthod* 许可引用）

颧缝点或眶点（Or）作为稳定的横线，以指导 3D 坐标系中水平面的构造。Kook 和 Kim[23] 提出了一种使用额面部和口内照片轻松调整头部方向的临床方法。有趣的是，Gupta 等 [24] 在 CBCT 图像有定位和无定位两种情况下，对标志点识别效果进行了研究，结果发现两个图像之间并没有统计学差异。

4.3.2 CBCT 图像的分割

在确定标志点之前，应考虑进行体积分割，从 3D 体积中分配和分离解剖结构或目标区域。分割的难度在于生物组织的可变性和复杂性、数据集较大以及成像技术的局限性，例如低对比度、运动和噪点，这可能导致相邻结构的边界模糊。必须根据体素强度设置阈值以过滤数据，从而区分软组织、骨骼等。

4.4 3D CBCT 叠加

3D叠加方法基于配准点或数学算法 [25]。在配准点方法中，某些标志点被配准到两个容积图像上，当进行叠加时，它们将重合。通过数学算法，最初的 3D CBCT 扫描被视为目标容积（VOI）或参考容积 [12]。然后，软件会基于概率和信息化理论，将第二次扫描叠加在 VOI 的最佳位置，并自动进行两个图像的融合过程。它不依赖于操作者，并且比手动方法要快 [26]。

4.4.1 3D 叠加方法

在正畸治疗和颅面外科中，用于临床诊断和治疗评估的叠加方法在其优点和局限性方面各不相同。借助大多数软件程序，临床医生会对要叠加的两个图像的标志点或解剖结构进行初始对齐；然后计算机软件会测量其他解剖结构相对于配准点或结构的变化。最终的叠加图像显示由于生长或治疗而引起的变化 [27–30]。

使用迭代最近点（ICP）方法，可以通过使用同一表面上的相同点在不同时间点进行融合来实现更精确的测量 [31–32]。由于两个成像系统中物体的大小和位置不同，因此在 2D 头颅定位片和 3D 扫描中线性测量的精度也并不相同 [33]。利用 CBCT 数据时，ICP 方法可以精确融合生长期患者的两张 3D 图像 [31–32]。借助 ICP 技术，操作人员可以在 CBCT 扫描表面上手动定义某个区域，例如顶面视图的前颅底轮廓（图 4.2）。

然后软件会自动匹配和配准两次扫描域中的相同标志点，并完成叠加过程。操作人员可以评估和测量相对于配准表面的变化。掌握该软件的使用方法后，就可以进行具有很高重复性的图像测量 [29]。据报道，采用 ICP 3D 叠加技术，以颅底扫描配准是一种精确的叠加方法 [34–36]。此法可对成长发育中患者进行有效且可重复的疗效评估。与 MPR 图像相比，ICP 数据还具有可管理性和 3D 准确性，被认为具有临床价值（图 4.3）[35]。

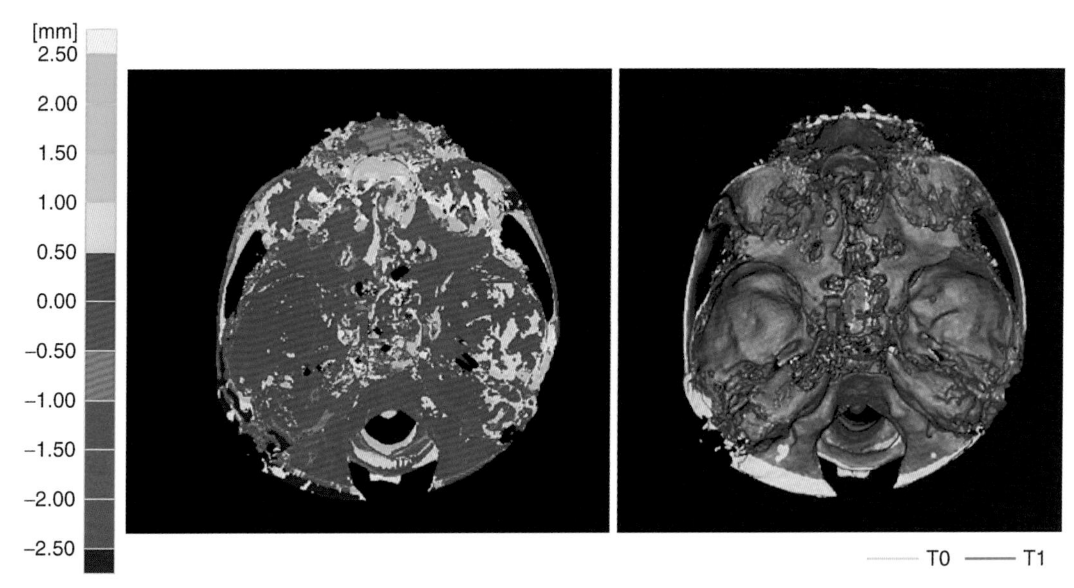

图 4.2 迭代最近点(ICP)法。(a)在颅底的所有区域(周围生长区除外)进行颅底叠加。(b)治疗前(T0)和治疗后(T1)CBCT 扫描的合并图像，于颅底进行叠加(经 *Sem Orthod* 许可引用)

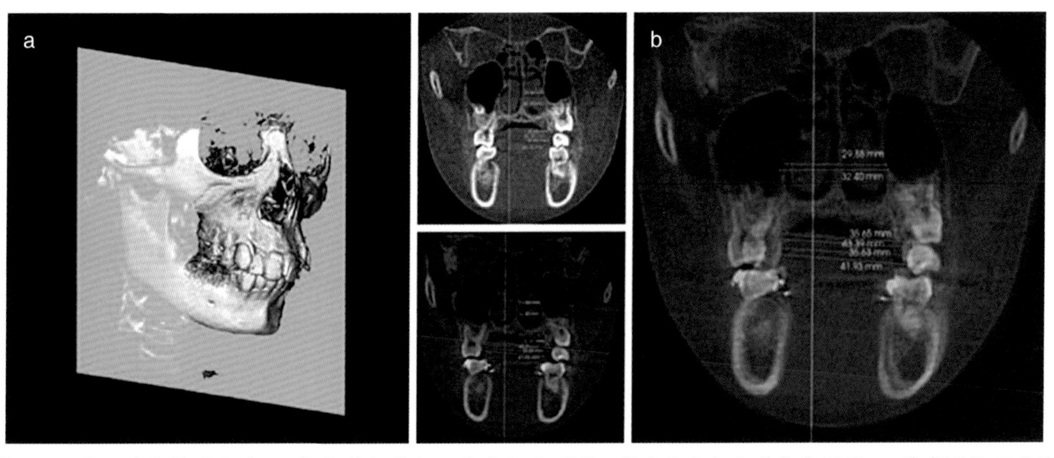

图 4.3 使用迭代最近点(ICP)法进行叠加。(a)组合图像[前(灰色)和浅蓝色图像]，带有冠状面(绿色)的图示。(b)为了便于测量，将 3D 截面转换为 2D 数据(经 *Sem Orthod* 许可引用)

Gianquinto 等[37]引进了一种基于后颅底的可重现的 CBCT 叠加方法，该法采用按部就班的人工技术在单个软件包中实现。通过这种方法，将每例患者的颅面体积导入至 3D CBCT 叠加软件中。该软件以 0.5mm 体素大小对扫描图像进行重新采样，然后使用交互信息算法叠加图像。在此阶段，操作人员使用半自动技术提取后颅底表面数据，根据两个容积相对于颅底的距离生成彩色图[38]。

另一种方法是基于体素的图像配准，这是用于 3D CBCT 叠加的一种准确且可重现的半自动化技术[39-40]。例如，当患者已完全成长发育时，颧弓叠加 CBCT 图像的配准可视为前颅底的替代选择[41]。叠加后，将两表面之间的差异以大约 600 000 彩色编码的表面距离(以毫米为单位)进行映射，这有助于医生量化和直观地评估两次扫描相对于颅底的硬组织和软组织变化[27,42]。

Terajima 等[43]计算得出正常女性颅面软硬组织的标准 3D 参考值，然后将其与正颌外科患者手术前后的 3D CT 测量结果进行比较。据他们报道，借助这种方法，他们能够定量评估手术前颅面结构与正常值的偏差，以及手术后软硬组织的变化。Cevidanes 等[27]还报道称，由于 3D 表面模型叠加目前比较耗时且计算工作量大，它在常规临床实践中还不是很实用。因此，要使 3D 叠加技术在日常实践中可行，需要更简单的分析技术。

4.4.2 照片和 CBCT 叠加

最近，CBCT 已用于皮肤表面图像的配准[34]，因此临床医生可以定量评估 3D 颌面形态并在临床过程中评估面部软组织和硬组织的线性和角度变化。

临床医生、科学家和工程师已经开发出通过 CBCT 扫描叠加面部 2D 照片[44]、3D 照片[42,44–46]和数字化模型[47–50]的技术。据报道，3D 照片和 CBCT 图像的集成在骨骼和软组织评估中显示误差最小[46]。因此，该过程可以用作正畸和正颌外科诊断和治疗计划的客观工具。

4.5 3D 分析程序

目前已开发了一些查看、数字化、测量和分析 CBCT 数据的软件程序。Ludlow 等[51]建议识别 MPR 切片上的标志点，因为该方法具有较高精度。另一项研究发现，对渲染视图上的标志点进行数字化处理更可取，因为该操作简便且分析时间较短[19]。数项研究报道，与物理测量相比，在 3D 体积渲染 CBCT 图像中进行线性和角度测量的精度更高[52–55]。随着 3D 头影测量分析技术的不断改进，新的标志点和参考平面已成为可能[56]。由于可对 3D 数据进行分割，医生可以将标志点准确地放置在 2D 头颅侧位定位片没有的结构上。另外，3D 笛卡尔系统有助于创建新的参考平面，评估曲率以及它们的线性和角度关系。

4.5.1 不对称性

诊断不对称性的 2D 方法通常因叠加和放大而出现错误，CBCT 可将容积数据与距离和表面积数据结合，实现更精确的评估[57]。有几种技术可识别面部不对称，包括立体摄影测量术、3D 动态模型、表面扫描和 CBCT[58]。

立体摄影测量术用于 3D 表面成像，旨在评估软组织的形态。捕获两张照片以形成立体影像，然后可对其进行重建。Ras 等[59]采用这种方法来确定评估面部不对称的最佳参考平面，他们得出的结论是该平面与连接外眦点的直线垂直并将其平分。当数据匹配时，可以同时对人脸的左右两半部分进行激光表面扫描，并将其合并到重叠区域。

Djordjevic 等[60]将原始面部图像与镜像面部图像进行比对，并绘制出对称性偏离的区域。他们还将面部分为上、中、下三部分，以进行更详细的分析。

Kook 和 Kim[23]建议使用 CBCT 数据（使用带 Invivo5 软件的 iCAT）来逐步评估不对称性（图 4.4）：

（1）使用底视图在轴向截面中建立正中矢状平面。截取轴向剖面以获得更好的可见性，并相对面部中线调整上颌牙齿中线。

（2）重新定位到正面视图，并截取面前部，以更好地显示眶底。通过眶底下缘将图像调整至水平面。

（3）使用网格识别所有平面中的任何不对称情况。截取每颗牙齿的图像，以检查横向方向是否有咬合平面倾斜和颊 / 舌侧后倾的情况。

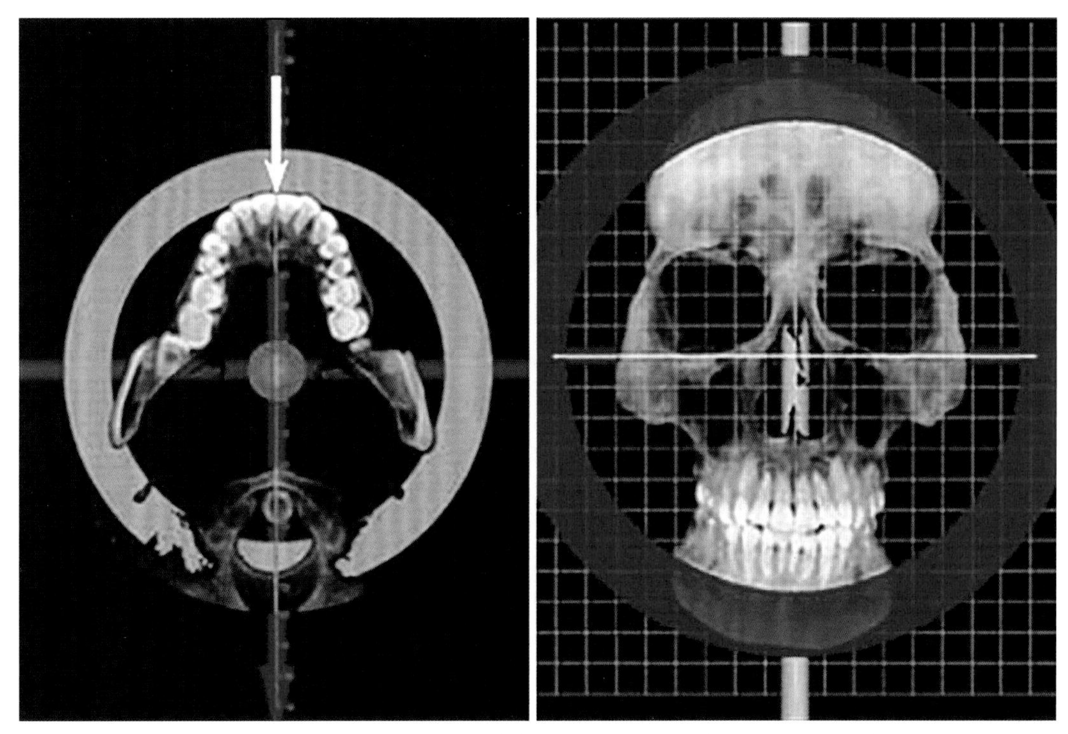

图 4.4 使用轴向和正面视图重新定位 CBCT 以进行不对称性分析（经 *J Clin Orthod* 许可引用）

4.5.2 牙根长度和牙槽骨密度

骨量评估是正畸诊断和治疗计划中的重要步骤。如果某些牙齿，尤其是下颌切牙，由于存在开窗或开裂的风险而无法移动，则可以确定治疗存在局限性。可从 3D 的角度观察牙槽突是CBCT的优势（图4.5）。评估牙根邻近程度也是 CBCT 的一项重要应用，因为用全景片评估牙根的假阳性率为89%。在Wood及其同事的一项研究[61]中，当从扫描中去除软组织时，在体素大小分别为 0.2mm 和 0.4mm 时，牙槽骨高度测量的精度相当。但是，存在软组织的情况下，0.2mm 体素大小的扫描比 0.4mm 更精确。由于可能无法检测到菲薄的唇侧骨皮质，因此存在高估CBCT上开窗和开裂的风险。

据 Patcas 等报道，如果下颌前牙牙槽骨无法在 CBCT 上看到，则其厚度应小于 1mm[62]。

此外，CBCT 是检测早期牙根吸收的宝贵工具，且经证实比根尖周 X 线片更有效。Da Silveira 等 [63] 研究了视野（FOV）和体素大小对检测吸收的影响。他们发现，不论 FOV 如何，较小的体素尺寸使测量更加有效。

4.5.3 TMJ 评估

CBCT 和新的软件技术可以改善 TMJ 的 3D 成像质量 [11]。在退行性疾病中可以看到骨性变化，例如关节表面变平或变尖以及硬化等（图 4.6）。轴向层面对于比较左右髁突的对称性最有用，而矢状面则可用于评估髁突和关节窝之间的关系 [64]。CT 在检测退行性病变方面的准确度为 87%~96%[65]。

此外，反映髁突位置变化的关节间隙测量值可能会发生改变。Scott 等 [66] 曾使用 CBCT 评估 TMJ 功能障碍患者的髁突位置，

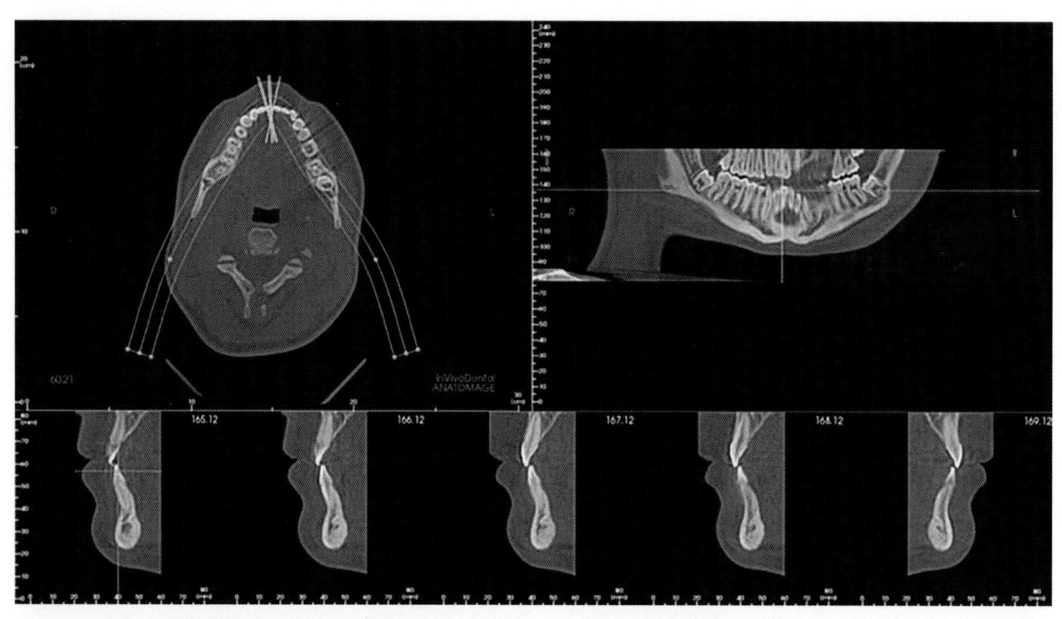

图 4.5　下颌切牙区菲薄唇侧牙槽骨的评估

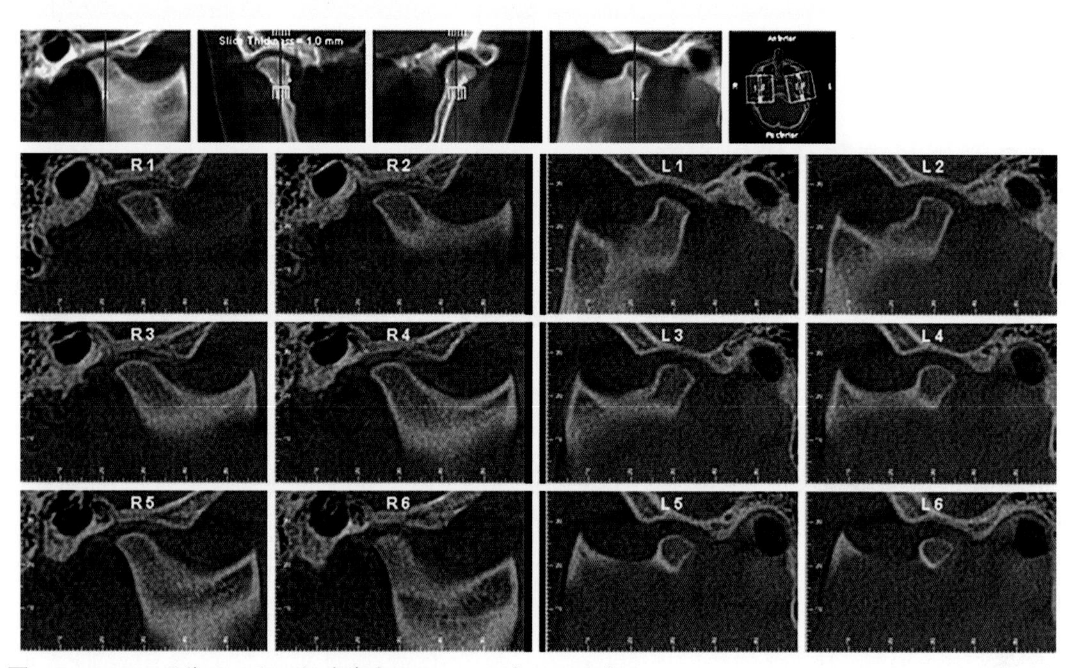

图 4.6　CBCT 图像显示颞下颌关节病理状况。注意髁头的磨平

他们发现，与 Ikeda 和 Kawamura[67] 发现的参考值相比，前关节间隙有所增大，而后关节间隙减小。

4.5.4 阻生牙的定位

在使用 CBCT 之前，建议先拍摄两次根尖片，以使用颊侧物体投影规律来确定阻生牙的位置。该方法将识别牙齿是偏腭侧还是颊侧，从而确定适当的曝光方式。但是，根尖片存在一定局限性，包括重叠误差、尖牙阻生时侧切牙根吸收难以识别，以及无法精确判断阻生牙根尖位置等。CBCT 可实现在所有空间平面上对阻生牙进行全面分析，从而消除使用传统 X 线片时产生的误差，且在某些情况下，治疗计划可能会随着 CBCT 上的新发现而改变（图 4.7）。除了克服上述局限性外，还可以观察到阻生牙、周围牙齿和颌骨的完整解剖结构。

4.5.5 临时骨支抗部位的评估

CBCT 可定量评估骨皮质厚度和骨深度。用于支抗的微型螺钉的理想长度和直径可以通过测量前磨牙或磨牙的牙根之间的距离以及从皮质间骨表面到牙根表面的距离来确定（图 4.8）[11]。

4.5.6 手术治疗计划

使用 3D 软件进行虚拟手术计划在口腔外科医生中越来越流行，软件可以支持手术模拟、疗效预测和外科手术导板制造[68]。此类软件可推动最终产品的专业间协作，以达到最佳的手术和正畸疗效。

3D 成像和模型以及虚拟手术的开发使手术计划更加精确（图 4.9）。3D 叠加可用于术后评估，以验证所预测的疗效和稳定性。CBCT 图像是一种有用的患者教育工具，可用于说明预测的手术效果。

4.5.7 气道评估

人们对呼吸障碍认识的提高推动了该领域诊断工具的改进。过去曾使用 2D 头影测量片对气道进行评估，但 CBCT 却实现了对气道容积的分析。人们已经尝试将气道大小和尺寸与阻塞性睡眠呼吸暂停（OSA）或其他睡眠呼吸障碍（SBD）的风险增加关联起来[69]。迄今，气道的最小横截面积（MCA）显示与 OSA 具有最大的相关性。Sparks 及其同事的一项研究[70]对气道与骨骼形态之间的关系进行了评估。他们发现，Ⅱ类错殆畸形受试者的气道容积比Ⅲ类错殆畸形受试者要小，这可能与舌头的位置有关。

他们还发现，与Ⅰ类和Ⅲ类错殆畸形受试者相比，Ⅱ类错殆畸形受试者的 MCA

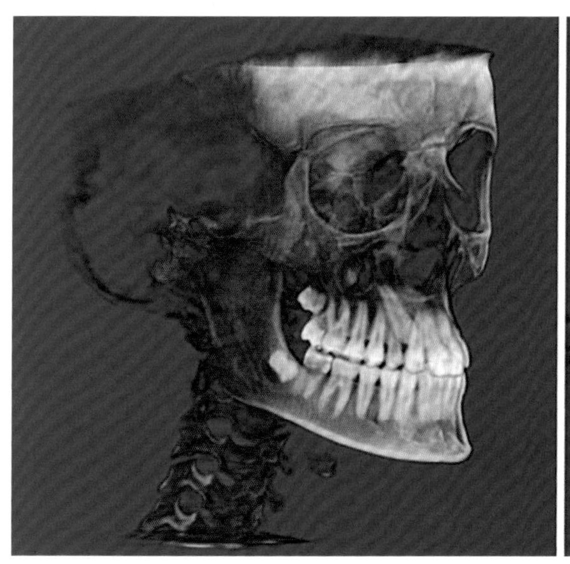

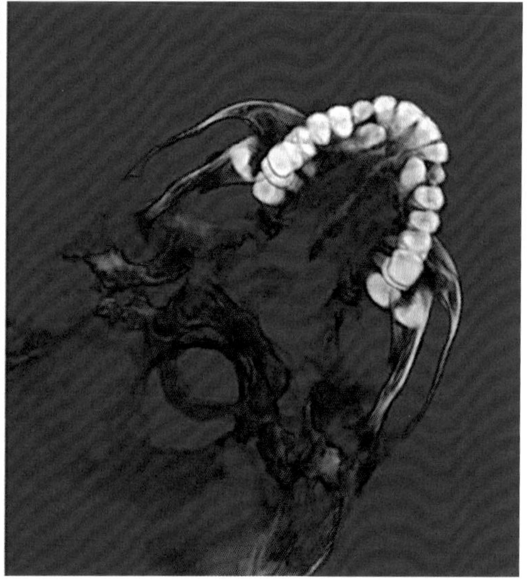

图 4.7 上颌阻生尖牙的完整显示，包括与邻近侧切牙的关系

最小。气道分析可在诊断过程中提供一定辅助，且可以提示某些可能会降低 OSA 高风险患者气道容量的治疗计划。另外，还可进行治疗后分析，以评估正畸对气道尺寸的影响（图 4.10）。

4.6 总　结

放射学和摄影学中的先进成像技术使正畸诊断和治疗计划的制定逐渐成熟。全面的治疗前评估可提供最稳定且可预测的最终结果，并加强患者教育和跨学科交流。

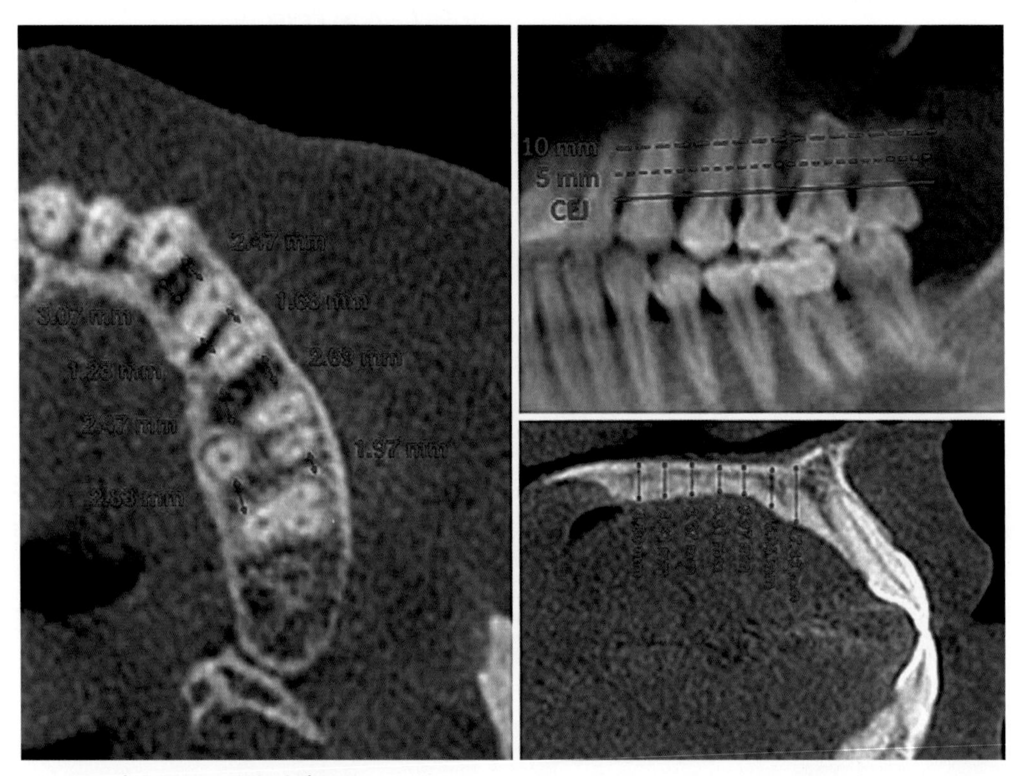

图 4.8　临时骨支抗植入的皮质骨评估

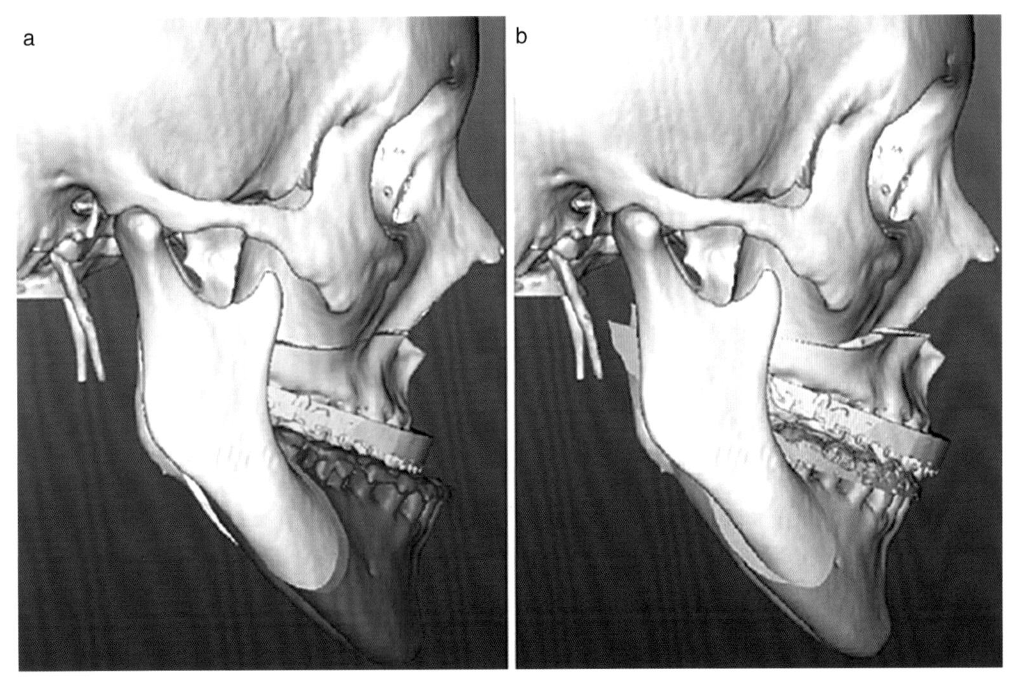

图 4.9 （a）在此图像中，将 CT 数据集进行了分割，牙模的扫描图像也转移并合并至 CT 图像中。（b）进行虚拟手术，并确认上颌骨和下颌骨的最终位置（经 *Sem Orthod* 许可引用）

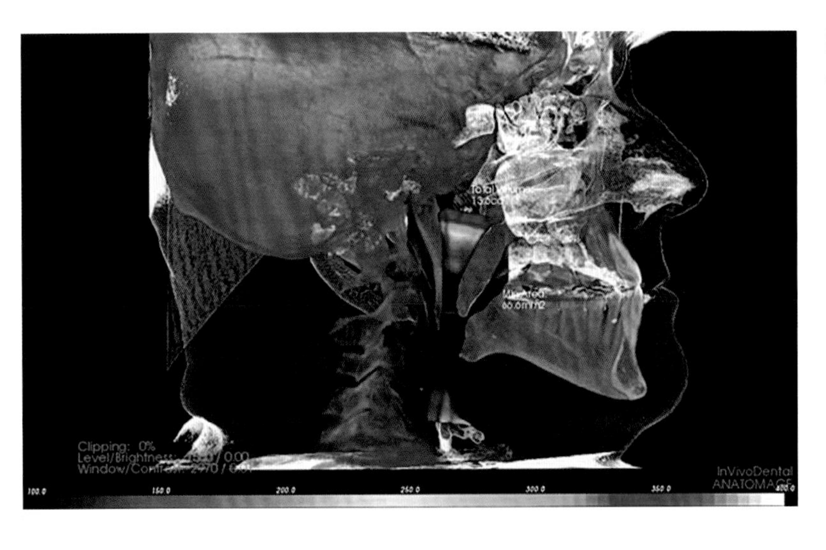

图 4.10 正畸治疗前的气道评估

参考文献

请登录 www.wpcxa.com“下载中心”查询或下载。

5 剂量的准确性调整：用于口腔和正畸的超低剂量辐射 3D CBCT

Maria Therese S. Galang-Boquiren, Budi Kusnoto, Zhang Zheng, Xiaochuan Pan

摘　要

在收集患者原始影像记录以制定诊疗计划时，CBCT 越来越受欢迎。尽管传统的 2D 全景或头影测量片在大多数情况下均可提供足够的信息来进行治疗，但临床医生已经意识到这些 X 线片固有的失真会影响角度和线性测量，更重要的是，会影响牙齿位置和牙齿 – 牙槽骨 – 颌骨的关系。

CBCT 技术存在的一个问题是，作为电离辐射源，它的常规使用对健康构成了风险，尤其对于正畸患者而言，因为他们大多处于成长发育中、青春期前和青少年时期。

有没有一种方法可以减少辐射剂量，并且仍能从这项技术中受益，从而更好地为患者提供服务呢？本章将对医疗领域中使用的剂量调整方法及其在口腔科领域中的应用展开讨论，重点介绍正畸专业。

与传统的 2D 成像相比，CBCT 有诸多优势。在正畸治疗中，3D 图像的准确性可消除 2D X 线片中常见的例如图像放大倍率和失真的误差。这在定位多生牙或阻生牙、预估未萌牙大小、测量牙根、评估气道以及对颌骨不对称制定治疗计划时尤其有用。

为了解决有关辐射剂量的问题，包括美国正畸医师协会（AAO）、美国牙科协会（ADA）和美国口腔颌面放射学学会（AAOMR）在内的数家牙科组织已经制定了临床指南，从根本上强制实施“最低合理可行”的 ALARA 普遍原则。换言之，CBCT 的使用应根据需要进行[1–3]。

多年来，CBCT 制造商还改进了多项技术，旨在提高图像质量，更重要的是，解决有关辐射剂量的问题[4]。

M. T. S. Galang-Boquiren · B. Kusnoto (✉)
Department of Orthodontics, University of Illinois at Chicago College of Dentistry, Chicago, IL, USA
e-mail: mgalang@uic.edu; bkusno1@uic.edu

Z. Zheng
Department of Radiology, The University of Chicago, Chicago, IL, USA
e-mail: zhangzh@uchicago.edu

X. Pan
Department of Radiology, The University of Chicago, Chicago, IL, USA

Department of Radiation and Cellular Oncology, The University of Chicago, Chicago, IL, USA
e-mail: xpan@uchicago.edu

O. Kadioglu, G. F. Currier (eds.), *Craniofacial 3D Imaging*,
https://doi.org/10.1007/978-3-030-00722-5_5

在医学放射学中，对重建算法（RA）及其在 CBCT 扫描分析中的应用已进行过大量研究[5]。例如，融合 Barzilai–Borwein 梯度法的超低剂量 CBCT RA 的使用可限制辐射剂量，而与此同时保持图像质量[6]。这些算法最近已专门应用于正畸领域，这表明在确保正畸 CBCT 的诊断价值的同时也可减少患者的辐射暴露量。

5.1 临床意义及应用

最常见的从 CBCT 中获益的正畸问题之一是阻生牙/牙齿异位萌出，尤其是上颌尖牙。可能会导致相邻牙根吸收，甚至上颌切牙的缺失。由于阻生尖牙不遵循可预测的阻生模式，因而会引发进一步的并发症。牙齿倾斜可以是水平方向、垂直方向或两者的结合[7]。因此，为了使危害最小化会进行各种尝试，正畸治疗时间会有所延长。

尽管传统的正畸成像（例如 2D 全景或头影测量）在大多数情况下为实施治疗可提供足够的信息，但临床医生应意识到这些 X 线片中固有的失真会影响角度和线性测量[7–8]。

CBCT 可避免此类问题，并有助于制定治疗计划，它可以提供有关颌骨和牙齿更准确、精确和详细的视图[9–10]。CBCT 提供的信息可用于确定牙齿的确切位置及其之间的关系，在有阻生牙的情况下尤其有用。借助 CBCT 技术，可以清楚地看到阻生牙相对于其他牙齿的位置。图 5.1 为 1 例多颗牙缺失的患者的口内照片。比例患者的 CBCT（图 5.2）可显示出那些缺失牙/阻生牙的确切方向和位置。在两个牙齿紧密相邻的情况下（通常发生在阻生尖牙），CBCT 对于查看阻生牙的确切解剖位置起着至关重要的作用。CBCT 有助于正畸医生规划最有效的生物力学，在不损伤相邻牙齿和骨质的情况下拔掉阻生牙，还可以帮助口腔外科医生在需要手术暴露的情况下找到最佳的入路。图 5.3 为各种阻生尖牙的示例，旨在说明如何在 CBCT 图像中看到它们并找到它们的确切位置，甚至可以观察治疗前相邻牙齿的损伤程度（若存在）。在这种情况下，利用 CBCT 可以确定最佳和最高效的治疗计划[11]。

可能会有人争辩说，如果恰当拍摄传统的全口系列 X 线片和咬合片，就可以确定阻生牙（上颌尖牙阻生时，无论是颊侧还是腭侧）的适当入路，但是当露出的牙冠位于牙槽嵴正上方或牙根正上方时就比较麻烦了（图 5.1 至图 5.3）。

与阻生尖牙有关的一系列潜在问题表明，早期进行放射诊断可能有助于进行阻断性矫治，从而防止后续并发症的发生。由于 CBCT 扫描可用于确定阻生尖牙相对于周围牙齿的确切位置，因此阻断性矫治（如扩弓或甚至拔除乳牙）可防止阻生牙

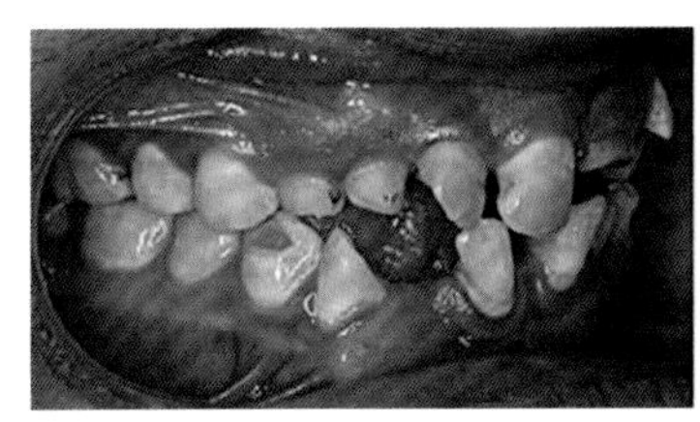
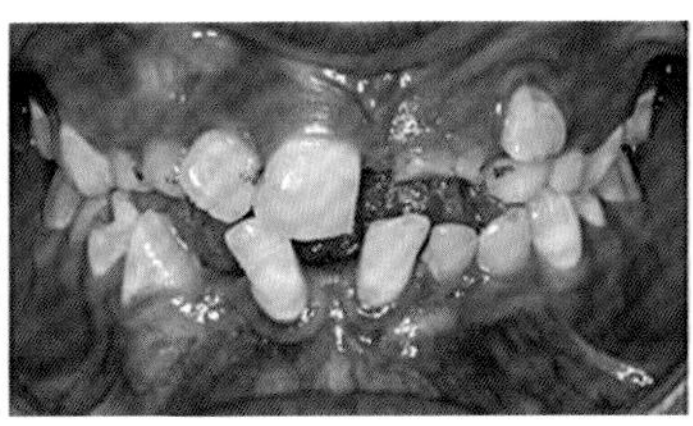
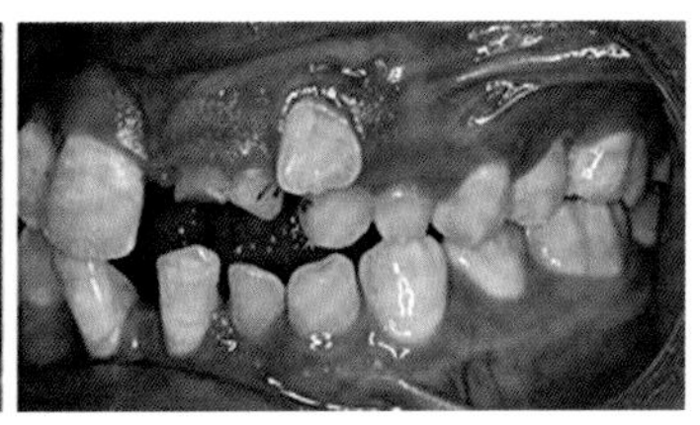

图 5.1 有多颗阻生牙/缺失牙患者的口内照片

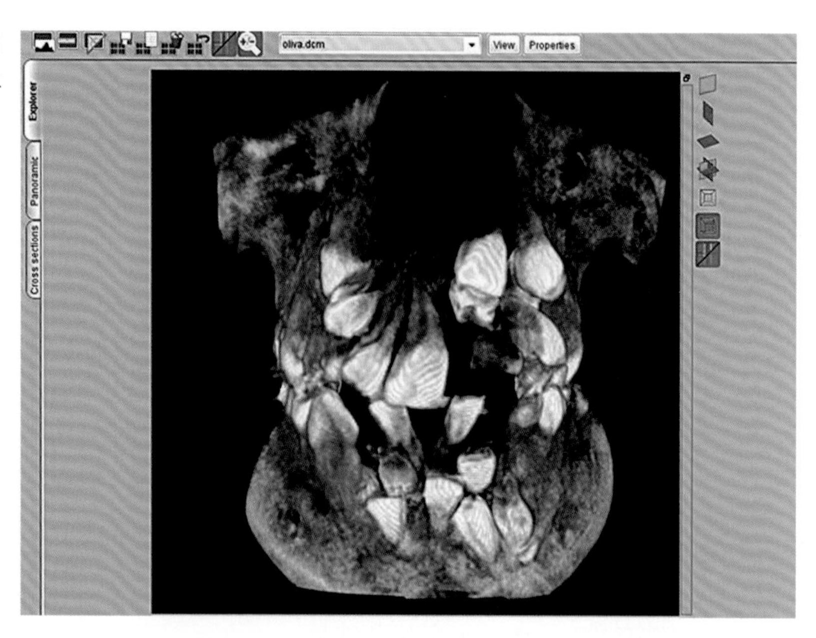

图 5.2 患者前牙牙列的 CBCT 图像，显示阻生牙的数量和位置

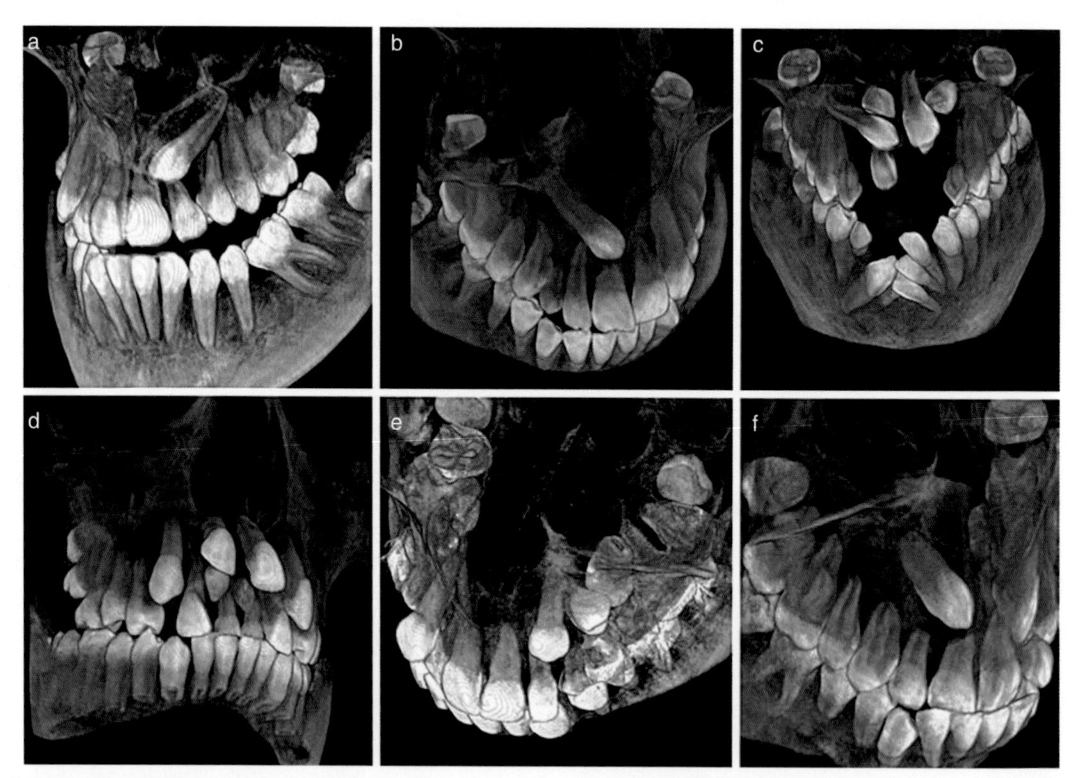

图 5.3 各种阻生牙的 CBCT 图像示例。(a)和(b)显示 CBCT 图像捕获的各个角度阻生尖牙的不同视图。(c) 显示牙齿严重拥挤通常与阻生牙有关。(d) 显示患者中线的一颗多生牙。(e) 显示阻生后牙。(f) 显示与切牙牙根吸收相关的阻生牙

对相邻结构造成损害。

考虑到上述情况，在有阻生牙的患者中，仅凭一张 CBCT 图像可能还不够。在治疗期间，必须进行定期随访，以评估所实施治疗的效果并验证治疗方案是否按计划正确执行。获取病程记录（即拍摄 X 线片）评估各个阶段的治疗情况，以便相应地修改或加强治疗手段。毋庸置疑，在任何的口腔或正畸治疗之前、期间和（或）之后的多个时间点采用放射检查会增加患者的辐射暴露。

随着 CBCT 的使用，电离辐射暴露的增加使人们对 CBCT 作为综合正畸评估的首选成像技术产生了争议。这也促进了针对牙科 CBCT 使用者的正当理由说明、使用优化和参照标准的制定[1-3,12-13]。

阻生尖牙或普通阻生牙只是牙科 CBCT 的多种应用之一，但它也说明了该技术在治疗这类病例期间的多个时间点具有不可否认的优势。更不用说 CBCT 的其他用途，例如精确定位未萌牙并更好地评估未萌牙的大小、评估牙根吸收情况、识别和量化不对称性、可视化气道异常、评估牙周结构、识别具体的牙髓问题、查看髁突位置和颞下颌关节的骨结构、规划种植牙的植入、评估骨密度、明确牙根的邻近度和吸收情况，甚至提供成像数据为治疗模拟、手术指导和牙科器械构建提供支持[12]。

毫无疑问，口腔医生和专家对 CBCT 的需求将会增加。尽管在最近几代的 CBCT 仪器中包含许多降低辐射暴露的增强功能，但是对于需要重复成像检查和随访的处于生长发育期的儿童、青少年和年轻人的早期干预，尚需要很大改进。

5.2 启用算法的成像剂量降低

由于频繁使用 CBCT 对患者有潜在风险，开发创新型扫描配置以降低剂量成为一个引人关注的研究课题。在过去的十年间，降低剂量一直是 CBCT 在诸多医学成像应用（包括诊断性 CBCT、图像引导式手术和图像引导式放射治疗）中研究的活跃课题[14-25]。通常，有 4 种降低 CBCT 成像剂量的方法：①稀疏成像，即在相同角度范围内用较少的投影；②低曝光量成像，即减少每个投影视图的辐射曝光量；③短扫描成像，即在较小的角度范围内进行扫描；④目标区域（ROI）成像，即辐照体积量减小。以下讨论将对这 4 种成像配置、当前面临的挑战以及先进 RA 在牙科 CBCT 应用中的潜在影响进行描述。

5.2.1 低剂量牙科 CBCT 成像方法与当前挑战

稀疏成像：通过减少一轮扫描中投影视图总数，同时保持每个视图相同的成像剂量，可以减少总的成像剂量。但是，当对投影视图进行稀疏采样时，临床上使用的基于分析的 RA 需要密集采样的投影视图，可能会导致明显的条状伪影[26-28]。为此已努力从所测得的数据中插入额外的投影视图。这样做对于某些扫描配置和特定主题可能有用；然而，这通常会导致额外伪影，这些伪影会沿角度方向使重建的图像变得模糊不清。

低曝光量成像：减少 X 线剂量的另一种方法是降低牙科 CBCT 数据采集协议中的曝光量或 mAs；但是，此法通常导致检测到的 X 线光子数量不足，从而提高投影数据中的噪点水平。因此，低剂量、高噪点的数据会降低临床上使用的基于分析的算法重建的 CBCT 图像的质量[29]。

短扫描成像：短扫描成像是大多数商用牙科 CBCT 扫描仪中的现有协议，它是指以短扫描角度范围（180° 加扇形角度）

对患者进行扫描。通过采用短扫描配置，可以通过保持与全扫描相同的角度采样密度来显著降低成像剂量。临床上使用的 RA 可自正中面的短扫描数据提供精确重建，但对于非正中面仅提供近似重建。尤其是，根据数据质量、对象结构和非正中面与正中面之间的距离，以短扫描数据进行的临床重建通常会在非正中面上产生伪影[30]。迄今，对于临床上使用的基于分析的算法，尚没有有效的方法来解决此问题。

ROI（感兴趣区）成像：在牙科临床实践中，通常只对 ROI 内的详细信息感兴趣。例如，临床医生可能只需要单个牙根管的图像。在这种情况下，可以将 X 线束的视野（FOV）限制为仅照射 ROI，以试图减少辐射剂量。因此 ROI 以外的区域仅被部分扫描，从而导致投影数据不完整、被截断。直接应用临床上使用的基于分析的算法则会在 FOV 边缘附近产生明亮的遮蔽式伪影。通常会对数据采用外推法，以帮助减少此类截断式伪影。尽管这种方法在某些情况下可以帮助减少伪影，但众所周知，对于远大于 FOV 的对象尺寸，实用性就非常有限[31]。

5.2.2 基于优化的图像重建

在过去的 10 年中，人们进行了大量的工作，研究基于优化的迭代算法[26-39]以用于医用 CBCT 数据的图像重建。与临床上使用的基于分析的算法相比，基于优化的算法通常具有更高的灵活性，并且可以适应具有实际意义的各种成像条件的图像重建。在所有算法中，那些寻求解决具有图像总变差（TV）约束的优化问题的算法，因其具有利用图像稀疏性和提高图像质量的潜力，受到广泛关注。

自适应最速下降（ASD）- 凸集投影（POCS）算法[26-28,40-43]以及 Chambolle 和 Pock（CP）[30-31,37,44-46]开发的原始对偶算法正是此类在模拟和实际数据研究中得到广泛研究的两种算法。

ASD-POCS 或 CP 算法的使用证实，使用临床方案中收集的半数投影从稀疏视图数据进行的重建（图 5.4）与使用所有收

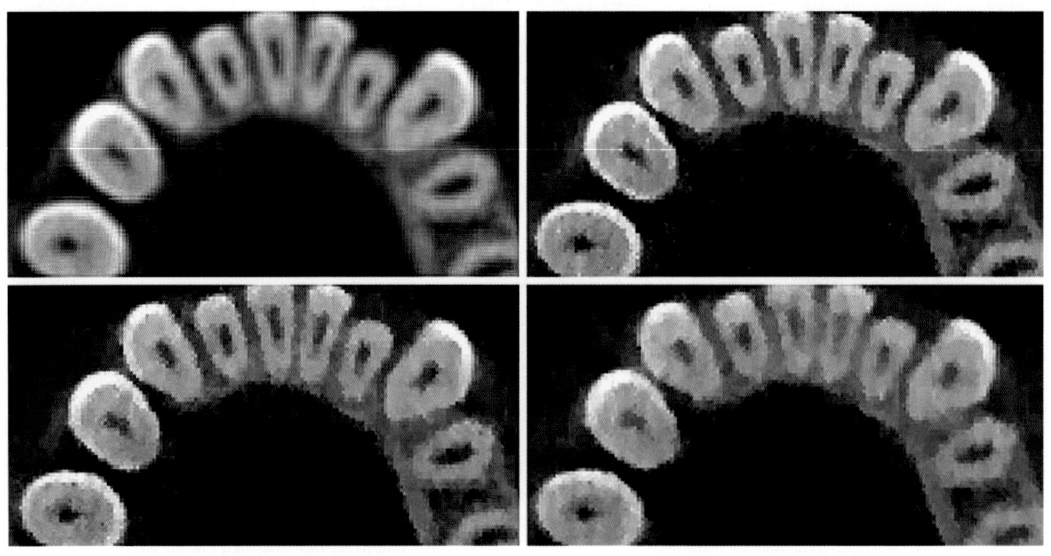

图 5.4 患者牙根的横断面图像。左上为临床 FDK 图像；右上为从 300 个视图数据中重建的 ASD-POCS 图像；左下为从 151 个视图数据重建的 ASD-POCS 图像；右下为从 76 个视图数据重建的 ASD-POCS 图像。通过使用 iCAT 牙科 CBCT 扫描仪在 2π 角度范围内获取数据。显示窗：[0，1800]HU

集到的数据重建的临床图像在质量上相当；来自 1/4 投影的重建图像，虽然图像质量略有下降，但在某些实际应用中也可能有用 [42]。

由于低 X 线曝光（或低 mAs），基于优化的重建显示出可抑制低剂量 CBCT 数据重建图像噪点的能力。最近的一项研究（图 5.5）发现，具有适当选定的重建参数的 ASD-POCS 重建似乎可保持更好的对比度，同时可抑制噪点，从而使其在低对比度可视化应用中的效用相对较高 [29]。

另一项研究表明，在数据包含严重噪点的情况下，利用图像总变差约束和高斯模糊操作解决优化问题的 CP 算法可以在保留低对比度区域和精细结构的同时，进一步抑制图像噪点 [47]。

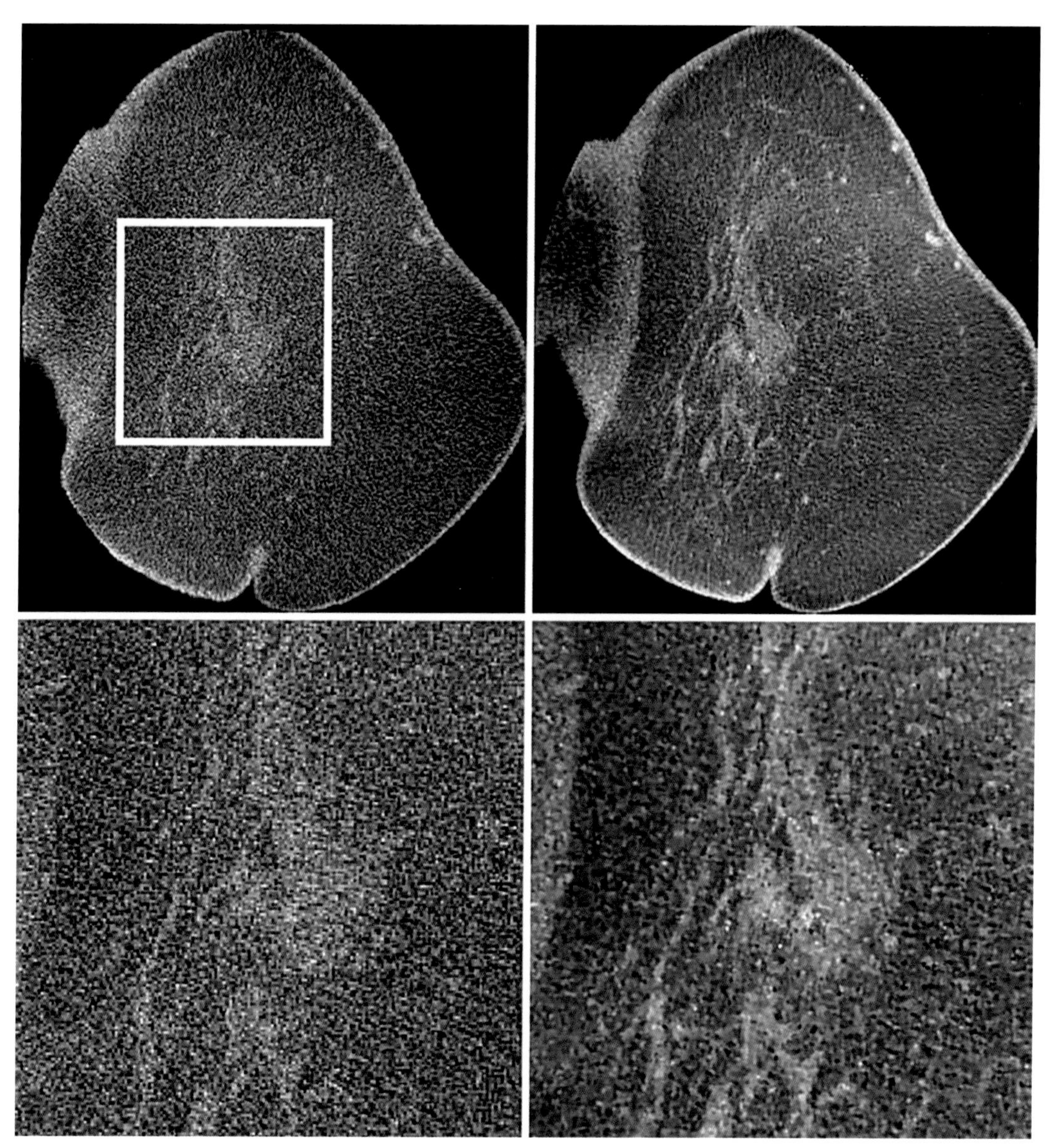

图 5.5 大尺寸乳房的临床 FDK（左）和 ASD-POCS（右）重建。使用专用的胸部 CT 扫描仪以低辐射曝光量在 2π 角度范围内通过 500 个投影视图获取的数据。在每个重建图像下方，我们在临床 FDK 重建中描绘的框内显示 ROI 的相应放大视图。显示窗：[0.15，0.25]cm^{-1}

基于优化的算法还提供了一种方法，可减少或消除从短扫描数据重建的临床图像非正中面的伪影。最近的一项研究（图 5.6）表明，CP 和 ASD-POCS 算法可以有效减少具有短扫描配置 CBCT 中的 FDK 重建伪影 [30]。减少这种伪影的直接好处是可提高低对比度解剖结构的对比度。

基于优化的算法可以处理截断数据的重建，而无需数据外推，因为它们通常不会在 FOV 边缘附近显示明显的遮蔽式伪影。此外，最近采用 CP 算法的研究（图 5.7）表明，具有加权数据保真度（包括数据导数项）的图像总变差约束的优化程序解决方案的重构，可以进一步抑制截断式伪影 [31]。

而且，与临床图像相比，此类重建图像可以揭示更多 FOV 以外的横向和轴向的解剖结构细节。

这样可以为牙医 / 正畸医生提供更多有用的信息，并增加他们制定治疗计划时的信心。

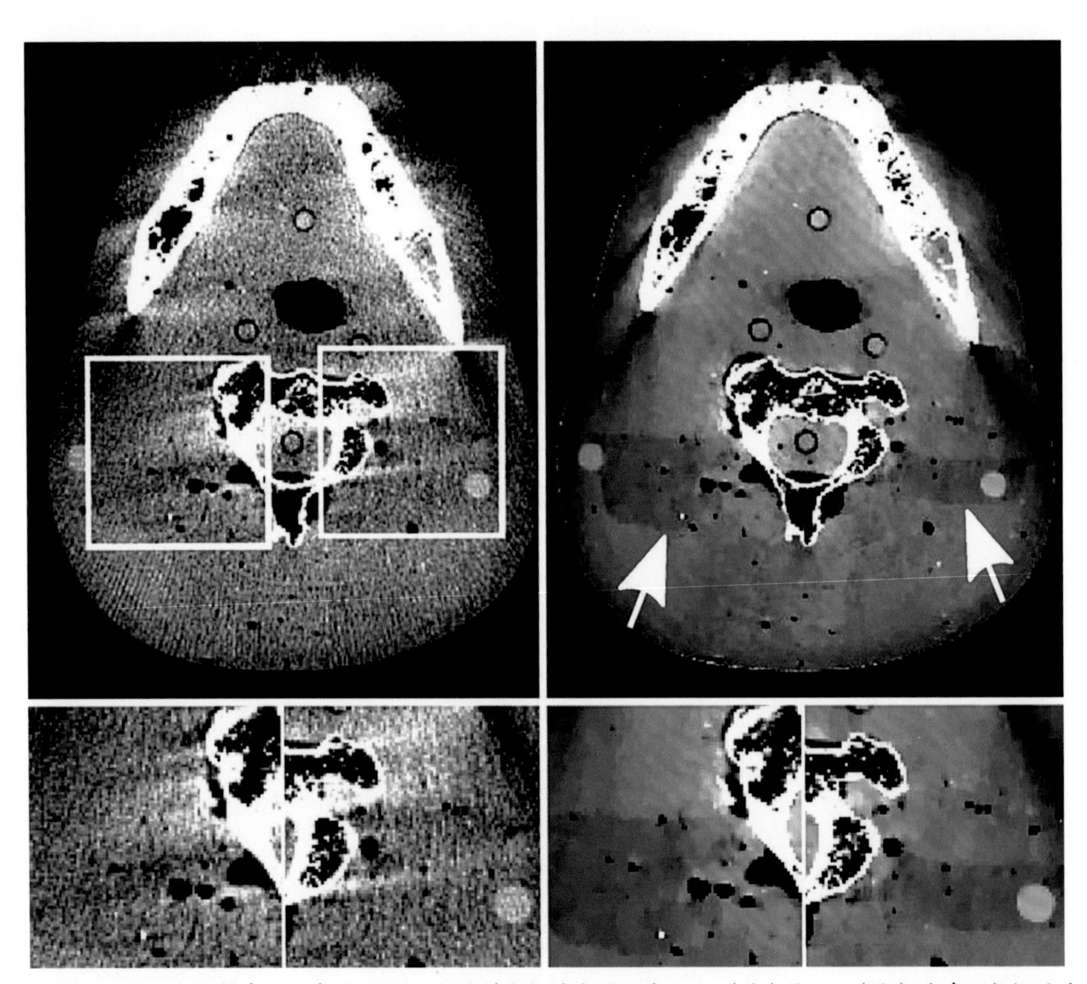

图 5.6 RANDO 体模在距正中面 7.32cm 处的横向切片内的临床 FDK（左）和 CP（右）重建。数据通过使用 Varian 机载成像仪（OBI）在短扫描角度范围（196°）内以 347 个投影视图而获取。FDK 图像中包含的两个 ROI 图像显示在下面的放大视图中。CP 重建中的箭头突出 RANDO 体模中的低对比度结构。显示窗：[0.22，0.30]cm^{-1}

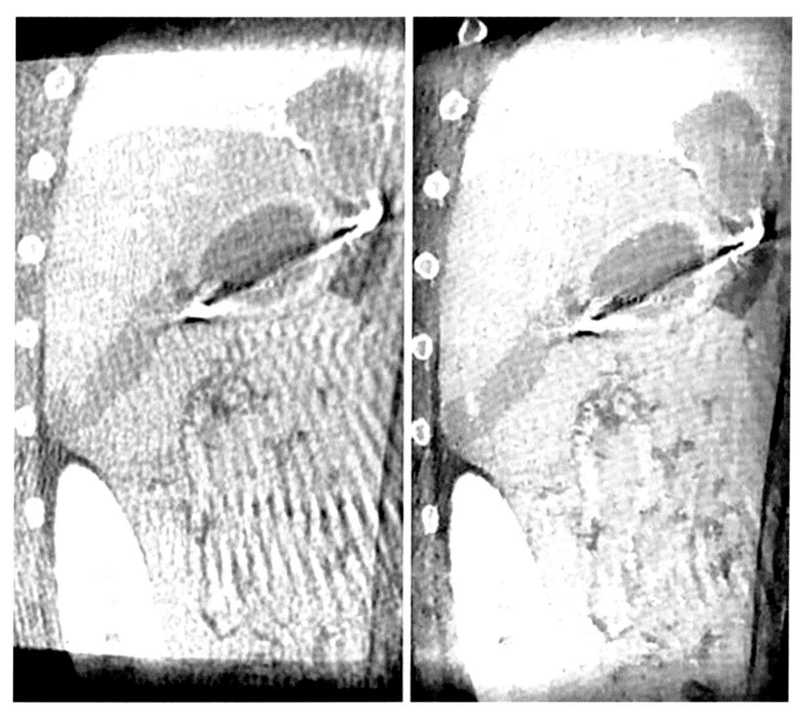

图 5.7 从冠状切片内的猪的截断数据完成的临床 FDK（左）和 CP（右）重建。数据通过使用 GE C- 臂扫描仪在短扫描角度范围（194° ）内以 148 个投影视图而获取。显示窗：[0.11，0.23]cm^{-1}

5.3 结 论

CBCT 成像对部分患者确实有益。主要问题在于确定这些收益何时会超过健康风险。如上所述，这些担忧导致了对降低辐射暴露的临床技术的广泛研究与开发。

对于 3D CBCT 制造商而言，下一步是将这些研究结果应用于他们的仪器开发中，如此可能会大幅降低其仪器的辐射水平，同时又可获得完整的 3D 诊断性能，从而使患者的辐射风险大幅降低，贯彻爱伤观念。

参考文献

请登录 www.wpcxa.com “下载中心”查询或下载。

6 上气道

Aaron M. Laird, Enver Yetkiner, Onur Kadioglu, G. Fräns Currier

摘　要

上气道是呼吸系统的重要组成部分，解剖学上可将上气道分为 3 个部分，即鼻咽、口咽和喉咽。气道的评估受诸多因素影响，例如生长和发育、性别差异以及身体质量指数等。在本章节中，将讨论上气道的正常解剖结构、固有容积、气道横截面积以及评估方法的影响因素。上气道是呼吸系统的重要组织结构。

6.1 气道及其解剖

咽腔是肌肉和黏膜构成的管道，上端位于颅底，下端平环状软骨下缘或第六颈椎下缘平面，全长 12~14cm。咽腔可以分为鼻咽、口咽和喉咽，咽腔以下为食道。由于肌肉张力，特别是括约肌的影响使咽腔的宽度不断变化；头部位置、睡眠周期或自主神经系统的活动也可能导致咽腔的体积和尺寸存在昼夜波动。

6.1.1 鼻　咽

鼻咽的前界为鼻后孔，下界为软腭。气体经由鼻腔进入鼻咽。鼻后孔由鼻中隔分为左右两部分，其间容纳了下鼻甲和中鼻甲。

除了软腭具有一定动度，鼻咽空间相对恒定，这与口咽和喉咽截然不同。咽峡位于软腭后缘与咽后壁之间，连接鼻腔和口腔。软腭是附着于硬腭后缘的活动性软组织瓣，在咽部的口腔和鼻腔之间向下和向后倾斜移动。软腭的两侧移行于咽壁。吞咽过程中，通过软腭的提升和腭咽括约肌的收缩关闭咽峡。

6.1.2 口　咽

咽部的上壁和后壁形成了从鼻中隔到口咽的凹型连续斜坡。口咽的上界以黏膜组织连接于蝶骨后部以及枕骨基部的后部。口咽由软腭延伸至会厌的上界，经咽峡连通于口腔。大量淋巴、腺样扁桃体组织位于口咽上壁部分及近中线咽后壁的黏膜内，他们起到保护上气道组织的作用。5 岁时扁桃体体积最大，这就解释了学龄前儿童常见口呼吸以及这个年龄组儿童中存在较高的腺体切除率的情况。

A. M. Laird
Private Practice, Katy, TX, USA

E. Yetkiner
Department of Orthodontics, School of Dentistry, Ege University, Izmir, Turkey

O. Kadioglu (✉) · G. F. Currier
Division of Orthodontics, Department of Developmental Sciences, University of Oklahoma Health Sciences Center College of Dentistry, Oklahoma City, OK, USA
e-mail: onur-kadioglu@ouhsc.edu; frans-currier@ouhsc.edu

O. Kadioglu, G. F. Currier (eds.), *Craniofacial 3D Imaging*,
https://doi.org/10.1007/978-3-030-00722-5_6

6.1.3 喉　咽

喉咽，临床中又被称为下咽腔，自会厌上缘延伸至环状软骨下缘，向后与食道相延续。静止状态下，喉咽自第三颈椎体部下份延伸至第六颈椎体部的上份。

在吞咽过程中，舌骨提肌可大幅上提喉咽的位置。喉口是喉腔的上口，由会厌上缘、杓会厌襞及杓间切迹所围成。

咽腔结构的主要肌肉组成是括约肌。上部括约肌群的附着点位于下颌骨、舌、翼突下颌缝、翼内肌以及咽后壁的咽内侧缝。中部括约肌群在舌骨大角和小角、咽部以及咽后缝。下部括约肌群与口腔结构存在连接较少。正颌手术造成的上下颌骨位置改变将直接或间接地影响括约肌的附着、支撑，导致咽腔形态的变化[1]。

6.2 上气道评估方法

上气道评估一般有两种方法：临床检查和影像学检查。

6.2.1 临床检查

临床体格检查首先观察颅面部形态、肤色、呼吸时是否使用吸气辅助肌，是否存在鼻翼翕动、胸壁内陷以及意识状态模糊的情况。还应评估下颌骨侧面轮廓以确定是否存在下颌后缩或小颌畸形，这两者均可能引起气道阻塞，尤其是睡眠过程中。

（1）后鼻镜检查：用来检查鼻腔后部及鼻咽部。

（2）鼻咽镜检查：是检查鼻腔及鼻咽内侧面的方法。它能够在直视下对整个上气道（从鼻腔向下至咽喉）进行检查。

（3）食管测压法：技术复杂，易受探头和导管位置影响，正确放置导管需要丰富的临床经验和实践，且比较费时，可能影响患者的睡眠，因此并没有广泛开展。小口径导管的使用可改善患者对这项检查的耐受能力。

（4）体积描记法：体积描记法能够帮助临床医生计算肺容积。此法通过血压计套袖或其他传感器连接到体积描记器来测量身体不同部位体积的变化，对血流改变导致的变化尤其敏感。

（5）口鼻同步呼吸检测技术（SNORT）：将具有口腔和鼻腔独立阀门的定制面罩连接到流量计、气压传感器、记录仪以及计算机，它能分别提供口鼻腔吸气、呼气的通气量以及两者的比例。

（6）鼻声反射检查（AR）：该项检查技术利用鼻腔内声波反射的原理，是一种快速、无痛、无创的检查方法。可以用来评估鼻塞的程度，评价鼻腔的几何形态，监测鼻腔疾病，评估疗效。然而，这项技术的主要缺点是缺乏统一的评价标准[2]。

（7）荧光透视检查：它可以确诊X线检查中发现的可疑病变以及进行功能研究。此外，透视检查可以用于儿童异物误吸的确诊。由于该项检查辐射量较大，通常不建议作为常规检查方法，仅用于某些特殊情况。睡眠透视检查是对上气道的侧向透视检查，联合多导睡眠监测，可以提供睡眠过程中气道的动态变化以及气道狭窄或阻塞的情况。

6.2.2 影像学检查

通常使用头影测量、MR及CT来分析气道解剖与容积。

头影测量气道分析

20世纪，应用头颅侧位片进行头影测量成了颅面发育分析的金标准，通过分析各解剖标志点之间线性及角度关系来分析颅面发育情况。连续的头影测量用来评估生长发育以及正畸或手术治疗效果。气道的研究早于影像学的应用。19世纪70年代，

Meyer 基于指诊和对面部特征的分析，通过手术切除鼻咽部增生的腺样体和扁桃体来治疗肺功能降低的口呼吸患者[3]。随后数年，头颅侧位片被纳入气道研究，根据研究目的标定标志点，确定矢状向前后关系。头影测量的优势在于应用范围广、操作简便、费用较低，可以用于大量标准化数据的对比研究[4]。Winnberg[5]、Muto[6]、Pae[7]、Saitoh[8] 等学者的研究利用头影测量来评估由于头位、呼吸方式和正颌手术引起的气道相关结构的变化。

Mehra[9] 及 Saitoh[8] 等学者的研究中，利用解剖标志点和解剖平面来分析气道结构的矢状向变化。在头颅侧位片中，经眶耳平面（FH，外耳道上缘中点至眶下缘最低点的假想连线）中点的垂直平面作为参考，进行头影测量分析。软腭、后鼻棘、舌根以及会厌都可作为标志点来评估气道结构的变化。

正颌或正畸治疗可能会对气道结构产生潜在影响，因此对咽部及头颈部相关部位进行详细检查是十分必要的。临床医生利用头颅侧位片的标志点即可测量头颈部气道区域并分析临床治疗对气道空间的影响。然而，由于使用 2D 图像代表 3D 结构，头颅侧位片所提供的气道信息比较有限[10]。只有采用 3D 影像对气道轴向横截面积和容积进行测量更为准确[11]。

MRI

MRI 准确可靠。与 2D 投影的 X 线照片相比，MRI 提供了组成上气道结构所有组织的固有比例的 3D 图像。此外，与其他通常用于评估正常儿童和被评估为阻塞性睡眠呼吸暂停（OSA）的儿童的上气道结构技术相比，MRI 为软组织提供了更高的分辨率[12]。

3D 分析

2D 技术对气道影响的早期主张已经受到 3D 诊断技术的挑战。与头影测量技术相比，能够进行各种断面的精确测量，3D 重建以及上气道容积测量是CT技术的一些优势。

医学计算机体层成像是用于医学领域的一种 3D 成像方法，但由于其成本高，放射剂量大，因此不作为气道分析的常规方法。这些缺点已通过引入 CBCT 得以解决。在 1998 年引入 CBCT 之后，这项技术得到了改进，成本更低，对患者的辐射更少，并且在识别软组织和气道空间的边界上具有更高的准确性[13]。CBCT 允许对中空结构（例如 3D 气道）进行 3D 分割和可视化，从而允许从长度和角度到体积和横截面积的转换[14]。尽管 MRI 无需电离辐射即可运行，但 MRI 需要更长的处理时间，这就会由于运动伪影而导致气道图像质量下降[15]。CBCT 使学者们对上气道的解剖和生理有了更好的了解。CBCT 仪器围绕患者头部进行 360° 旋转，获取数字图像，这些数字图像为所要检查的气道体积的重建提供了原始数据。

上气道一直是人们关注的区域，因为口咽和鼻咽结构在颅面口腔复合体的生长和发育中起着重要的作用[16]。上气道是不规则的管腔，由于个体差异，上气道的体积无法反映出气道的最窄位置。因此，与体积相比，截面积是评估上气道尺寸变化的更好指标[17]。

诸多研究已经评估了干燥头颅 CBCT 图像标志点进行线性测量的准确性，发现它们可以精确到亚毫米水平，误差小于 1%[18-19]。同时还评估了 CBCT 测量气道的准确性。Aboudara 等[11] 使用已知体积的塑料管来测试体积测量的准确性，发现 6 次重复测量后，CBCT 进行的体积评估是准确且可重复的。Yamashina 等[20] 利用软组织模型进行体积测量得到类似发现：CBCT 测量获得的体积与实际体积几乎是 1∶1 的关系。Stratemann 等[21]得出结论，CBCT 适合通过评估横截面积、体积、3D 形状，以及相比于 2D 侧面影像，对解剖结构进行更准确的检查，从而提高对上气道的认识，定义改变气道流量的关键特征。

为了使 CBCT 扫描结果可视化，必须使用医学数字成像和通信（DICOM）查看软件，并且 DICOM 是公认的文件格式（图 6.1）。对上气道的尺寸、形状和体积的评估始于对气道相对应的体积进行定义，此过程称为分割。应用软件可以查看、测量、分割和完成对 CBCT 扫描结果的分析。分割和重建气道意味着划定和删除所有其他周围结构，以便进行更清晰的分析和可视化[14]。分割过程可以由用户手动执行，也可以由软件程序自动执行。手动方法是用户进行逐层分析，这既费时又不切实际，对临床应用来说并不实用[22]。通过半自动方法，计算机通过利用不同结构密度的差异来区分气体空间和周围的软组织。在某些程序中，半自动分割包括用户指引的两个交互式步骤：将初始种子区域在水平向、冠状向和矢状向的摆放以及选择初始阈值。密度值称为亨氏单位。由于气道是射线可透的，因此气道的亨氏单位低于周围软组织，从而可以轻松自动地进行区分。

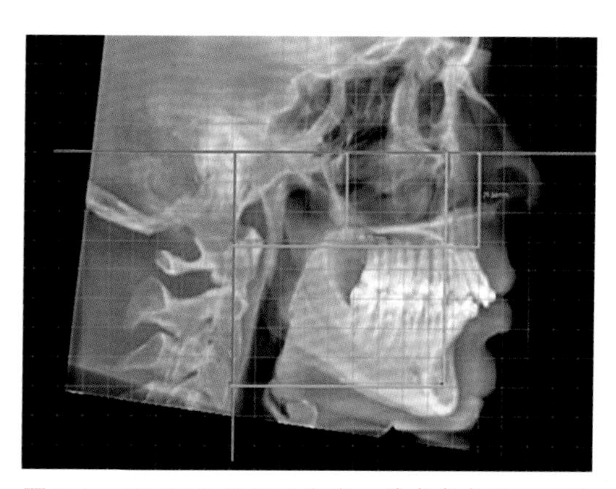

图 6.1　CBCT 扫描侧面影像，带有参考线，可进行不同指标测量

El 和 Palomo[14] 以及 Weissheimer 等[22]的研究检验了成像软件程序分析气道容积的可靠性和准确性。他们得出的结论是，在重复测量指定气道容积时使用的所有主流软件程序都是可靠的，但准确性不高。而针对同一位患者应用能够分辨气道边界的这些主流软件程序进行连续气道检测，可以有效可靠地评估气道容积发生的变化。

在数项研究中已经评估了使用 CBCT 分析咽气道的有效性。Souza 等[23]和 Guijarro-Martinez 等[10]发现使用 CBCT 对咽气道内的体积和面积，甚至最狭窄的区域进行 3D 测量分析，结果都是准确可靠的。Mattos 等[24]发现，对于具有不同经验的检测者的检测结果进行比较，CBCT 对气道评估的线性和容积测量都是可靠的。Aboudara 等[11]比较了头颅侧位片和 CBCT 中鼻咽气道大小，并指出 CBCT 是一种简单而有效的方法，可以准确分析气道，误差不超过 5%。

作为测量气道尺寸和形状的工具，3D CBCT 扫描的可靠性已与 2D 头影测量侧位片相比较。研究结果表明，3D 分析提供了多种测量指标（气道长度、横截面积和体积测量值），而 2D 头颅侧位片无法提供这些测量值。也有研究表明，利用 2D 头影测量侧位片评估气道容积是不真实的，而 3D CBCT 提供了一种简单、有效、准确地分析气道的方法[11]。

6.3 上气道容积的影响因素

上气道是一个复杂的结构，面中下部的骨骼内侧覆盖着的软组织构成鼻咽和口咽，它们勾勒的复杂轮廓构成了上气道。在评估咽气道容积时，需要考虑到生长发育的影响。在整个童年时期，骨骼和软组织的生长发育及功能性变化，会导致咽气道的形态学改变。研究发现，在 6~9 岁以及 12~15 岁两个年龄段，咽后壁软组织测量的变化率较大[25-26]。Vogler 等[27]发现在 10 岁以前腺样体大小呈线性增长，7~10 岁达到最大，然后直至 60 岁腺样体将逐渐缩小。Mislik 等[28]报道，软腭到咽后壁的最小距离和舌后区容积存在较大个体差异。舌后区容积在 6~12 岁小幅度减小，随后直到 17 岁又有小幅度增加。软腭到咽后壁的最小距离在 6~17 岁呈现缓慢持续增长的趋势，总计约 1.03mm。Laird[29]还发现，进行横断面调查时，年龄因素显著影响气道的各个指标，除鼻咽容积外，其他指标平均值从 7~10 岁组至 16~18 岁组呈上升趋势，在成人组则降低。而平均鼻咽体积在整个年龄段中则呈现持续上升趋势。骨龄同样对气道各项指标影响显著。这一发现表明，随着骨骼发育成熟，气道容积呈增长趋势（图 6.2）。

众多研究已经表明颅颌面形态存在着性别差异。通常而言，女性体型比男性小（肌肉量较少、头部较小），因此需要氧气也较少。如果女性的气道容积与男性相似，那么她们的气道容积相对而言就更大，这可能是女性比男性更不易发生 OSA 的原因之一。更重要的是，头影测量结果表明，女性舌体横截面积更小，且更早达到成人水平[30]。Laird[29]还发现，对于特定气道部位，两性之间存在统计学差异。男性的总气道容积、口咽气道容积、最狭窄区域面积（MCA）和最狭窄区域前后径（MCA-AP）的平均值均大于女性（表 6.1，表 6.2）。但是在 Değerliyurt[31]和 Kim 等[32]的研究中并没有观察到两性差异。

Laird[29]还评估了体重指数（BMI）与气道的关系，发现其对总气道容积、口咽容积、鼻咽容积以及 FH 平面至最狭窄区域距离这 4 个指标具有显著影响（表 6.3，表 6.4）。正常体型人群平均总气道容积最高，偏瘦人群最低，而超重和肥胖人群的均值相似。平均口咽气道容积在正常体型人群中最大，而在偏瘦人群中最小。超重和肥胖人群的均值稍高于偏瘦人群。平均

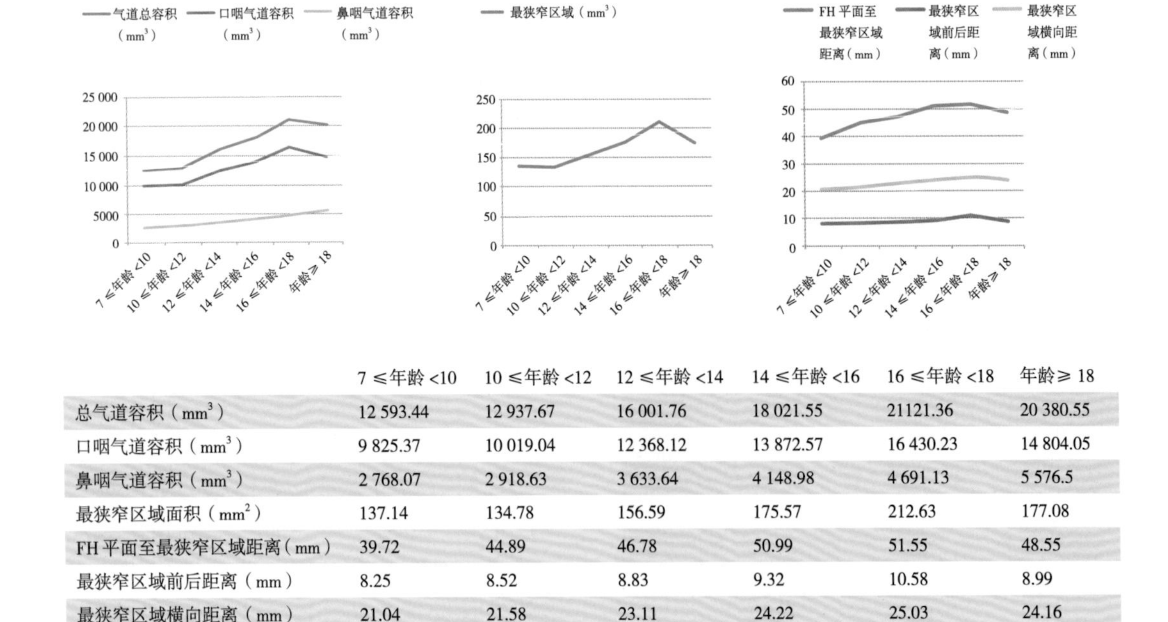

	7 ≤年龄 <10	10 ≤年龄 <12	12 ≤年龄 <14	14 ≤年龄 <16	16 ≤年龄 <18	年龄≥ 18
总气道容积（mm³）	12 593.44	12 937.67	16 001.76	18 021.55	21121.36	20 380.55
口咽气道容积（mm³）	9 825.37	10 019.04	12 368.12	13 872.57	16 430.23	14 804.05
鼻咽气道容积（mm³）	2 768.07	2 918.63	3 633.64	4 148.98	4 691.13	5 576.5
最狭窄区域面积（mm²）	137.14	134.78	156.59	175.57	212.63	177.08
FH 平面至最狭窄区域距离（mm）	39.72	44.89	46.78	50.99	51.55	48.55
最狭窄区域前后距离（mm）	8.25	8.52	8.83	9.32	10.58	8.99
最狭窄区域横向距离（mm）	21.04	21.58	23.11	24.22	25.03	24.16

图 6.2 气道参数：总气道容积，鼻咽气道容积，口咽气道容积，最小横截面积及其位置

表 6.1 气道各参数的性别单因素方差分析

因变量	性别	例数	均值	标准差	最小值	最大值	*P* 值
总气道容积（mm^3）	女	488	17 094.09	6506.31	4485.00	47 386.00	0.023 3
	男	371	18 268.43	8639.02	5332.00	59 599.00	
口咽气道容积（mm^3）	女	488	12 872.50	5453.23	2333.00	39 004.00	0.005 2
	男	371	14 100.14	7388.99	3686.00	51 955.00	
喉咽气道容积（mm^3）	女	488	4221.59	1900.41	236.00	12 775.00	0.686 5
	男	371	4168.29	1936.65	248.00	12 232.00	

表 6.2 气道各参数的性别单因素方差分析

因变量	性别	例数	均值	标准差	最小值	最大值	*P* 值
最狭窄区域面积（mm^2）	女	488	164.21	85.07	12.30	488.20	0.067 4
	男	371	175.77	99.59	13.60	574.80	
FH 平面至最狭窄区域距离（mm）	女	488	47.10	17.97	0.00	78.88	0.017 2
	男	371	50.12	18.87	2.39	85.06	
最狭窄区域前后距离（mm）	女	488	8.84	3.53	1.28	27.49	0.005 8
	男	371	9.52	3.66	1.36	23.48	
最狭窄区域横向距离（mm）	女	488	23.58	6.11	5.06	39.87	0.866 5
	男	371	23.66	6.89	5.87	45.64	

表 6.3 气道各参数的身体质量指数单因素方差分析

因变量	性别	例数	均值	标准差	最小值	最大值	*P* 值
总气道容积（mm^3）	体重不足	178	16 484.06	7421.19	4529.00	45 174.00	0.039 9
	正常	424	18 301.81	7804.79	4485.00	59 599.00	
	超重	155	17 282.08	7286.28	5283.00	51 337.00	
	肥胖	102	17 124.04	6570.50	5739.00	44 433.00	
口咽气道容积（mm^3）	体重不足	178	12 693.22	6301.78	2333.00	37 992.00	0.022 8
	正常	424	14 083.46	6723.90	3359.00	51 955.00	
	超重	155	12 781.44	5987.41	4076.00	44 730.00	
	肥胖	102	12 755.18	5393.56	4089.00	32 201.00	
喉咽气道容积（mm^3）	体重不足	178	3790.83	1704.91	415.00	10 467.00	0.005 0
	正常	424	4218.35	1910.67	236.00	12 775.00	
	超重	155	4500.64	2074.47	1039.00	11 263.00	
	肥胖	102	4368.86	1936.75	838.00	12 232.00	

表 6.4 气道各参数的体重指数单因素方差分析

因变量	性别	例数	均值	标准差	最小值	最大值	P 值
最狭窄区域面积（mm^2）	体重不足	178	163.29	89.77	13.60	574.80	0.065 2
	正常	424	177.61	94.30	12.30	491.70	
	超重	155	159.50	89.82	29.80	457.70	
	肥胖	102	159.33	85.09	31.80	485.10	
FH 平面至最狭窄区域距离（mm）	体重不足	178	48.28	18.36	0.00	80.47	0.021 3
	正常	424	48.92	19.24	0.00	83.22	
	超重	155	50.42	17.21	8.00	85.06	
	肥胖	102	43.42	15.99	6.04	80.81	
最狭窄区域前后距离（mm）	体重不足	178	8.85	3.43	1.74	23.48	0.472 3
	正常	424	9.29	3.58	1.59	21.99	
	超重	155	8.94	3.98	1.28	27.49	
	肥胖	102	9.25	3.37	2.64	18.87	
最狭窄区域横向距离（mm）	体重不足	178	23.29	6.38	7.78	40.26	0.101 9
	正常	424	24.16	6.57	5.87	45.64	
	超重	155	22.91	6.43	5.06	39.85	
	肥胖	102	23.00	6.03	6.80	37.52	

鼻咽气道容积在超重人群中最高，在偏瘦人群中最低。FH 平面至最狭窄区域距离在超重人群中最高，在肥胖人群中最低。

形态变异、生理或病理性的阻塞，例如腺样体和扁桃体肥大、慢性和过敏性鼻炎、刺激性环境因素、感染、先天性鼻畸形、鼻外伤、息肉和肿瘤，都是上呼吸道阻塞的诱因。发生这种情况时，功能失衡会导致口呼吸，从而改变面部形态和牙弓形态，产生错𬌗畸形。Laird[29] 研究指出，腺样体切除术 / 扁桃体切除术这些因素似乎对鼻咽气道容积和最狭窄区域面积具有显著影响（$P < 0.05$）。未接受腺样体或扁桃体切除术患者的鼻咽容积平均值要高于那些已接受过腺样体或扁桃体切除术的患者。最狭窄区域面积的变化也具有同样趋势：未接受腺样体或扁桃体切除术者最狭窄区域面积的平均值高于已行腺样体或扁桃体切除术者。

依据 Moss 提出的功能性基质学说，呼吸、咀嚼以及吞咽功能的关联可能会影响颅面的发育[33]。

自从 Angle[34] 发现Ⅱ类 1 分类错𬌗畸形与咽气道间隙（PAS）阻塞和口呼吸有关，多项研究分析了安氏Ⅲ类错𬌗畸形（基于牙颌面骨骼）中的咽气道及其容积。

根据 Laird[29] 的研究，在 4 种不同的安氏错𬌗畸形分类咽气道容积平均值之间没有统计学差异（表 6.5）。最狭窄区域横向距离（MCA-Trans）的平均值在Ⅱ类 2 分类中最高，而在其他组中基本相当（表 6.6）。

根据骨性分类，Laird 发现 ANB 角对总气道容积和口咽容积的影响具有统计学差异。气道容积相关的 3 个指标中，Ⅲ类

表 6.5　气道各参数的安氏分类单因素方差分析

因变量	分类	例数	均值	标准差	最小值	最大值	*P* 值
总气道容积（mm^3）	Ⅰ类	360	17 876.54	7808.77	4485.00	51 337.00	0.118 9
	Ⅱ类	352	16 992.47	6567.87	5283.00	47 386.00	
	Ⅱ类 2 分类	27	19 968.07	8889.66	5615.00	43 311.00	
	Ⅲ类	120	18 028.84	8746.23	4682.00	59 599.00	
口咽气道容积（mm^3）	Ⅰ类	360	13 690.13	6651.15	3359.00	44 730.00	0.127 5
	Ⅱ类	352	12 830.27	5545.28	2333.00	39 004.00	
	Ⅱ类 2 分类	27	14 880.15	6929.59	5379.00	33 521.00	
	Ⅲ类	120	13 887.23	7584.53	3508.00	51 955.00	
鼻咽气道容积（mm^3）	Ⅰ类	360	4186.41	1983.56	248.00	12 775.00	0.108 1
	Ⅱ类	352	4162.20	1818.55	417.00	10 467.00	
	Ⅱ类 2 分类	27	5087.93	2421.97	236.00	9875.00	
	Ⅲ类	120	4141.62	1831.31	549.00	10 104.00	

表 6.6　气道各参数的安氏分类单因素方差分析

因变量	分类	例数	均值	标准差	最小值	最大值	*P* 值
最狭窄区域面积（mm^2）	Ⅰ类	360	173.16	96.17	13.60	574.80	0.125 2
	Ⅱ类	352	161.50	83.53	12.30	488.20	
	Ⅱ类 2 分类	27	195.77	111.34	27.90	434.60	
	Ⅲ类	120	173.94	95.36	29.90	441.80	
FH 平面至最狭窄区域距离（mm）	Ⅰ类	360	49.24	18.40	0.00	84.72	0.137 0
	Ⅱ类	352	48.56	18.10	0.00	83.22	
	Ⅱ类 2 分类	27	50.75	17.24	9.89	79.79	
	Ⅲ类	120	44.91	19.39	3.24	85.06	
最狭窄区域前后距离（mm）	Ⅰ类	360	9.15	3.49	1.28	23.48	0.489 7
	Ⅱ类	352	9.04	3.67	1.59	27.49	
	Ⅱ类 2 分类	27	10.16	4.48	3.72	21.99	
	Ⅲ类	120	9.12	3.51	2.33	17.65	
最狭窄区域横向距离（mm）	Ⅰ类	360	23.88	6.53	5.87	45.64	0.047 3
	Ⅱ类	352	23.23	6.42	5.06	39.87	
	Ⅱ类 2 分类	27	26.60	5.83	15.92	41.02	
	Ⅲ类	120	23.29	6.36	6.80	39.85	

患者中 ANB 角平均值最高，而Ⅱ类患者中最低。以 ANB 进行分组，气道的其他指标在 3 组之间未显示出统计学差异。伴随 SNB 角和面角每增加 1°，总气道容积均值分别增加 225.27 mm^3 和 252.39 mm^3。另一方面，ANB 角、FH 平面与下颌平面夹角 FMA）和面凸角每增加 1°，平均气道总容积分别减少 224.23mm^3、122.57mm^3 和 130.76mm^3（表 6.7，表 6.8）。与Ⅱ类和Ⅰ类患者相比，Ⅲ类患者的口咽容积更大。横向 A 点水平向、A 点垂直向、D 点水平向、D 点垂直向和 PNS 垂直向每增加 1mm，平均口咽气道容积均呈正向增长 [29]。

鼻咽气道容积与 SNA、SNB、Witts 值（A 点与 B 点至功能𬌗平面垂线间的距离）、FH 平面与下颌平面夹角、面角、切牙与下颌平面夹角（IMPA）、U1 至 NA（mm）、L1 至 NB（mm）以及所有 6 个骨骼线性测

表 6.7　气道各参数的 ANB 角单因素方差分析

因变量	变量	例数	均值	标准差	最小值	最大值	*P* 值
总气道容积（mm^3）	0°＜ ANB ＜ 5°	509	17 443.02	7281.11	4529.00	51 337.00	0.026 1
	ANB ≥ 5°	216	17 010.63	6682.48	4485.00	39 552.00	
	ANB ≤ 0°	134	19 154.56	9329.69	5425.00	59 599.00	
口咽气道容积（mm^3）	0°＜ ANB ＜ 5°	509	13 316.71	6189.62	2333.00	44 730.00	0.004 7
	ANB ≥ 5°	216	12 658.20	5455.81	3359.00	30 259.00	
	ANB ≤ 0°	134	14 929.53	8089.31	3490.00	51 955.00	
喉咽气道容积（mm^3）	0°＜ ANB ＜ 5°	509	4126.32	1844.81	236.00	12 232.00	0.342 7
	ANB ≥ 5°	216	4352.42	2068.40	248.00	12 775.00	
	ANB ≤ 0°	134	4225.03	1920.55	549.00	10 807.00	

表 6.8　气道各参数的 ANB 角单因素方差分析

因变量	变量	例数	均值	标准差	最小值	最大值	*P* 值
最狭窄区域面积（mm^2）	0°＜ ANB ＜ 5°	509	168.46	90.58	13.60	574.80	0.012 8
	ANB ≥ 5°	216	158.96	88.35	12.30	454.00	
	ANB ≤ 0°	134	188.56	98.98	21.60	488.20	
FH 平面至最狭窄区域距离（mm）	0°＜ ANB ＜ 5°	509	47.89	18.34	0.00	84.72	0.596 6
	ANB ≥ 5°	216	49.33	17.35	2.39	83.22	
	ANB ≤ 0°	134	48.87	20.35	0.00	85.06	
最狭窄区域前后距离（mm）	0°＜ ANB ＜ 5°	509	8.98	3.47	1.28	21.99	0.138 1
	ANB ≥ 5°	216	9.15	3.68	2.57	22.69	
	ANB ≤ 0°	134	9.68	3.90	1.36	27.49	
最狭窄区域横向距离（mm）	0°＜ ANB ＜ 5°	509	23.46	6.38	6.80	45.64	0.512 4
	ANB ≥ 5°	216	23.62	6.64	5.87	39.87	
	ANB ≤ 0°	134	24.19	6.48	5.06	39.85	

量值（A 点水平和垂直向、D 点水平和垂直、PNS 垂直以及横向距离）具有显著相关性。SNA、SNB、面角、IMPA 以及 L1 至 NB 每增加 1°，平均鼻咽容积分别增加 48.80mm^3、46.09mm^3、40.47mm^3、30.66mm^3 和 24.85mm^3。Witts 值和 L1 至 NB 距离每增加 1mm，平均鼻咽气道容积分别增加 42.51mm^3 和 95.62mm^3。FMA 每增加 1°，平均鼻咽气道容积减少 25.56mm^3。与总气道容积和口咽容积一样，鼻咽容积也与 6 个骨骼线性测量值具有相似关系。横向距离、A 点水平向、A 点垂直向、D 点水平向、D 点垂直向和 PNS 垂直向每增加 1mm，平均口咽气道容积便随之增加 [29]。

研究发现，MCA 与 SNA、SNB、ANB、FMA、面角、面凸角和所有 6 个骨骼线性测量值具有相关性。SNA、SNB 和面角每增加 1°，最狭窄区域平均面积分别增加 2.06mm^2、3.68mm^2 和 3.41mm^2。相反，ANB、FMA 和面凸角每增加 1°，最狭窄区域平均面积分别减小 3.56mm^2、1.73mm^2 和 1.75mm^2。

FH 到 MCA 的距离与 Witts 值、FMA、面角和所有 6 个骨骼线性测量值之间具有显著相关性。Witts 值每增加 1mm，FH 平面至最狭窄区域的平均距离就会增加 0.45mm。面角每增加 1°，FH 平面到 MCA 的平均距离增加 0.40mm。相反，FMA 每增加 1°，FH 平面到 MCA 的平均距离减少 0.39mm。横向距离、A 点水平向、A 点垂直向、D 点水平向、D 点垂直向和 PNS 垂直向线性测量值每增加 1mm，FH 平面到 MCA 的平均距离呈正向增加。因此，随着每个骨骼线性测量值的增加，以 FH 平面为参考，最狭窄区域的位置更靠下 [29]。

Grauer 等 [35] 使用 CBCT 评估了气道形态和容积的差异，发现两者在Ⅱ类和Ⅲ类面型患者之间都存在差异。对于Ⅱ类患者，气道向前倾斜，而对于Ⅲ类患者，气道更倾向于垂直。Iwasaki 等 [36] 进一步观察到，与Ⅰ类相比，Ⅲ类错𬌗畸形与大而扁平的口咽气道有关。他们还发现由于腺样体或扁桃体增大引起的呼吸阻塞所造成的面部生长变化，以及上呼吸道不同部位的阻塞，均与不同类型的错𬌗畸形有关。但是，鼻气道阻力不仅可由腺样体和扁桃体增大引起，还可能由于鼻气道形状和舌的位置改变引起。同一作者于 2017 年根据 CBCT 数据评估了鼻气道通气状态、腺样体大小、扁桃体大小、舌位（下，前）和气道形态等其他因素的影响。他们研究了安氏Ⅱ类和Ⅲ类错𬌗畸形儿童的上呼吸道因素（如鼻阻塞、腺样体肥大、扁桃体增大及下前舌位）与颌面部形态差异之间的关系。该研究发现鼻阻塞和腺样体肥大是安氏Ⅱ类错𬌗畸形儿童的上呼吸道特征。上颌牙列的相对缩窄与鼻塞、扁桃体增大以及下前舌位有关。安氏Ⅲ类错𬌗畸形儿童的上呼吸道以无鼻阻塞和较大的咽气道直径为典型特征。下颌切牙前突与扁桃体增大和舌前姿势位有关 [37]。Primozic 等 [38] 发现，与安氏Ⅰ类错𬌗畸形患者相比，Ⅲ类患者有明显的舌前姿势位，并且舌下姿势位也与下颌牙弓宽度的增加有关。

表现为Ⅱ类骨面型的患者咽气道前后径更加缩窄，尤其在鼻咽区域硬腭水平以及软腭尖端水平和口咽区域下颌骨水平特别明显。Ceylan 等 [39] 研究了青少年头颅侧位片咽部的尺寸，并指出随着口咽区域变小，ANB 角会增加。Kim 等 [40] 同样认为具有较大 ANB 角的患者平均总气道容积显著小于颌骨前后向关系正常的患者。根据 El 等进行的两项独立研究，Ⅱ类错𬌗畸形患者的口咽气道容积要显著小于Ⅰ类和Ⅲ类患者 [14,41]。Abu Alhaija 等研究了不同前后向颌骨关系患者的口咽容积 [42]，发现颌骨前后向位置关系与咽下部气道容积存在弱相关性。他们还观察到在男性Ⅱ类错𬌗畸形患者中，气道垂直长度（VAL）降低。Claudino 等 [43] 进一步发现，与Ⅰ类和Ⅲ类错𬌗畸形患者相比，Ⅱ类患者的下咽部、腭咽部和口咽区域的气道容积均减少。

其他研究没有发现Ⅰ类和Ⅱ类错𬌗畸形患者咽气道容积存在差异。通过比较上咽部和下咽部宽度，de Freitas 等 [44] 发现垂直生长型的Ⅰ类和Ⅱ类患者的上咽宽度明显较窄。Shigeta 等 [45] 研究了衰老和 BMI 对口咽结构的影响，并指出尽管男性口咽部气道长度和容积较大，但随着年龄的增长，气道会延长并发生塌陷。关于上下颌骨前后位置和性别之间的关系，Mislik 等 [28] 得出的结论是两者之间并没有显著相关性。

正畸医生应了解初始气道容积的评估和气道容积变化的预估，以便制定适当的正畸治疗计划从而达到治疗效果。一旦制定了最终的正颌和正畸治疗方案，就可以对气道及其治疗效果做出预测。然而，关于垂直颅面型与咽气道之间关系的研究结果仍然存在争议 [35,46]。

6.3.1 正畸治疗对气道的影响

上气道在呼吸、吞咽、发音过程中发挥重要作用。舌、软腭和咽旁脂肪垫的形态大小以及上下颌骨位置咽侧壁都是上呼吸道形态的重要决定因素 [47–48]。上呼吸道一个或多个部位的缩窄都可能会引起呼吸问题，因此许多研究表明咽气道与骨骼结构、正畸治疗后的骨骼形态、软组织包括肌肉组织，彼此之间可能存在联系。正畸医生和口腔颌面外科医生长期以来一直处于气道评估和相关问题研究的前沿。

上颌快速扩弓（RME）和前牵面罩（FM）这两种临床正畸方法可以增加咽部气道容积 [49]。已有研究表明临床应用上颌快速扩弓技术，鼻咽气道尺寸发生改变 [50]。诸多研究表明，上颌快速扩弓技术可以改善鼻气道通气情况 [51–53]。Christie 等 [54] 通过 CBCT 研究得出结论，上颌扩弓治疗后鼻腔尺寸明显增加（2.73mm）。Baratieri 等 [55] 针对上颌快速扩弓对鼻咽气道容积的影响进行荟萃分析，发现在生长期应用上颌快速扩弓技术可以使鼻腔和后鼻气道宽度增加，从而鼻气道阻力减小，鼻腔总通气量增加，并且这种状态至少可以稳定持续 1 年。儿童骨性安氏Ⅲ类错𬌗畸形患者，上颌前牵可增加鼻咽气道容积 [56]。

将下颌骨前移装置（如功能矫治器）之类的口内矫治器械应用于生长发育期儿童的错𬌗畸形治疗已经长达数十年，这些装置有助于促进儿童骨性Ⅱ类错𬌗畸形的下颌发育。与成人使用的这些装置不同，一般认为功能矫治器可以促进下颌骨的生长。有大量研究分析了儿童骨性Ⅱ类错𬌗畸形功能矫治治疗的骨骼变化，还有一些研究关注矫治后口咽气道变化情况。Hanggi 等 [57] 报道功能矫治器联合头套治疗可以增加咽气道的容积，例如增大舌根与咽后壁之间的最小距离，增大咽腔表面积。

正畸治疗有时需要拔牙，拔牙矫治最常见的适应证包括牙列过度拥挤或者Ⅱ类、Ⅲ类错𬌗畸形患者的掩饰治疗。根据诊断和治疗方案，通常需要拔除 2 个或者 4 个前磨牙。拔牙正畸矫治一直是讨论的热点话题，也一直存在临床分歧，且该争论持续存在。直到现在，美学 [58]、正畸稳定性 [59] 以及颞下颌关节和上气道容积都成为拔牙矫治争论的焦点。当前争议的主要问题之一是，拔牙固然能够减少牙弓长度，但是否会减少舌的基本空间并影响上呼吸道。因此，当切牙后退较多时应该考虑上呼吸道的生物力学反应。Germec–Cakan 等 [60] 报道正畸治疗中拔牙的患者出现了软腭和舌后气道空间减少。Wang 等[61]还评估了拔除 4 个前磨牙对双颌前突患者的影响；他们发现在最大限度地后退前牙后，腭咽、舌咽和喉咽的容积减少，Chen 等[4]观察到喉咽发生的变化最大。这是因为鼻咽和喉咽存在支撑骨和软骨，而腭咽和舌咽的前壁由软腭和舌构成，容易受到周围组织变化的影响。这些研究证实，最大限度的前牙后退确实会影响成人的咽气道容积。拔除 4 个前磨牙并使用支抗螺钉后退切牙会减少口腔容积，从而减小舌体在矢状向的空间，使舌后退从而压迫软腭。这样的移动会导致适应性改变，从而引起上呼吸道容积减少[62]，此外，专家们还发现舌骨发生向后和向下的移动。Valiathan 等[62]和 Maaitah 等[63]研究表明，正畸治疗中拔除 4 个前磨牙不会影响青少年的口咽气道容积，他们将以上负面作用归因于咽部的生长[62]。

正畸正颌联合治疗是纠正面部畸形常用的治疗方式。正颌外科的主要特点是随着颌骨移动，舌骨、舌、软腭位置和气道形态（主要影响咽气道）均发生变化。由于打鼾和睡眠呼吸暂停与上咽气道的容积密切相关，上咽气道引起了大家的关注。许多学者报道，Ⅲ类错㿻畸形患者在正颌术后气道容积减小，因此，患者的头位发生适应性的变化[6,64]。在一些研究中，正颌术后短期内可检测到舌骨向后、向下移动。然而，从长远来看，舌骨又能恢复到其原始位置[65]。

一般认为，单独的下颌后退手术或双颌手术术后舌骨和舌体的位置均会发生变化，咽气道的空间会变得狭窄[8,65]。大多数研究指出，在正颌外科手术术后，咽气道的空间会立即变窄，之后随时间不断发生变化[66-67]。但是，双颌手术，而非单独的下颌后退手术，可以使通气相对更好，因为上颌的顺时针旋转和上颌前移可能会使咽气道空间变宽，而下颌后退会导致咽气道空间变窄[4,68]。当上颌骨和下颌骨突出时，附着在上颌骨、下颌骨和舌骨的组织会被牵拉提升，从而引起腭部咽气道变宽[69]。Kim 等[32]发现，不同性别正颌术后的咽气道各段容积均明显减少。Hart 等[70]研究表明，双颌手术可以弥补单颌手术的不足，从而将颌骨后退造成的不利影响降至最低。

打鼾和 OSA 被认为是同一基础疾病，即睡眠相关的上气道狭窄的两种表现，只是严重程度不同[71]。上气道的通畅取决于吸气过程中产生的咽腔内负压与扩张的肌肉所产生的反作用之间的平衡[72]。显然，最常见的上呼吸道塌陷的原因是吸气过程中导致气道易于塌陷的解剖学因素与睡眠期间神经肌肉补偿不足以维持呼吸道通畅[73]。因此，对于发育的咽腔较小的人群，年龄、肥胖或遗传引起的继发软组织改变进一步减少可利用的口咽气道时，就容易患 OSA 和鼾症[74]。因此，永久性增加咽腔气道容积的治疗（如儿童的功能性矫治[75]或下颌骨前徙手术[64]），被认为是有益的治疗方式。在正畸治疗中应考虑上气道的机械生物学反应。

参考文献

请登录 www.wpcxa.com“下载中心”查询或下载。

7 3D 影像在正畸临床中的诊断价值

Juan Martin Palomo, Hakan El, Neda Stefanovic, Mohamed Bazina

摘 要

数字化体积层析成像技术的时代已经到来，我们能够获得更多有效的诊断信息。当信息从 2D 变成 3D，线距、角度会被面积、体积取代，信息量的增加将改变传统正畸临床模式，显著拓展正畸诊疗的范畴。本章将介绍一些不依赖特殊软件的简单方法，使 3D 诊断分析技术能够顺利融入正畸日常诊疗过程中。

7.1 引 言

CBCT 的出现使正畸影像学发生变革，临床医生可以清晰准确地看到患者颅颌面结构的 3D 影像。但是，医生应当意识到 2D 影像和 3D 影像间的差异。3D 影像能获得的诊断信息多于 2D，这会显著影响治疗方案的制定，且可能导致不同的治疗结果。本章将阐述临床医生从 3D 影像中获得更全面诊断信息的方法。

7.2 患者头位

在正畸学的发展史上，头影测量的创始人 Bolton-Broadbent 于 1925 年首次对患者诊断及治疗方案制定过程中的头位提出精确要求[1]。这之后，头影测量影像学开始应用一些校准头位的装置，医生因此可以获得具有可比性的测量数据。2D 影像测量中头位的改变会增加解剖结构辨认的难度并导致测量结果出现明显误差[2]。

当前，为了紧跟数字化技术高速发展的步伐，正畸影像正逐渐从 2D 向 3D CBCT 影像转变，这一趋势与正畸学逐渐向 3D 方向发展的大趋势一致。虽然 CBCT 也存在一些局限性，但最大的优点是克服了传统 2D 影像对头位的严格要求。我们依然需要更多研究证据来完成 2D 影像向 3D 影像的过渡[3–4]，这意味着现阶段还不能完全忽略头位对 CBCT 影像测量准确性的影响。

CBCT 影像采集的第一步是校准患者的头位。根据拍摄仪器的不同，患者的拍摄体位可能为坐位、站位或仰卧位。文献报道最常用的头位与拍摄面相或 2D 影像时所采用的一致，即自然头位（NHP）[5] 或

J. M. Palomo (✉)
Department of Orthodontics, Craniofacial Imaging Center, School of Dental Medicine, Case Western Reserve University, Cleveland, OH, USA
e-mail: jmp5@case.edu

H. El
Department of Orthodontics, School of Dental Medicine, Hacettepe University, Ankara, Turkey

N. Stefanovic
Department of Orthodontics, Faculty of Dental Medicine, University of Belgrade, Belgrade, Serbia

M. Bazina
Division of Orthodontics, College of Dentistry, University of Kentucky, Lexington, KY, USA

O. Kadioglu, G. F. Currier (eds.), *Craniofacial 3D Imaging*,
https://doi.org/10.1007/978-3-030-00722-5_7

使眶耳平面（FH 平面）与地面平行[6-7]。自然头位是指个体平视正前方时头部最平衡、最自然的姿势位[8]。许多方法可以帮助医生在拍摄 2D[9-12] 或 3D[13-18] 影像时获取患者的自然头位。不论采取哪种头位，都需要在 3D 空间里进行校准，以确保对软组织、骨骼和牙列的测量起自同一水平，测量结果具有可比性。这一点对于 2D 影像的拍摄尤为重要，但是对 3D 影像则不那么严格，因为许多软件可以帮助医生在后期直接对 3D 影像进行调整。

Ackerman-Proffit 分类法可以帮助我们校准 3D 空间中的头位[19]。这一方法基于飞行器在空中的姿态控制，可以用 6 个自由度进行描述。如图 7.1 所示，所有 6 个方向的运动都围绕着笛卡尔坐标系的 x、y、z 轴。沿 x 轴的运动为近远中向，沿 y 轴的运动为上下方向，沿 z 轴的运动为前后向。此外，沿 x、y、z 轴的旋转分别称为 Pitch、Yaw、Roll。

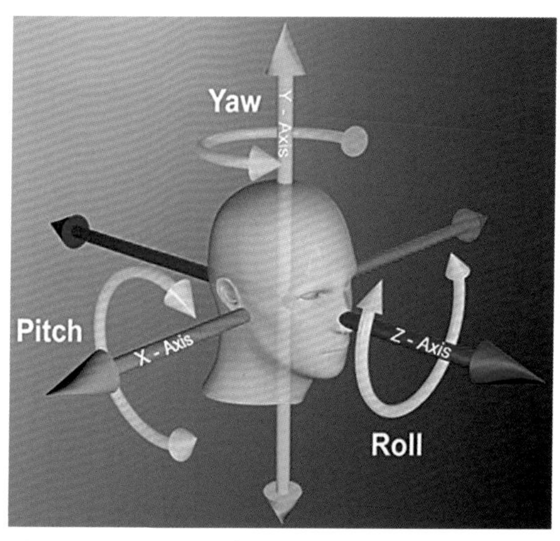

图 7.1 头位的 6 个自由度。沿 x、y、z 轴方向的线性移动会造成冠状面、矢状面和（或）轴面的设置误差。沿 x、y、z 轴的旋转分别称为 Pitch、Yaw、Roll，如果头位发生这些旋转，会导致解剖结构形态的改变，尤其是颈椎和上气道，并且这些形变不能通过软件后期纠正

最常见的头位误差会出现在矢状面上，即头位发生了沿 z 轴的线性移动和沿 x 轴的旋转（Pitch）。头位沿 z 轴前伸或后缩会引起颈椎向前或向后倾斜，此外，患者也可能处在与平时不同的咬合位置[20]。这种颈椎和咬合的改变无法通过后期图像处理纠正。在评估颞下颌关节（TMJ）、颅颌面生长发育以及一些对错𬌗畸形的研究中均涉及对头颈角和头颈姿势的校准[20-22]。因此，在拍摄前获取正确的头位十分重要。对头位的前后向校准可通过 CBCT 仪器上的头垫、激光校准器（可覆盖在老式 CBCT 仪上）或颏托、唇托来实现。但是，正畸医生并不建议患者倚靠在颏托或唇托上进行拍片[23]，因为这可能会改变患者的咬合状态，更甚者会引起颏唇部软组织的挤压变形。因此，相比颏托或唇托，绕过前额的头带，或者反式耳杆（不用插入外耳道）是更好的辅助固定头位的装置[8]。

对当代的 CBCT 仪而言，配备激光校准器是一项行业标准，它的激光十字标记线能有效帮助操作者矫正患者的拍摄头位（图 7.2）。围绕 x 轴的 Pitch 旋转误差通常是因头部过伸或过屈引起的，会引起测量误差。这些不准确的姿势同样会引起颈椎、咬合及口咽部气道结构的变形[24]。当头部过伸或过屈时，舌骨上肌群的牵拉会改变舌骨的位置，继而导致口咽部气道容积的变化[25-26]。因此，必须在拍片前根据激光校准器和预览图校准头位，排除 Pitch 误差。在拍摄前，CBCT 仪的 c 型臂（机架）会根据患者的身高进行预调整（不论坐位或立位），因此不太容易引起沿 y 轴的头位误差。在激光校准器水平线的帮助下，操作者能很快调整患者头部的垂直位置至理想状态。沿 y 轴旋转的 Yaw 误差会导致 CBCT 图像生成侧位片时产生重叠影像，但这种情况很容易通过后期的切割程序进行

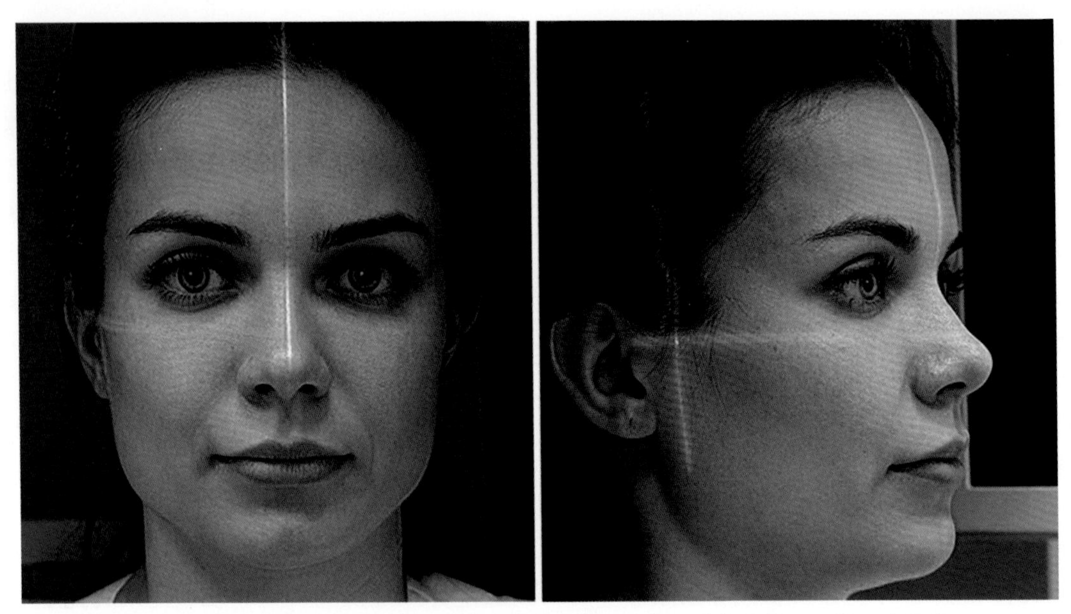

图 7.2 CBCT 仪上的激光校准器。竖直激光线一般用于指示头部正中矢状面，以矫正头位的 Roll 及 Yaw 旋转。水平激光线用于指示眶耳平面（或自然头位下的真性水平面），以矫正由于过伸或过屈导致的头位 Pitch 旋转

定位调整（见“正畸患者 CBCT 图像的定位”）[27]。

另一方面，在冠状面上可能出现的头位误差包括沿 x、y、z 轴发生的旋转误差。患者很难自行调整头位直至与 x 轴平行，但激光校准器的垂直线可以帮助校正这一误差。激光校准器的垂直线应与头部的正中矢状面重合。利用这条垂直线还可以校正 Yaw 和 Roll 的旋转误差，尤其是 Yaw，其被认为会引起比 Pitch 和 Roll 更严重的线性测量误差[6,28]。需要注意的是，在 3D 图像上，微小的头位误差对线距和角度的测量准确性并没有显著影像，因为所有的标志点都会随头位向同一个方向移动[27]，而这可以通过后期软件重定位功能进行校正。激光校准器的水平线可以有效校准冠状面上的 Roll 旋转误差。

许多文献都证实，只要在拍摄 CBCT 前获得一个稳定、重复性好的头位，微小的头部移动并不会影响后续测量的准确性及可信度[23]。我们需要重点考虑的是，如何避免那些会引起目标区域解剖结构形态改变的极端头位[23,28]。在此基础上，我们建议对头位进行校准，尤其是在需要将 3D 影像与先前的 2D 影像作对比的时候。

7.3 正畸患者 CBCT 图像的定位

对正畸患者进行影像学评估时，头部定位是保证线距与角度测量准确性的关键环节[29-33]。目前 CBCT 仪器自带的定位工具可重复性不佳，不能满足对正畸患者进行纵向评估的需要，因此我们需要额外的图像分析软件对 CBCT 图像进行后期定位校准。需要牢记的是，拍摄 CBCT 时用于校准头位的所有外部参考标志都不会转移至 3D 影像中。

在 3D 影像中，牙齿及骨骼的位置变化以及骨改建都可以通过 3D 线距或角度测量进行量化，或者通过 3D 表面距离测量（偏差色彩图）进行量化。虽然 3D 线距测量是

对解剖结构复杂形态改变的简化，但它们可为临床评估 3D 空间内的结构变化提供参考。临床上，我们需要获得 3 个方向（x、y、z 轴）上的精确数据信息。对 3D 空间中具有方向的数据进行量化，方法是将其分解并投射至 3 个坐标轴上，并用 3 个坐标值进行描述。如果存在多个头位不同的扫描样本，那么使其测量具有可比性的基础是构建统一的 3D 参考坐标系。若非如此，则对这些样本的测量不具备一致性。

文献中报道过的 CBCT 图像定位方法有许多种。CWRU 法是其中一种，它需要用到 5 个解剖结构和 1 个平面。从冠状面观，轴面应通过双侧视神经孔连线的终点，以校正 Roll 误差。轴面观时，冠状面应经过双侧卵圆孔中心，以校正 Yaw 误差。矢状面观，轴面应与 McRae 平面，即经过枕骨大孔前后缘（Basion 点和 Opisthion 点）的平面重叠，以校正 Pitch 误差（图 7.3）[34]。Ruellas 等则建议定位时使经外耳道平面、FH 平面和正中矢状面分别与 x、y、z 轴平行（图 7.4）。他们发现此方法可重复性好，

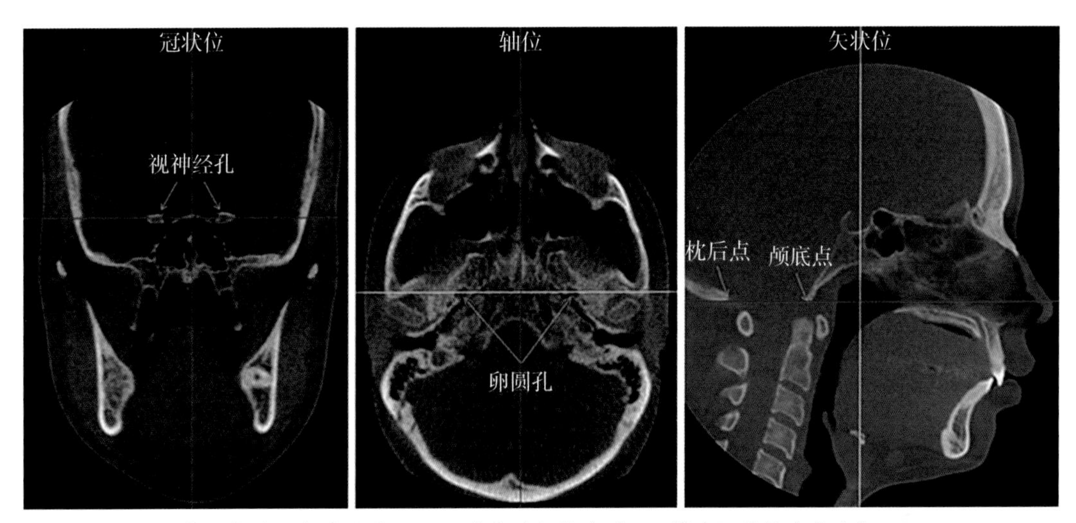

图 7.3 使用 3D 空间中的 3 个平面对 CBCT 头位进行校准（Wu 等建议的校准方法）

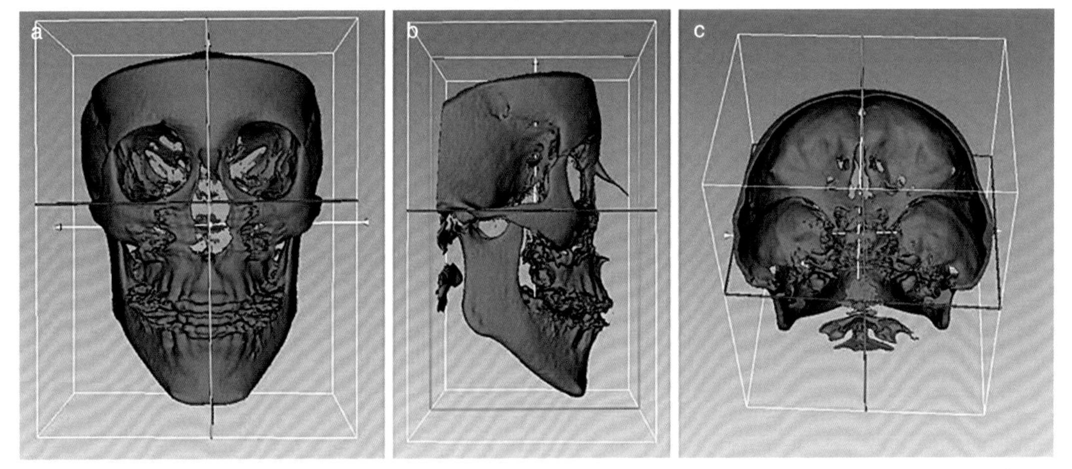

图 7.4 Ruellas 等建议的头位校准方法。（a）正面观。（b）侧面观。（c）顶面观。3D 模型的正中矢状面沿垂直方向并与黄色（矢状）平面平行；FH 平面沿水平方向并与红色平面（轴面）平行；经外耳道平面与轴面和冠面的交线平行

并且更接近患者的自然头位[35]。同一项研究还评估了 3D 空间内头位对测量准确性的影响程度，认为未经校准的头位并不影响 3D 线距的测量，但会显著影响 3D 坐标系中角度的测量[35]。

当对影像的评估涉及 3D 空间的参数时，或者需要从 3D 影像数据中重建出 2D 影像进行测量时，就需要特别关注患者摄片时的体位和头位。需要校准头位，使不同患者的影像都具有相同的参考平面。

7.4 从 3D CBCT 扫描数据中获取 2D 正畸诊断资料

7.4.1 头颅定位片的获取

在正畸临床实践中，2D 头颅定位片按其使用频率由多到少分为侧位定位片、前后位（AP）定位片、后前位（PA）定位片和颏顶位片（SMV），它们主要用于诊断和治疗效果评价。头影测量的发明改变了我们对正畸诊断和矫治设计的思维方式，是非常有价值的诊断工具[36]。它给我们提供了绝佳的评价颅颌面生长发育的体系，让我们更好地理解颅颌面畸形的形成机制，并让我们能够从理论上预测正畸疗效以及远期稳定性[37]。

为了更好地评估骨骼和牙列的关系，学者们尝试将头影测量分析拓展到 3D 领域，但传统 2D 和 3D 头影测量间仍存在许多显著差异[38]。2D 头影测量已经有 80 余年历史，无怪乎正畸医生会更加倾向于使用 2D 头影测量进行分析。

研究认为，3D 头影测量能够获得近似于颅骨测量的结果[3,39]。此外，从 CBCT 生成的 2D 头颅定位片的测量结果完全可以和干颅标本或传统头颅定位片的测量结果相媲美[37,40–41]。

产生这种现象的主要原因是，经 CBCT 图像重建的侧位定位片能够消除射线投照引起的影像形变和放大。在 2D 影像拍摄过程中，如果头颅正中矢状面与底版不平行、且未垂直于 X 线束时，所获得的影像就会发生形变[42]。如前所述，这种头位的改变可以经由 3D 软件进行校准。对 2D 影像进行准确测量分析的前提是，拍摄 2D 头颅定位片时应注意患者的头位摆放，以最大限度避免解剖结构的重影及形变。

投照放大率是导致传统 2D 头影测量误差的另一个主要原因。X 线从放射源射出后，沿直线呈发散状传播[43]。这种传播方式是导致物体投照在感光底版时被放大的原因（图 7.5a）。有研究报道，类似于颅骨这种 3D 物体，投照后解剖结构的放大率从 0 到 24% 不等，具体数值取决于该结构到感光底版或 X 线源的距离[44]。离射线源越近的解剖结构所呈现的放大率就越大，反之则越小。传统 2D 头影测量中，可以根据以下公式计算放大率，其中，a 代表感光底版到患者头部正中矢状面间的水平距离，b 代表 X 线源到患者头部正中矢状面的距离：

放大率 =（a/b）× 100

传统 2D 头颅侧位定位片的放大率介于 0.6% 和 7.5%，具体取决于所使用的拍摄设备[37,43]。当使用传统 2D 头颅侧位片和 CBCT 重建头颅侧位片进行对比 / 重叠测量分析时，要特别留意传统侧位片放大率的存在。当前市场上大多数的 3D 图像处理软件都可以在重建 2D 影像时模拟透照或正交 X 线投照规则赋予放大率。因此，为了使 CBCT 数据重建的侧位定位片与传统 2D 侧位片具有可比性，必须在重建时模拟投照并调整放大率（图 7.5b）。在重建 2D 影像时，软件还提供多种其他类型的模拟算法，比如使用了多平面重建技术（MPR）的透

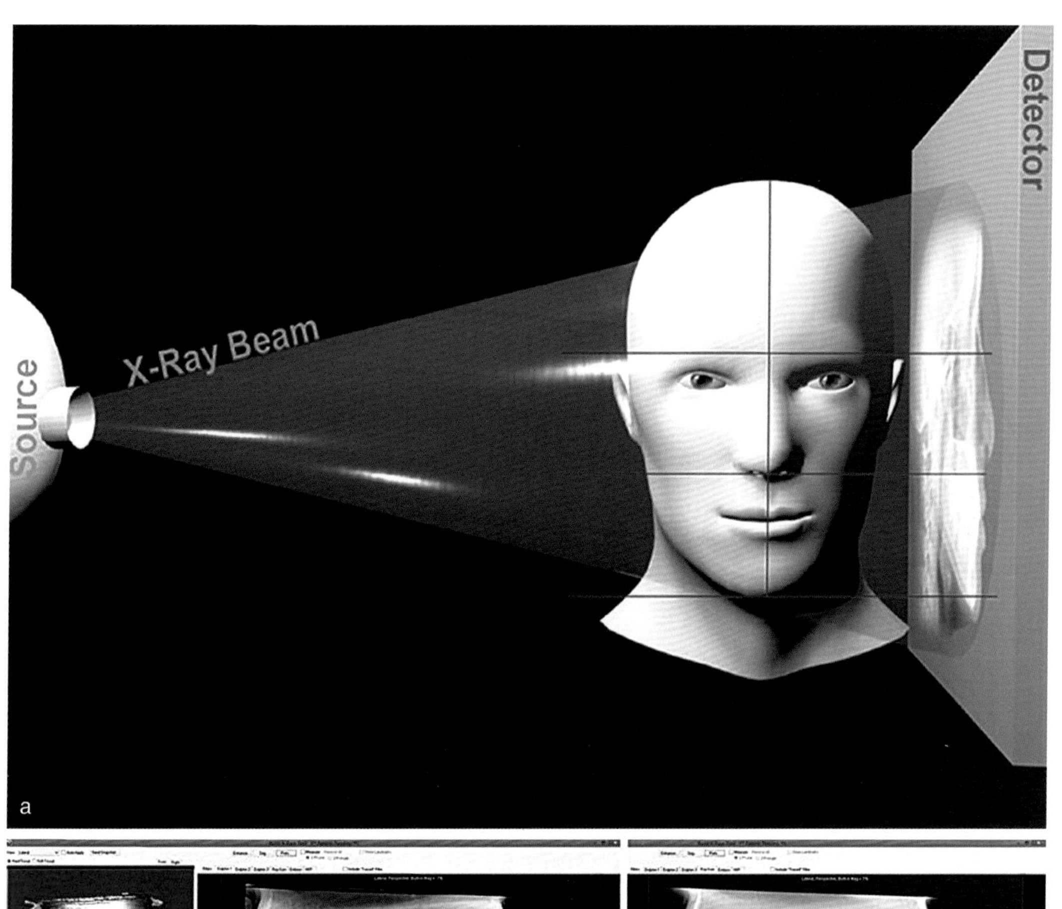

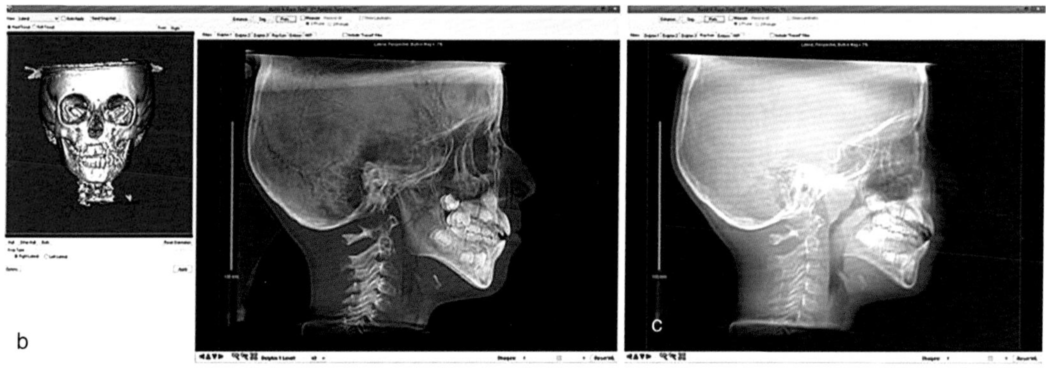

图 7.5 （a）头颅定位片透照法示意图。注意投照在胶片上的影像较真实头颅有所放大，并使头颅结构发生轻微变形。（b）模拟透照法重建的 2D 头颅侧位定位片，使用了 Dolphin 3D 影像处理软件（Dolphin Imaging & Management Solutions，Chatsworth, CA）中的预置参数（Dolphin 1），放大率为 7%。（c）使用透明成像法重建的同一张侧位定位片，更加接近于传统的 2D 头颅侧位定位片

明成像法（图 7.5c）。

与平均算法相比，透明成像算法通过单纯地将所有数据相加，获得更加接近传统 X 线片的效果[45]。这样可以生成更加可靠和具有可比性的 2D 重建图像[37]。然而，如果只是以从 3D 数据中重建 2D 影像为目的，建议使用正交投照的预设。正交投照可以模拟一束相互平行而非发散状传播的 X 线束，这束射线垂直于患者的头颅正中矢状面（图 7.6a~c）。此时的成像可认为没有放大率，测量结果将更加贴近真实距离[37]。此外，体积图像也可被用于头影测

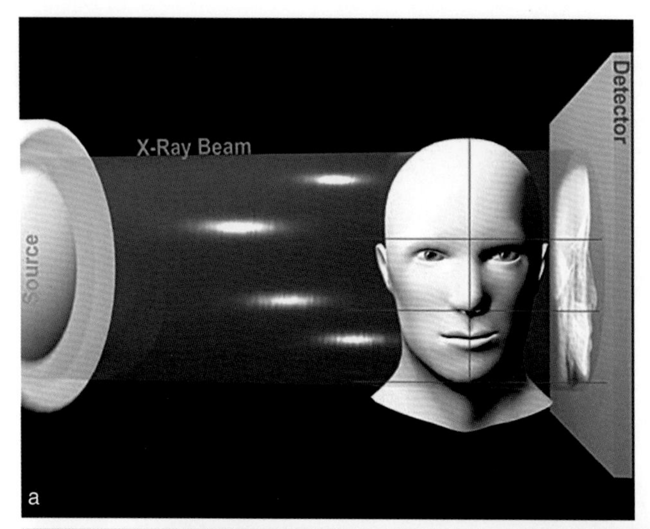

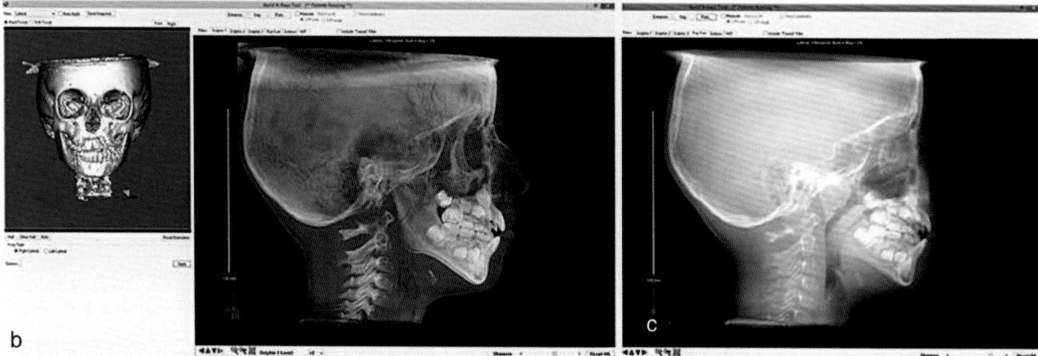

图 7.6 （a）正交投照法示意图。注意此方法得到的影像与真实物体比例相似，没有放大率。（b）模拟正交投照法重建的 2D 头颅侧位定位片，使用了 Dolphin 3D 影像处理软件（Dolphin Imaging & Management Solutions，Chatsworth, CA）中的预置参数（Dolphin 1），没有放大率。（c）使用透明成像法重建的同一张侧位定位片，更加接近于传统的 2D 头颅侧位定位片

量分析，它可以使操作者获得更贴近实际的测量数据。出于这一目的，使用最大密度投照法（MIP）及灰阶视图比透明成像法更好。MIP 算法只提取衰减程度最高的数据，因此暗部的解剖结构可能无法精确重建。可以通过在重建图像之前对低密度解剖标志点如蝶鞍点（Sella）、颅底点（Basion）等先行定位的方法来克服这一缺点。先行定位的解剖标志点会自动插入所生成的 2D 影像中，以便进行后续头影测量分析（图 7.7）。

对后前位片（图 7.8）和颏顶位片（图 7.9）的重建步骤与前述类似，操作者只需要选择适当的参数、范围、投照类型（透照 / 正交），以及偏好的图像模式即可。

7.4.2 全景片的获取

全景片覆盖全口牙列，从中可以获得许多有价值的诊断信息，如牙齿的轴倾度、牙周组织、附着组织的形态，异常或病理性改变，以及颞下颌关节的形态位置信息等。因此它是正畸诊疗过程中的常规检查。虽然 CBCT 可以为操作者提供更加真实直观的信息，但正畸医生仍然偏好于使用 2D 全景片辅助检查诊断。

软件可以通过在轴截面识别牙弓曲线

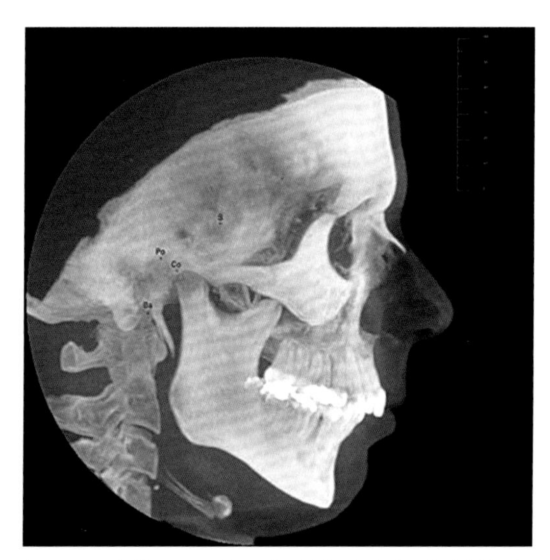

图 7.7　直接从 3D 体积视图中重建得到的侧位定位片，使用了 Invivo 5 软件（Anatomage，San Jose，CA）中提供的最大密度投照法（MIP）和灰阶模式。在 3D 体积渲染视图下，在相关解剖标志处插入红色标记点

的方式由 CBCT 重建全景片。

CBCT 的拍摄头位在此时尤为重要，尤其要注意消除 Yaw 和 Roll 的旋转误差，因为这些类型的旋转会影响轴截面的位置，进而影响最佳投照路径的建立，并使牙齿轴倾度发生改变。第二步是设置全景片的垂直向范围。一般会选择以颅中窝或眶底作为全景片的上界，以下颌骨或舌骨作为下界（图 7.10a）。接下来建议在轴截面上沿咬合平面设置指示线，作为投照路径。

如果患者的咬合平面存在顺时针或逆时针旋转，建议将 3D 模型头位调整至咬合平面与地面平行的状态（做 Pitch 旋转）（图 7.10b）。在轴截面上显示完整的咬合平面并定义牙弓线时，该截面中是看不到双侧 TMJ 的。但这并不成问题，因为在定位牙弓形态后，轴截面指示线可以上下拖动，当向上拖动至髁突和冠突水平，并将牙弓线后界扩展至髁突后缘之后，即可在全景片中显示完整的髁突结构（图 7.10c）。全景片的侧边界也随之被确定下来。最后也是最重要的一个步骤，是调整虚拟焦距沟。焦距沟是之前定义的牙弓线的前后界，在这一范围内所有的解剖结构都能得到清晰的显示。多数软件都允许操作者增加或减小焦距沟的尺寸。操作者可通过逐层检查轴截面来确认焦距沟范围内是否包含了全部需要观察的解剖结构，如所有牙齿的牙冠、牙根及根间、全部的下颌骨、上颌牙槽骨以及双侧髁突等，并通过调节焦距沟的尺寸将以上所有区域纳入，这样才能重建出高质量的全景片。如果遗漏了重要的解剖结构，可以通过调节牙弓线、改变焦距沟的尺寸来纠正。

值得注意的是，从 CBCT 重建得到的全景片（图 7.10e）较实际解剖结构是存在形变误差的，比如压缩、伸长或放大等，当牙弓线定义不正确时，形变会尤其明显。正因为存在上述人为误差，在阅读全景片时需要与 3D 模型的 2D 断层影像相互印证[46-47]。

7.4.3 TMJ 断层影像的获取

CBCT 包含了双侧 TMJ 结构的完整 3D 影像，可以为临床医生提供有价值的诊断信息。但是，由于相邻解剖结构的遮挡，我们仅能从 3D 模型的外侧面观察并评估髁窝关系。这时就需要 2D 断层影像来提供额外的诊断信息，以便获得关于髁窝关系和解剖结构更详细的诊断信息[48]。

在对 3D 头颅模型进行头位校准后，从模型的侧视图上选取 TMJ 断层片的上下界，其中应当包含完整的髁窝复合体（图 7.11a）。髁突位于关节窝中并稍向外侧旋转。如果通过双侧髁突的内外极分别作直线，两条线一般会相交于枕骨大孔前缘附近，接近 Basion 点[49]。这一特征在调整 TMJ 断层的截取方向时十分重要。接下来，

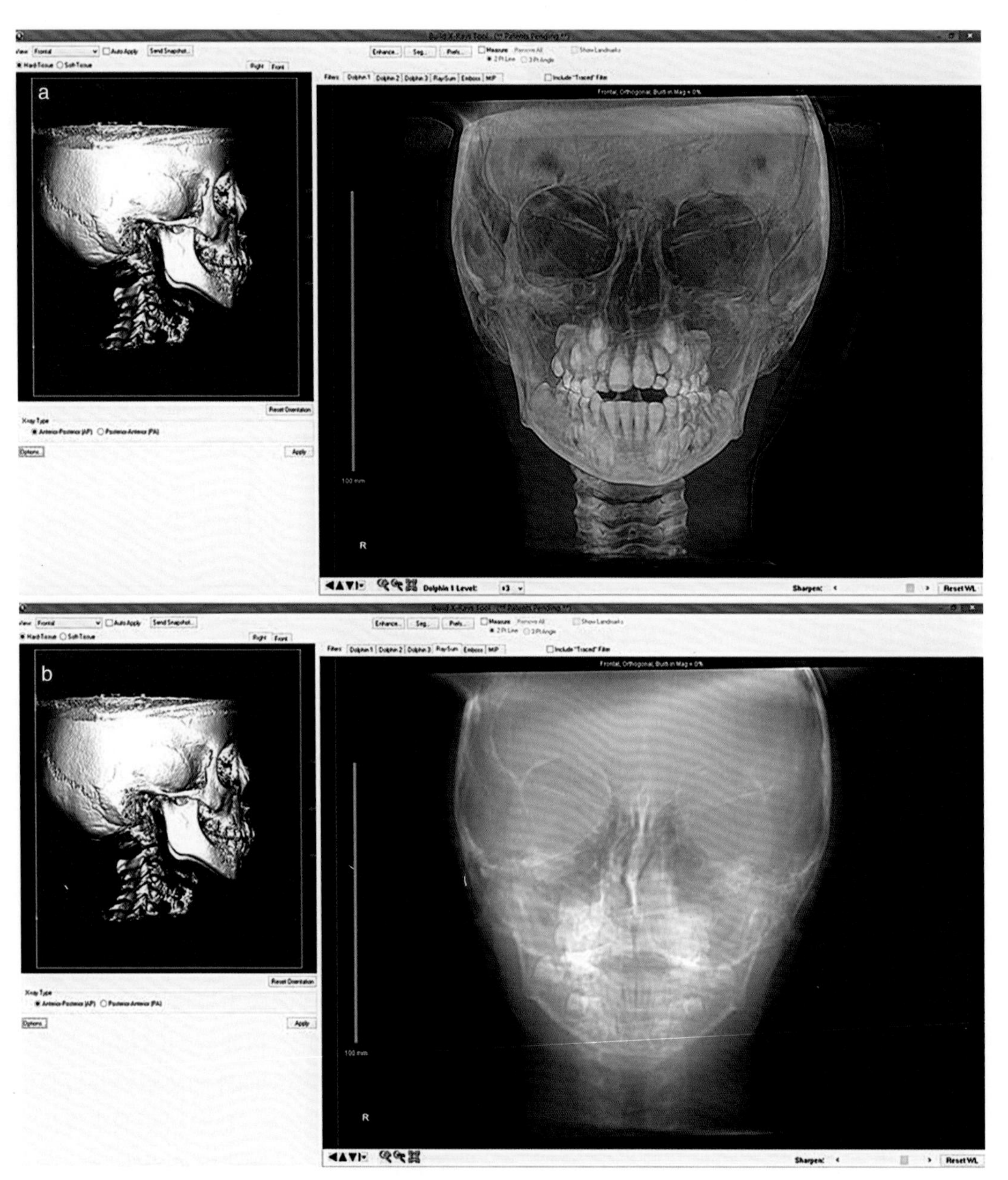

图7.8 （a）模拟正交投照法，使用 Dolphin 3D 图像处理软件预设参数（Dolphin 1）重建的 2D 后前位定位片，放大率为 0。注意重建时的 3D 模型处于矢状面观，而重建头颅侧位片时的 3D 模型处于冠状面观。（b）使用透明成像算法生成同一患者的后前位片，此时外观更近似传统的 2D 头颅后前位片

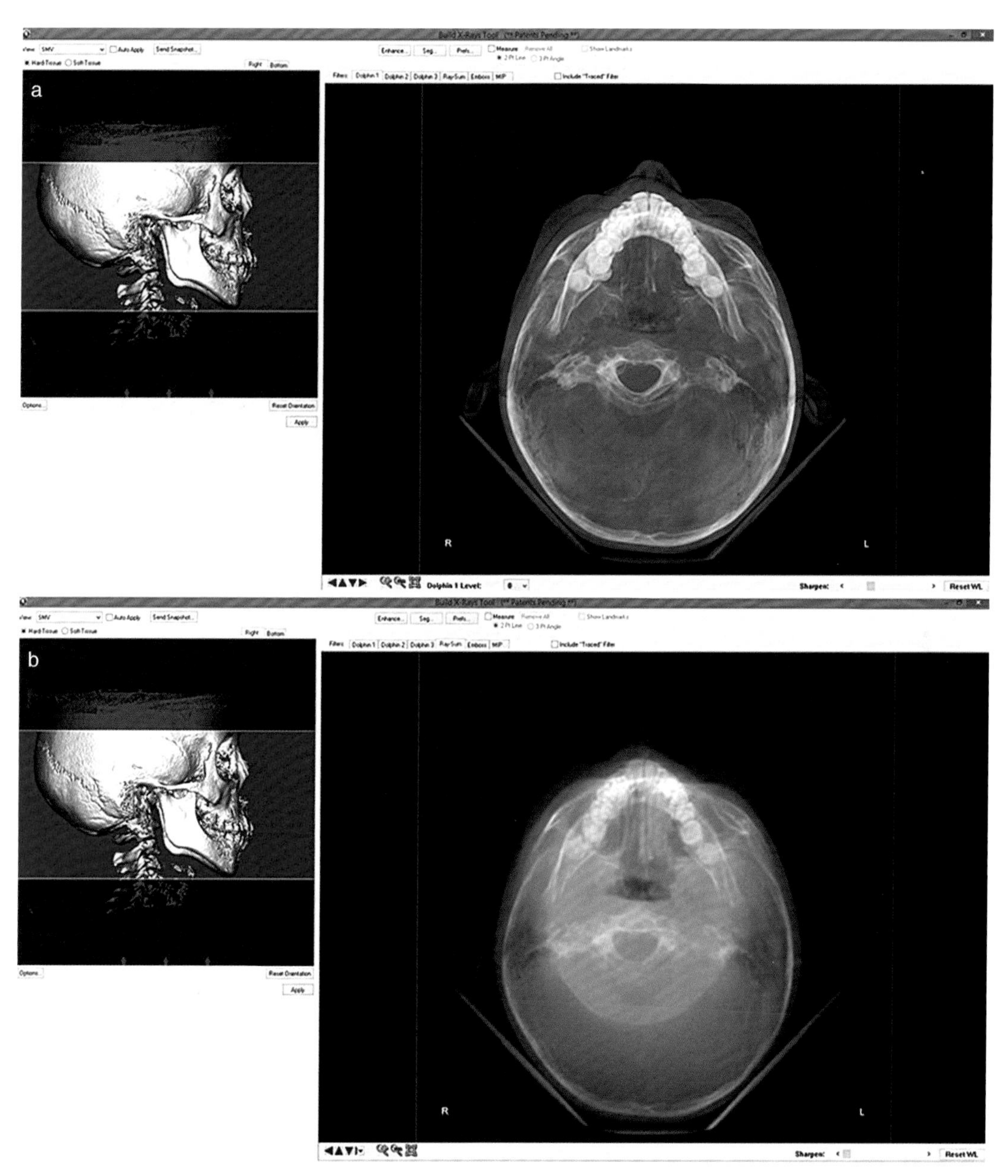

图 7.9 （a）模拟正交投照。（b）使用 Dolphin 3D 图像处理软件预设参数（Dolphin 1）重建的 2D 后前位定位片，放大率为 0。注意重建时的头位与图 7.8 一致，但投照路径由前后方向变为由下至上（红色箭头代表投照路径）

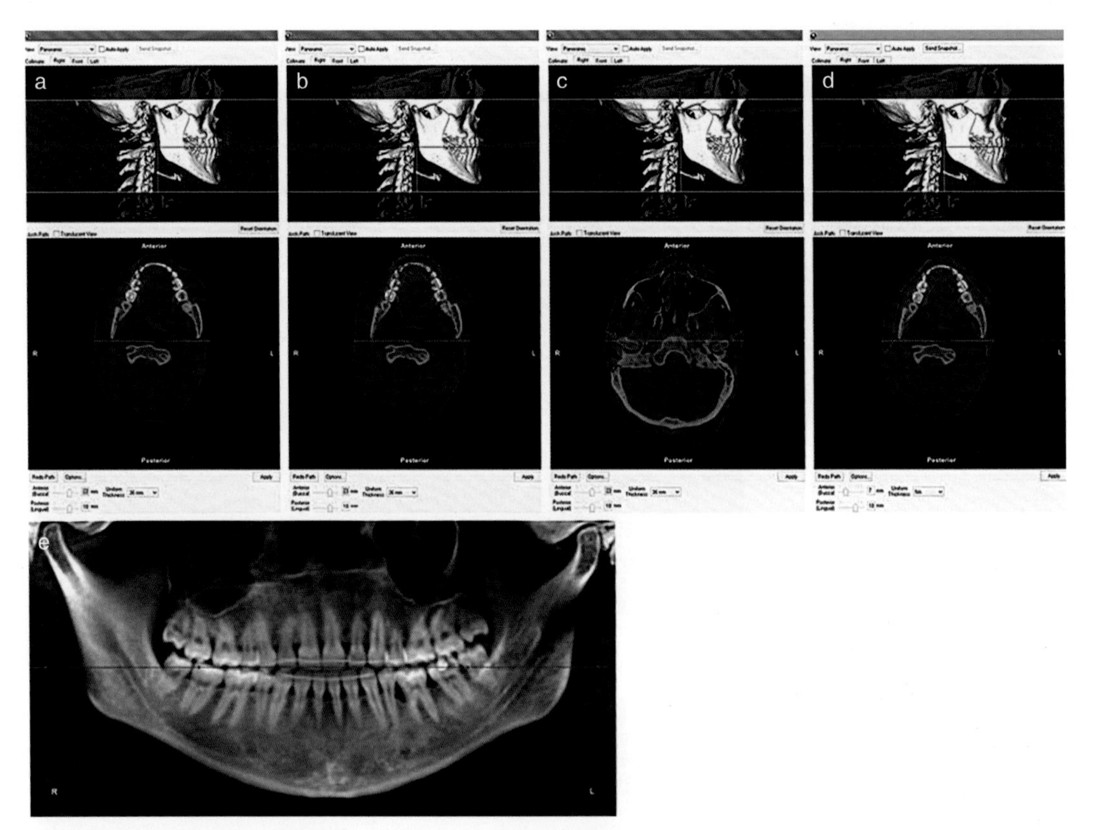

图 7.10 由 CBCT 重建全景片的必要步骤。（a）第一行图片中呈高亮显示的部分代表了全景片的上下界。头位需调整至咬合平面与轴截面指示线（箭头所指红线）一致，这样全部牙列都能在全景片中显示出来。（b）沿牙弓形态绘制牙弓线作为参照（第三行图片所示）。注意髁突并未显示在当前的轴面视图中。（c）将轴截面指示线（箭头所指红线）平行上移至髁突以上，并将牙弓线的后缘扩展至髁突后方，所生成的全景片中即可包含整个髁突影像（第三行图片所示）。（d）在 3D 影像上调整虚拟焦距，以确保全景片包含所有感兴趣的解剖结构。（e）重建完成的全景片

在侧视图上将轴截面指示线沿髁突倾斜方向设置于髁突近远中径最宽处，并据此形成垂直向的投照路径。这样切断层能避免因髁突在关节窝中旋转而导致的形态改变。根据使用软件的不同，可选择重建 TMJ 的冠状（图 7.11a）、矢状（图 7.11b）或水平（图 7.11c）断层，断层指示线应分别沿髁突的近远中径、前后径或长轴设置，也可根据操作者的观察需求进行个性化设置。当沿水平向进行投照时，设置 0°~90° 的截取间隔，可分别从两个相互垂直的截面对髁窝关系进行观察，即沿矢状面投照获得冠状断层，或沿冠状面投照获得矢状断层（图 7.11c）。如果需要在不同层面观察髁窝关系，则必须选择沿矢状面或冠状面进行线性投照。最后，重建得到的断层影像允许操作者从不同角度及断层观察髁突的对称性、形态、大小、位置及髁窝关系等。

如我们所见，在影像资料从 2D 向 3D 变迁的过程中，尽管 CBCT 有着诸多重要的优势，但 2D 图像仍然不可或缺。随着 3D 影像分析方法的完善和图像处理系统的进步，我们对 2D 影像的需求会不断减少。但对于当代的正畸医生而言，掌握 2D 影像的获取方法依然非常重要。

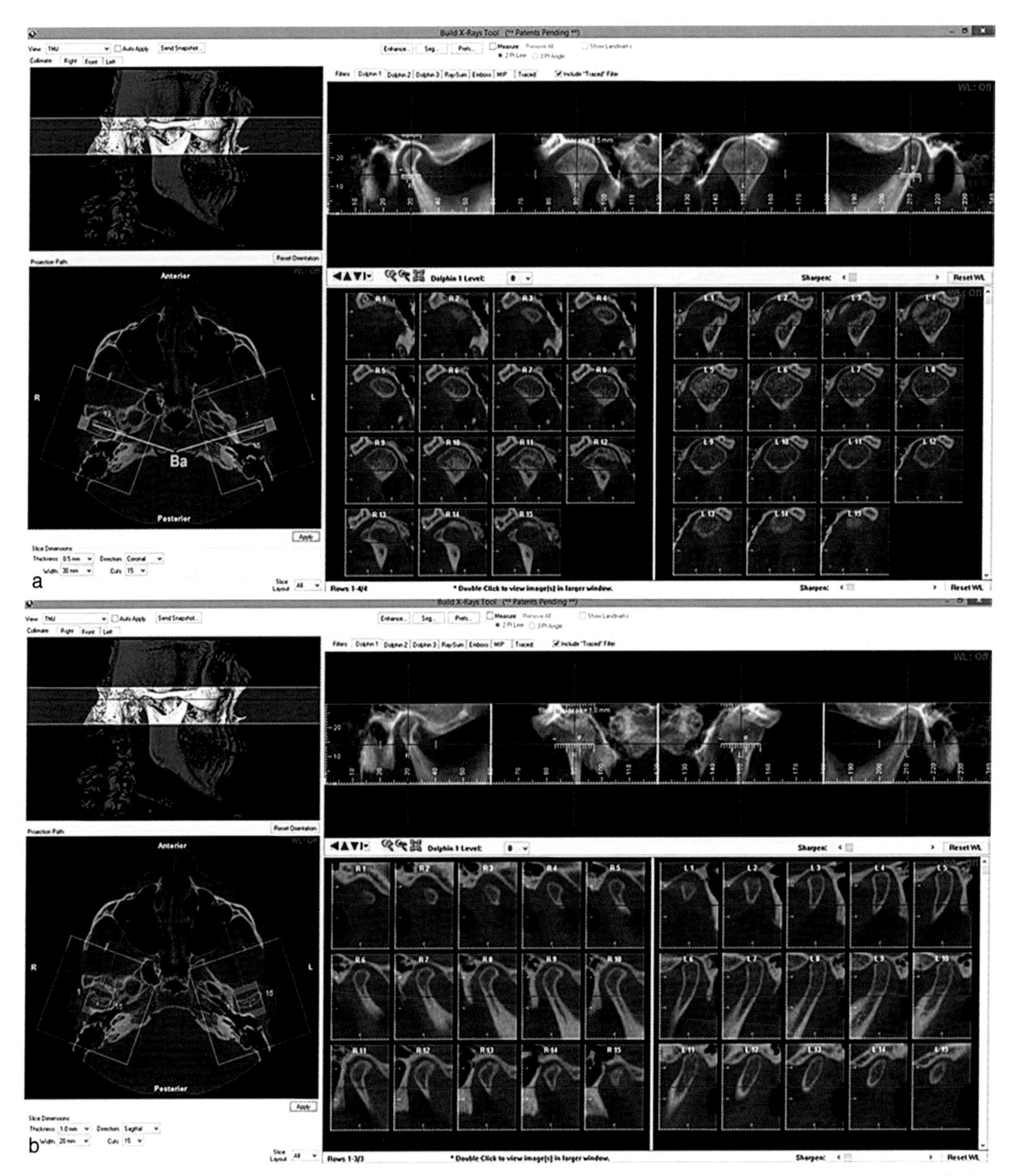

图 7.11 （a）第一行最左侧图片的高亮区域显示的是目标区域（髁突）的上下界。轴截面指示线（箭头所指红线）位于髁突近远中径的最宽处，位置如第二行最左侧的轴面断层所示。连接双侧髁突内外极的黄色直线相交于枕骨大孔前缘的 Basion 点（Ba）附近。根据临床需求，颞下颌关节断层可分为冠状断层（a）、矢状断层（b）或水平断层（c）。操作者还可以根据需要对截面的厚度、宽度及目标区域内的截面数量进行调整

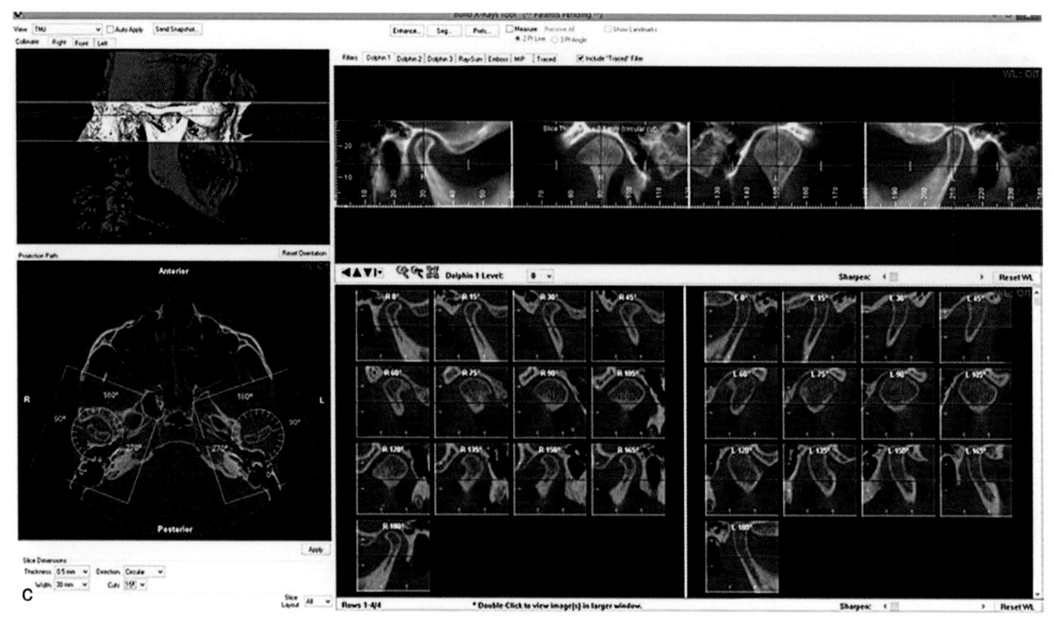

图 7.11（续）

7.5 阻生牙影像资料的获取

在正畸临床实践中，CBCT 因其较高的放射剂量而未能完全取代侧位片、全景片及根尖片，也未成为常规要求的影像资料[50]。对阻生牙或异位萌出的牙齿，尤其是上颌尖牙，传统上会使用平行移动球管的方法拍摄两张根尖片，根据牙轴改变的方向诊断其阻生位置或萌出方向（平行视差技术）[51]。这种方法只能推断阻生牙的相对位置，无法进行精确定位。因此在阻生牙或异位萌出牙的诊断上，3D 影像毫无疑问有着绝对的优势[52]。CBCT 可以从 3D 方向上对阻生尖牙进行精确定位，从而简化诊断程序，缩短处置时间[53]。

除第三磨牙外，上颌恒尖牙最容易异位阻生，临床发生率为 0.8%~2.8%，并且多为腭侧阻生[54]。在这种情况下，推荐使用小视野、低分辨率的 CBCT 进行拍摄检查[55–56]。

在评估阻生牙空间位置、形态、与邻牙的关系、以及设计导萌方向时，视野范围在 10cm 及以下的 CBCT 均能产生与全景片类似的优异效果。上述小视野 CBCT 的辐照剂量取决于分辨率及拍摄仪器，一般在 18~333mSv，与全景片（6~50mSv）及侧位定位片（2~10mSv）的辐照剂量近似[57]。但仍应警惕电离辐照对儿童的危害，因为儿童的组织通常具有更高的辐照敏感性[58]。

3D 体积渲染视图能帮助医生从整体上了解阻生牙的情况（图 7.12）。需要注意的是，3D 表面渲染模型仅能提供可视化的信息，不能用于诊断分析[59]。医生可以通过它整体了解阻生牙的位置、设计导萌的有效路径和方向，以及制定创伤最小的手术方案[60]。医生最不愿看到的情况是阻生牙的邻牙牙根发生吸收。有研究显示，上颌尖牙阻生导致侧切牙牙根吸收的发生率为 48%~66.7%[54,61]。一旦出现这种情况，只能通过断层视图来评估牙根吸收的程度。出于这一目的，我们需要根据牙长轴的方向调整断层截面的角度。首先，需要确定牙冠近远中向最宽处的位置，并显示此位置的轴面断层（图 7.13a）。旋转轴面断层

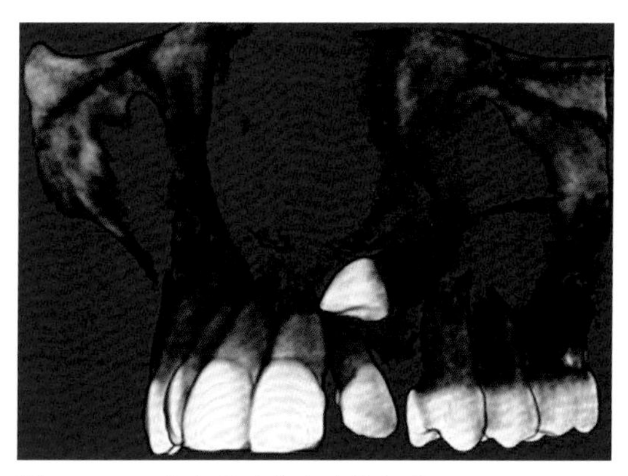

图 7.12　阻生尖牙的体积渲染视图

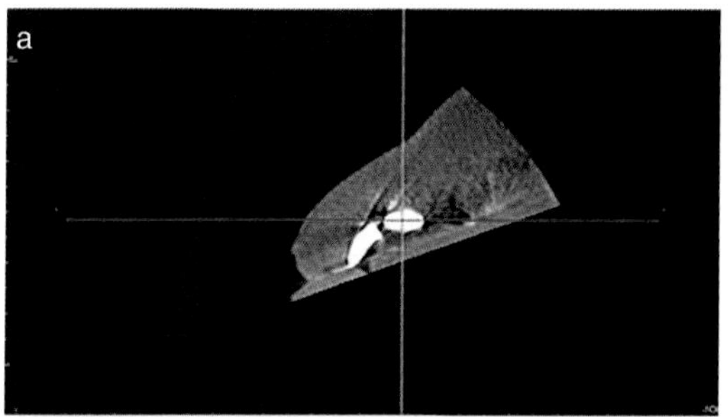

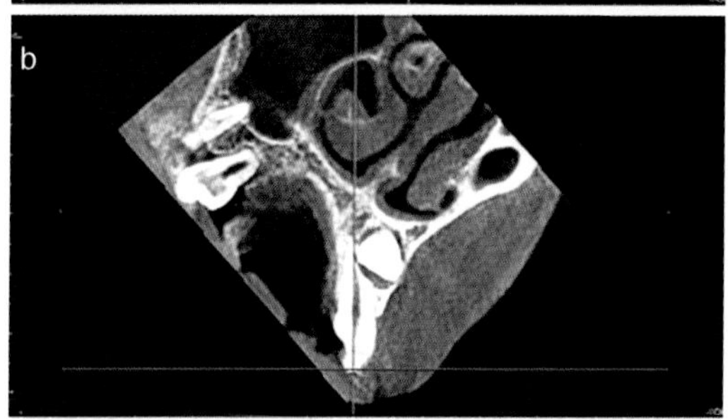

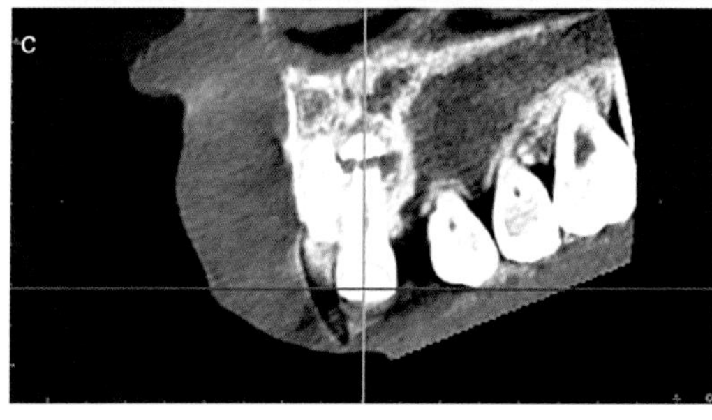

图 7.13　（a）使轴面断层通过上颌侧切牙近远中向最宽处，旋转断层图像使其与冠状向断层（蓝线）垂直。（b）旋转矢状向断层，使上颌侧切牙的长轴与冠状向断层（蓝线）重叠。（c）旋转冠状向断层，使上颌侧切牙的长轴与矢状向断层（绿线）重叠。在矢状向断层（b）上可以清楚地看到，上颌侧切牙牙根的唇面有一处由阻生尖牙引起的严重楔形吸收

图像（Yaw 旋转），使牙冠近远中径与冠状向断层指示线重叠。接下来切换到矢状面视图，将牙长轴旋转（Pitch 旋转）至与冠状向断层指示线重叠（图 7.13b）。最后，在冠状向断层上，调整图像的 Roll 旋转，使牙长轴与矢状向断层指示线重叠（图 7.13c）。现在就可以通过调整与牙长轴垂直的各个截面（矢状面、冠状面、轴面）的位置详细观察牙根吸收的程度了。可根据 Ericson 和 Kurol 提出的方法将牙根吸收分为无吸收、轻度吸收、中度吸收和重度吸收 4 个等级[62]。

对阻生尖牙的准确定位也是治疗成功的必备条件。至今为止已经有多种对阻生尖牙进行分类分级的体系，但它们绝大多数都建立在 2D 影像诊断评估的基础上，因此可以通过 3D 体积渲染视图和 CBCT 重建 2D 全景片相结合的方式对阻生尖牙进行详细评估。最常用的评价指标包括：尖牙牙冠及根尖到咬合平面和（或）腭平面的距离[63-64]；牙列内已有的纳入尖牙的间隙[65]；尖牙与邻牙的重叠程度（扇形区域）[66-67]；尖牙长轴与面中线、侧切牙长轴、咬合平面所成的角度[53]（图 7.14a~d）。以上所有项目都可以通过软件自带的线距、角度测量工具轻松实现。

3D 可视化技术大大提高了医生对阻生尖牙的准确诊断能力，并帮助医生更好、更快地制定矫治方案。虽然 CBCT 是阻生尖牙诊断的金标准，但临床上不应过度使用，以降低患者暴露于电离辐照中的风险。CBCT 应主要应用于复杂阻生牙的诊断。

7.6 牙根吸收的评估

牙根外吸收是正畸治疗中较为常见、难以预测的特发性不良反应。幸运的是，在多数病例中观察到的根尖缩短或表面吸

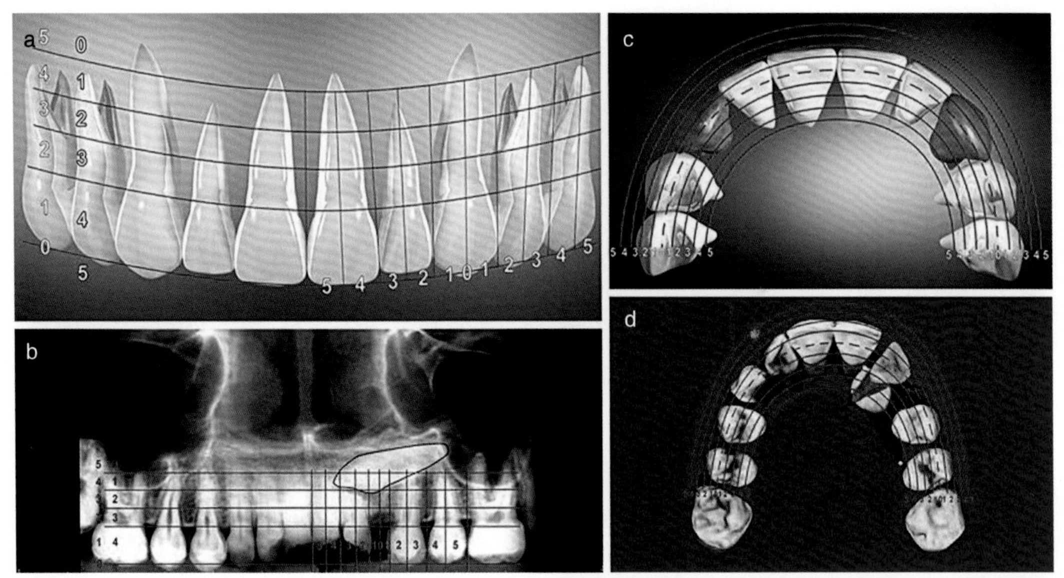

图 7.14 （a）图中网格状标尺用于评估阻生尖牙的治疗难度[67]。水平线和垂直线分别用于指示阻生尖牙的垂直向和水平向位置。对尖牙的牙尖及根尖位置都要进行评估。在水平向网格中，红色数字和蓝色数字分别代表牙尖和根尖的位置。在垂直向网格中，牙尖和根尖的位置均用同一编号体系表示。根据牙尖及根尖解剖位置的不同，使用数字 0~5 进行量化。所得分数之和即代表阻生尖牙的预期治疗难度。（b）尖牙牙尖在垂直向和水平向的位置均在第 4 个区域内，得分均为 4 分，根尖位置在垂直向上得 0 分，水平向上得 5 分。（c）轴面视图中的线条沿牙弓线由内侧向外侧分布，间隔 2mm。（d）同一位患者的尖牙牙尖位于区域 2，根尖位于区域 5

收并不会影响牙齿的功能或寿命[68]。正畸治疗过程中，不到 5% 的前牙会出现较严重的牙根吸收，即吸收量大于原有牙根长度的 1/3[69]。

全景片、根尖片和侧位定位片在过去的数十年中是评估牙根吸收的主要工具。但是，这些 2D 影像仅能用于判断牙根是否变短或近远中根面是否存在吸收，无法对牙根吸收做更详细的描述，因此其应用价值受限[70]。不仅如此，3D 空间中的真实解剖结构被投照至 2D 媒介后，会发生重叠、变形、放大等情况，且图像质量极易受到患者拍摄体位的影响，因而使观察结果缺乏可重复性，限制了其在牙根吸收临床诊断评估中的应用[70–78]。许多解剖结构及病理性改变的细节均难以在传统 2D 平片中清晰显示[73]。更有研究显示，传统 2D 影像低估或夸大了牙根吸收在正畸治疗中的发生率[69,77,79–83]。此外，2D 口内牙片无法发现早期的牙根外吸收[81,84–86]。

CBCT 因为较低的辐照剂量、多维度的全景展示、1∶1 真实比例、高空间分辨率以及相对较低的拍摄成本，成了当前诊断牙根吸收的首选工具[51,87–89]。对于图 7.15 中的病例，CBCT 可以提供无形变的牙根断层影像，其诊断可靠性远高于传统 2D 影像[90–92]。我们可以自由调整轴向、矢状向和冠状向截面，对特定区域重建出无重叠影像干扰、可自由放大缩小的断层影像，并可调节亮度及对比度，以便对牙根吸收作出更加准确、可信的测量评估[81,93]。CBCT 测量所得到的牙根长度与实际牙根长度相差仅 0.1mm，无显著差异[89,94]。CBCT 还可以帮助我们获得高度清晰的细节图像，

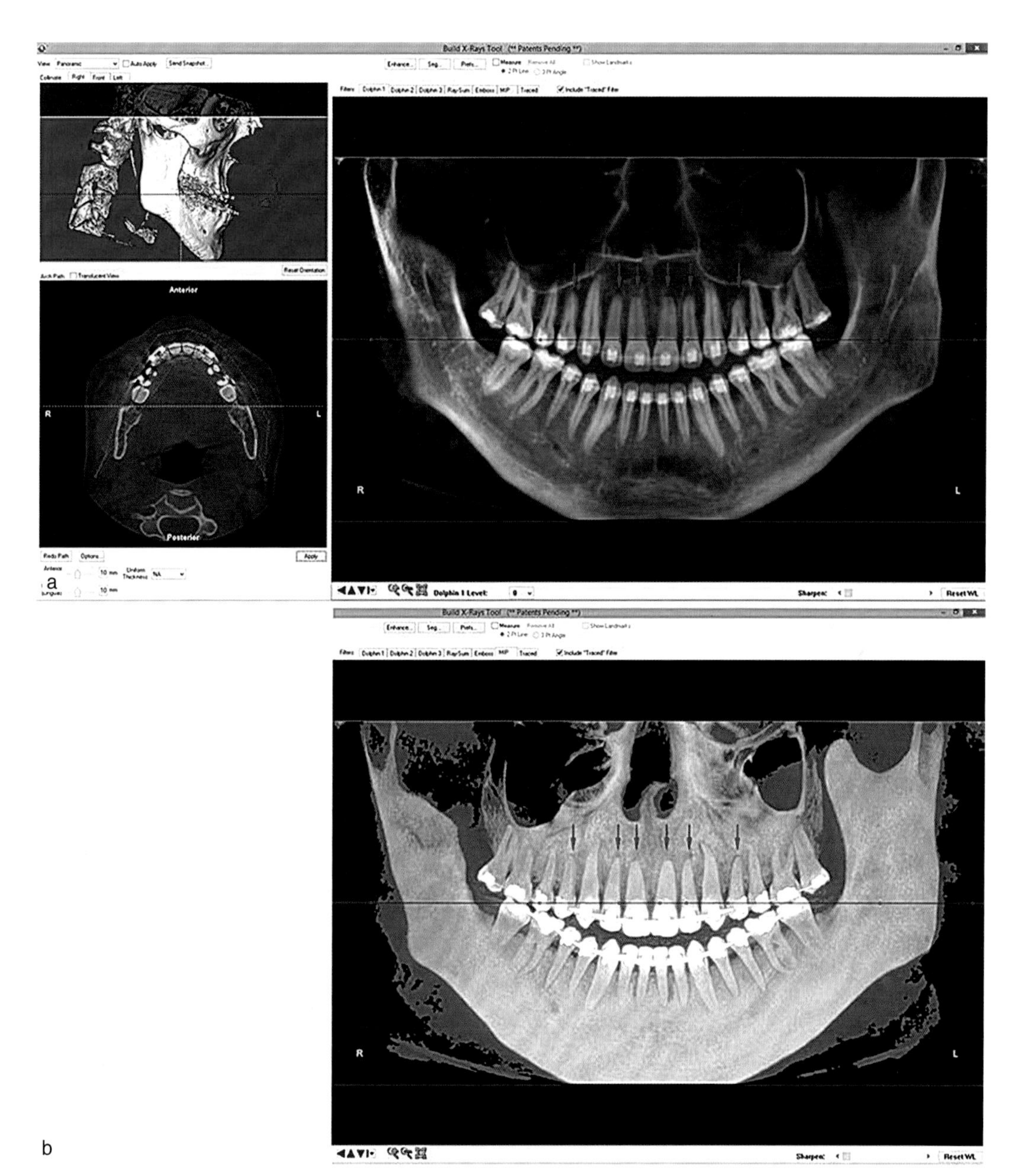

图 7.15　对牙根吸收的评估。（a）为减少因牙齿倾斜导致的测量误差，头颅模型的角度需要按牙长轴方向进行调整（左上）。使用 Dolphin 图像处理软件将 DICOM 格式数据重建的全景片中，可观察到有牙根发生吸收（右上）。（b）使用最大密度投射法重建的全景片可获得关于牙根吸收的更多细节信息

使我们能更容易观察到早期的牙根吸收[73]。据研究报道，CBCT 对牙根吸收检测的假阳性率低于 10%，而 2D 影像检测的假阳性率约为 20%[73]。

CBCT 图像的质量受以下因素的影响：扫描单元，视野（FOV）大小，扫描时间，球管电流，球管电压，体素大小，空间分辨率[95]。市面上商品化的 CBCT 扫描仪，无论视野大小，均能够获得相似的扫描准确性和空间分辨率[94]。当其他扫描参数相同时，360° 扫描和 180° 扫描所获得的体积准确性没有差异[81,96]。

减小影像投照视野不会导致 3D 测量精度的下降[97]。小视野和中等视野 CBCT 在诊断牙根吸收率的可靠性方面没有统计学差异[98]。

CBCT的线距测量具有高度准确性[99-102]，因此 CBCT 影像对牙根吸收的鉴别及定量均非常可靠[83,103]。它对于牙根外吸收的检测具有高度灵敏度和特异度，因此其临床应用优于数字化牙片及全景片[73,81,92,104-107]。一篇发表于 2017 年的荟萃分析显示，CBCT 用于临床诊断牙根外吸收，具有优于根尖片的有效性，是可靠的诊断工具[108]。此外，还需要我们注意的事实是，当在 2D 影像或 CBCT 上诊断出牙根外吸收后，正畸医生的治疗方案可能不会有太大区别，只有当检测出 CBCT 才能甄别的颊、舌侧牙根吸收时，才会显著影响正畸方案的选择[109]。同理，当通过 CBCT 诊断出阻生尖牙致侧切牙牙根吸收后[98,103-104]，正畸的拔牙方案极可能从拔除健康的前磨牙调整为拔除牙根吸收的侧切牙[109]。

7.7 牙齿位置的评估

约半个世纪之前，Andrews 定义了正常䶗的六要素，并阐释了牙齿具有适当近远中向及颊舌向轴倾度的重要性[110]。合适的轴倾度和牙根平行度是建立良好咬合、咀嚼功能及维持治疗稳定性的重要前提条件[111-115]。因此，对牙齿位置的评价在正畸诊断设计及治疗进程、结果评估过程中具有重要意义。传统情况下，正畸医生使用研究模型、全景片、头颅侧位定位片对牙齿位置进行评估。全景片可用于评价牙根平行度及牙齿近远中向轴倾度，侧位定位片则用于评价前牙的颊舌向轴倾度[115-121]。

虽然全景片和侧位片的读片十分便捷，但对牙齿位置的评价准确性和可靠性不高[120,122]。全景片的诊断结果受拍摄技术及读片技术影响[123]，且存在 3D 物体 2D 成像的形变[124]。当患者拍摄体位不正确时，测量误差就更大了[125]。由于理想投照路径和实际投照路径存在差异，影像发生形变最明显的区域为前磨牙区[126]。X 线束在投射到颌骨表面时，并不能保证每个部位都呈垂直投射，且附近区域的牙齿具有不同的转矩（颊舌向倾斜度），这些因素综合起来会导致根尖影像的形变（近远中向倾斜度），在尖牙及前磨牙区尤其明显。根舌向转矩的增加通常会导致根尖影像向近中移位，而根唇向转矩则会导致根尖影像向远中移位。这一现象在不同的图像中具有高度不一致性[119,127]。侧位定位片由于无法准确描记切牙及尖牙的影像，且双侧同名解剖结构重影明显，因而其临床应用也受到限制[117,122]。

CBCT 使我们通过 DICOM 格式数据对个别牙的轴向、矢状向、冠状向进行截面观察，还可以重建单个牙齿及颅颌面解剖结构的 3D 影像，使得正畸医生可以在治疗前期、中期、后期对患者牙列、骨骼的特征形态进行详细的检查评估[116,120,128]。在使用 CBCT 评价牙齿位置时，可以使用传统的矢状向、轴向、冠状向截面，也可以进行自定义切片（图 7.16）[116,120,128–131]。3D 体积渲染模型同样被建议用于牙齿位置的评价，它对牙齿角度和邻接关系的展示更加直观、便捷，但不利于牙齿近远中向轴倾度的测量，因为在 3D 模型中难以对测量标志点及平面进行准确定义 [129]。

7.8 牙槽骨高度及体积的评估

正畸牙移动常常伴随着牙周膜（PDL）及牙槽骨的改建。骨改建是通过骨吸收、骨沉积和骨重塑实现的。适当的正畸力刺激牙周膜和牙槽骨，在一系列生物学反应下启动骨改建 [132–133]。但是，在不充分的空间内施加过重的正畸力会导致牙根触碰并挤压牙槽骨皮质骨板，导致皮质骨吸收、牙槽骨缺损（骨开窗或骨开裂）、牙根暴露以及牙支持组织的丧失等 [134–138]。骨开窗是指牙根表面的牙槽骨出现局限性缺损，缺损区域只有骨膜和牙龈组织覆盖；当这种缺损累及牙槽嵴顶时，则被称为骨开裂 [139]。牙齿的整体移动会导致颊舌侧皮质骨板的开窗或开裂 [135–136,140–142]。上前牙内收过程中如果牙根接触到腭侧骨板，会导致骨板受压变形并发生改建，此时如果继续内收则会导致腭侧骨板开窗开裂，进而发生牙槽骨及牙根的吸收，并且正畸力去除后会出现复发。唇展上前牙也会导致颊侧皮质骨的开裂 [143]。过度内收下前牙则会导致下前牙舌侧皮质骨不可逆的破坏，使牙支持组织丧失 [134–136,140–142,144–146]。下前牙唇展是否会导致唇侧牙槽骨出现不可逆的缺损，此方面尚无定论 [147–154]。总之，正畸力诱导的炎性反应会导致薄弱区域的牙周支持组织受损，并可能累及牙根 [145,148–149,155–160]。正畸牙移动量、移动方式，以及患者自身的生理特征（如初始牙槽骨量、骨改建潜力等）都会对正畸治疗后牙槽骨量及治疗效果产生影响 [109]。

这就是为什么我们要在正畸治疗前评估牙槽骨特征（如牙槽骨高度、厚度、体

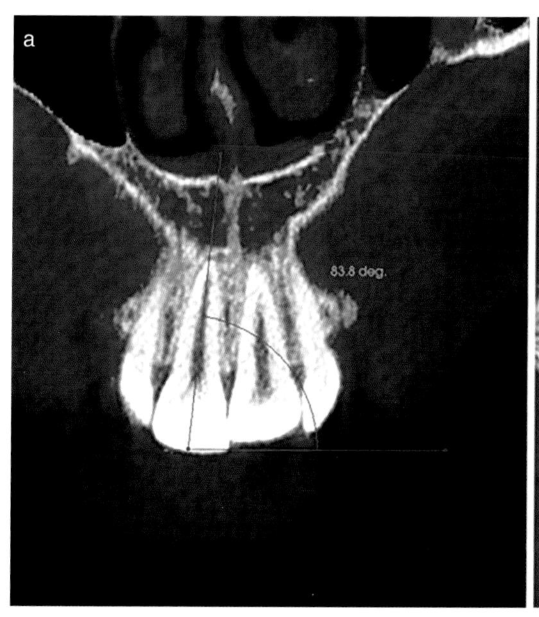

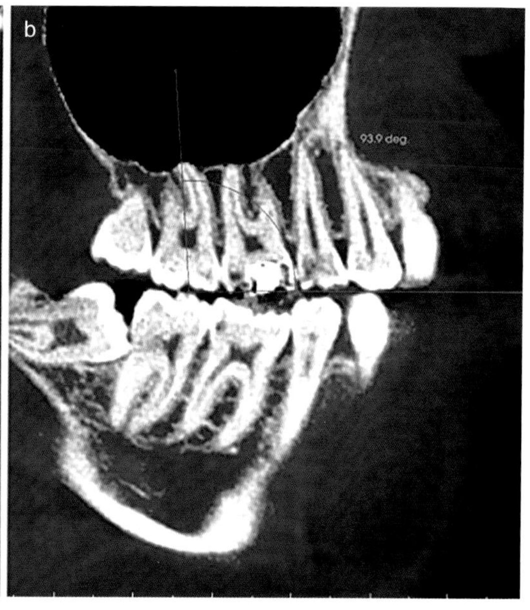

图 7.16 在测量牙齿近远中向轴倾度时，使用咬合平面作为参考平面。头颅模型的咬合平面应当被旋转至与矢状向断层和冠状向断层视窗的下缘平行。单根牙长轴被定义为切缘中点或颊尖顶与根尖点的连线（a）。多根牙长轴被定义为颊沟上缘与根分叉最凹处的连线（b）

积等）的原因。对于那些本身牙槽骨就比较薄弱的患者，或已有牙周病的患者，或者正畸牙移动需要跨越邻牙或其他障碍的患者，治疗前对牙槽骨进行评价十分必要。此外，对于那些正畸牙设计移动量接近或超过牙槽骨界限的患者，如边缘病例非拔牙矫治的患者或正畸－正颌联合治疗的患者，治疗前对牙槽骨量进行详细评估也十分重要 [109,116,161]。如果治疗前漏诊了颊舌侧的牙槽骨缺损，就会降低正畸治疗的稳定性，导致治疗后复发 [162-163] 及牙龈退缩 [156-158,160] 的风险增大。

在 CBCT 普及以前，传统的 2D 影像如根尖片及全景片等，被用于正畸前牙槽骨量的评估，但这些图像有重叠影像的干扰，且缺乏第三维度的信息，因此很难得到全面细致的评估结果，也无法直观地发现骨开窗、骨开裂的现象 [146,164-165]。CBCT 具有较高的空间分辨率、相对低廉的拍摄成本、低辐照剂量、影像无形变，且可从 3 个维度直观对牙槽骨量做出评估，因而成了当前最好的诊断工具 [51,81,87-89,93]。许多学者的研究都已证实，使用 CBCT 对牙槽骨进行定量测量和形态学分析，其结果高度准确可靠 [89,94,101,103,166-173]。但是，也有一些研究认为，使用 CBCT 对牙槽骨进行定量分析，会产生高达 2mm 的过高评估现象（对厚度测量的影响大于体积测量）以及约 1mm 的低估现象（对厚度测量的影响小于体积测量），在下前牙区域这一误差可能高达 2mm[169,171,174]。这些研究的不一致性可能受到研究设计及样本量的影响，但也说明 CBCT 定量测量牙槽骨的准确性可能受到更多其他因素的影响。投照数量（153、306 或 612 层）或扫描时间并不会对测量准确性造成显著影响 [97,175]。

将 CBCT 的扫描弧度从 360° 减少到 180°，所产生的影像可用于根尖区域牙槽骨的测量 [81,96]。一些研究认为，体素小对线距测量的准确性几乎无影响 [89,176-178]，但

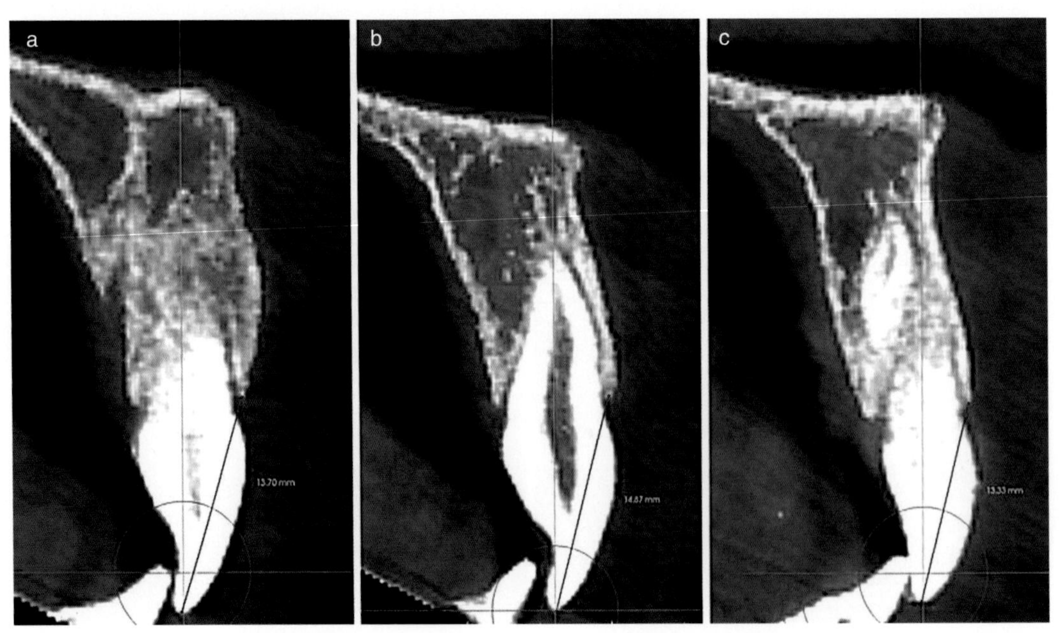

图 7.17 使用 CBCT 断层对上中切牙牙根表面牙槽骨高度进行测量，测量位点分别为牙齿近中 1/3（a）、中轴（b）、远中 1/3（c）。使用 CBCT 断层对上中切牙牙根表面牙槽骨厚度进行测量，测量位点分别为颈 1/3（d）、中（e）、根 1/3（f）。这些测量方法也可同样用于后牙以及腭侧、舌侧区域

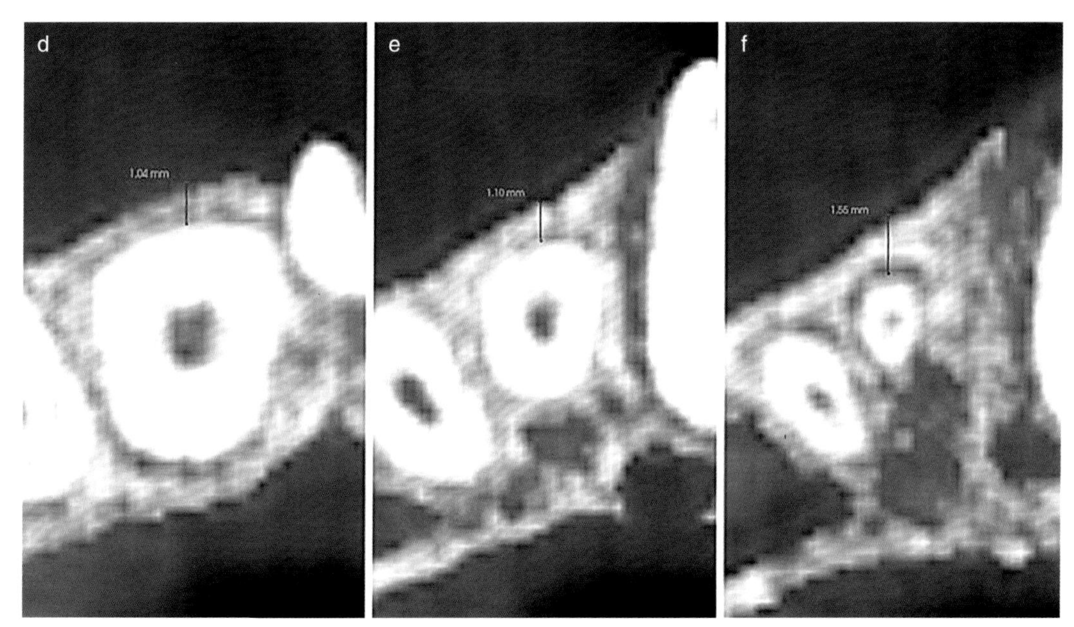

图 7.17（续）

另一些学者则持相反观点，认为当软组织存在时会影响线距测量的准确性 [171,174]。

正畸医生及其他口腔医生会采用测量牙槽骨高度及厚度的方法来评价牙槽骨形态并识别骨缺损（图 7.17）。我们能够从 CBCT 影像中获得对颊侧牙槽骨厚度的准确评估，但是，对牙槽骨高度测量的准确性要优于厚度测量。这可能是因为测量高度用到的解剖标志点比较明确。颊侧牙槽骨高度用切缘或牙尖到牙槽嵴顶的距离表示，而厚度测量则会受到牙骨质的干扰，因为牙骨质和牙槽骨具有相似的放射密度 [165,167,172,175]。再来看一下对骨开窗及骨开裂的评价。当我们在 CBCT 影像中看到疑似骨开窗或骨开裂的影像时，骨开裂的诊断准确率约为 50%，而骨开窗的诊断准确率只有 25%。而当我们在 CBCT 影像中未发现疑似骨开窗或骨开裂的影像时，此时作出牙槽骨无缺损的诊断则基本是可靠的。因为骨开窗和骨开裂的临床发生率并不高，识别无异常的牙槽骨比识别有缺损的牙槽骨更加重要。这就是为什么我们要选择 CBCT 作为诊断颊侧牙槽骨缺损的重要工具的原因 [165]。

7.9 本章总结

作为一种新兴的诊断技术，CBCT 及 3D 影像相关的软件及硬件设备正在日新月异地发展着。正畸临床诊断的基本需求不会改变，但本章描述的诊断方法将会不断进步。3D 影像技术在正畸临床实践中扮演的角色将会越来越重要。

参考文献

请登录 www.wpcxa.com “下载中心”查询或下载。

8 CBCT 在临床正畸治疗计划制定、结果评估以及上气道成像中的应用

Juan Martin Palomo, Hakan El, Neda Stefanovic, Rany Bous, Tarek Elshebiny

摘 要

CBCT 可以提供除诊断外的其他信息，可用于治疗计划制定和结果评估。本章将介绍一些新型的正畸临床 3D 影像分析方法，这些方法在传统 2D 影像中是无法实现的。一些测量项目，例如横向分析，已被证实可以显著提高治疗质量。这正是我们常说的：获得的信息越多，对治疗的把握程度就越高，治疗效果也就越好。

8.1 引 言

与传统 2D 影像不同的是，3D CBCT 能够提供更多的信息，但我们无法对 CBCT 提供的所有信息同时进行观测。CBCT 影像提供的多层信息不仅可用于评估患者的当前状态，还可为正畸治疗计划提供至关重要的参考依据。此外，这些信息还可用于获得更全面的治疗进度评估和疗效评价。本章将讨论一些非常规的诊断技术，为正畸患者治疗计划的制定和疗效的评估提供更多参考依据。

8.2 上气道成像

利用 CBCT 进行上气道成像是一个很有潜力的领域，它可以为制定治疗计划提供可靠的科学数据和额外的诊断参考 [1]。上气道的病理状态对牙颌面生长发育会产生长远的影响 [2]，对此方面内容的探讨已经持续了 100 余年 [3–4]。然而，这一至关重要的功能往往却被医生以更好的美学结果和咬合关系的名义忽视。

目前，最先进的设备已经可以显示上气道的软硬组织，为患者治疗方案的制定

J. M. Palomo (✉)
Department of Orthodontics, Craniofacial Imaging Center, School of Dental Medicine, Case Western Reserve University, Cleveland, OH, USA
e-mail: jmp5@case.edu

H. El
Department of Orthodontics, School of Dental Medicine, Hacettepe University, Ankara, Turkey

N. Stefanovic
Department of Orthodontics, Faculty of Dental Medicine, University of Belgrade, Belgrade, Serbia

R. Bous · T. Elshebiny
Department of Orthodontics, School of Dental Medicine, Case Western Reserve University, Cleveland, OH, USA

O. Kadioglu, G. F. Currier (eds.), *Craniofacial 3D Imaging*,
https://doi.org/10.1007/978-3-030-00722-5_8

提供不同的视角。评估上气道的技术有很多，其中头颅侧位定位片是最受正畸医生欢迎的技术。然而，仅用矢状向的重叠影像来评估上气道并不准确，也会导致一些问题[5]。而 CBCT 成像则能够通过展示冠状面来帮助我们识别气道相关问题的本质，这对阻塞性睡眠呼吸暂停综合征（OSAS）的诊断尤其重要[6-7]。

上气道的结构与实体结构不同，是一个被软硬组织包围的功能性空腔。使用螺旋 CT 对标准压力和温度下的空气成像，其放射性密度为 -1000HU[8]。导致这一数值很低的原因是 X 线在空气中传播时衰减非常少。这同样适用于 CBCT 设备，但由于硬化伪影、比螺旋 CT 更大的散射辐射、X 线区域探测器动态范围有限，以及无法显示实际 HU 值等原因[9]，使 CBCT 对空气的成像受到限制。这些不利条件导致上气道成像的 HU 在 -500 到 -1000 之间。这点特别重要，因为对上气道进行精确 3D 重建的前提是准确定义阈值区间。阈值化是一种根据灰度值对影像进行识别的方法，是一种对 3D 影像进行分割的好方法[10]。所有高于和低于指定阈值的体素被组合在一起，以此将感兴趣区域（ROI）与其他组织区分开来。设定正确的阈值参数，就可以将上气道像实体结构那样被分割和重建出来。

在气道分割重建方面，目前可以使用手动、自动或半自动分割程序。手动程序给操作者最大的控制权，允许用户对气道边界进行逐帧定义。然而，这是一个非常耗时的过程，不太适用于临床。自动分割程序依赖于对阈值的精确设定，因此容易出现误差，但优点是速度快，可在几分钟内完成分割。半自动程序则兼具二者优缺点。然而由于使用了不同的算法，不同程序之间的气道体积测量数据无法共用，且存在操作者间的误差[11]。因此，相比于体积，定义最小横截面积（MCA）是更好的选择。

顾名思义，MCA 是指在规定的气道容积内最狭窄的矢状截面面积（图 8.1）。多项研究表明，MCA 是一个可以用来衡量气道体积的参数[12]。假设上气道为长圆柱形的管腔，根据 Hagen–Poiseuille 公式可知，管腔半径对气流阻力的影响要明显大于管腔体积[13-14]。

$$R_{AW} = \frac{8\,\mu l}{\pi r^4}$$

R_{AW} 是气道阻力，μ 是动态黏度，l 是长度，r 是半径。由该方程可以看出，半径的四次方与气道阻力成反比。这意味着，即使半径有少量缩窄，也将导致气道阻力的急剧增加，这体现了在上气道测量中定义 MCA 的必要性，尤其对于 OSAS 患者。

另一方面，也不能完全依赖这个公式，因为上气道，更确切地说，口咽部的形状（或者说半径，如果把它想成一个圆柱体）在不断地随吸气和呼气的动作发生变化[15]。既然 CBCT 是一种静态成像技术，那么我们应该在呼吸的哪个阶段拍摄影像以获取标准化的数据呢？在一次正常的呼吸过程中，上气道在吸气的早期收缩以形成负压，空气随之进入，气道扩张肌激活并逐渐扩张。在呼气早期，气道由于腔内正压而达到最大尺寸，并随呼吸进程逐渐缩窄[16]。由于确定缩窄状态下的气道半径更为重要，因此建议在呼气末期拍摄影像。

拍摄上气道影像的另一个重要考量因素是患者的体位。研究显示，仰卧位时上气道直径比直立位或坐位时收缩 20%~40%[17]。此外，在睡眠期间，咽部塌陷的趋势较清醒状态下更明显[18]。因此在对 OSAS 患者进行 CBCT 拍摄时，建议采用仰卧位，以便更好地评估气道狭窄的程度。而对于常规的正畸患者，则建议采用坐位或直立位拍摄，用于辅助治疗计划的制定。

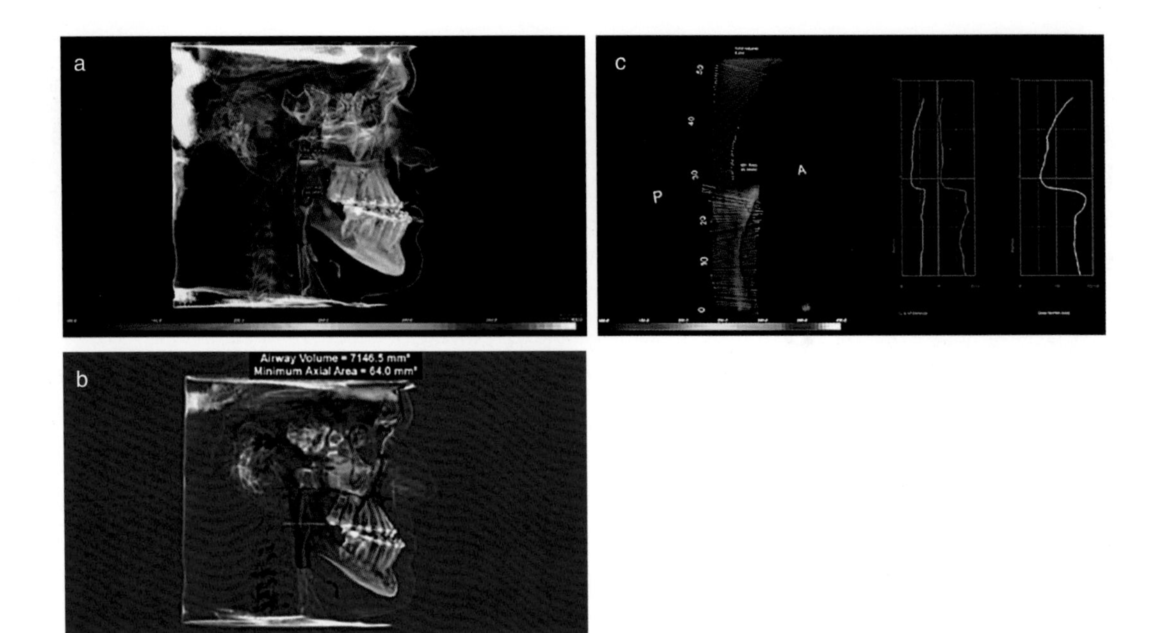

图 8.1 口咽气道可视化。（a）使用 InVivo5 软件确定体积和口咽部气道范围内的最窄气道面积。使用颜色对气道进行标记有助于更直观地观察气道阻塞的情况。（b）使用 Dolphin Imaging 软件确定体积和口咽部气道范围内的最窄气道面积。请注意，这两个程序分析的是同一位具有相同头位的患者。虽然体积差异较明显（InVivo5 中为 8.2cm^3，Dolphin Imaging 软件中为 7.2cm^3），但 MCA 读数仍很接近（InVivo5 中为 65.3mm^2，Dolphin Imaging 软件中为 64mm^2），并且两个程序显示的气道最窄部位的解剖位置基本相同。（c）InVivo5 为用户提供了测量感兴趣区域内气道左右径和前后径的程序，并可以测量任意气道横截面的面积

上气道 3D 影像已成为正畸医生的一项重要辅助工具，虽然它不是诊断和评估 OSAS 风险的金标准，但观察上气道的狭窄程度，了解在实施各种正畸 / 矫形 / 正颌治疗过程中可能发生的改变，可以为有 OSAS 倾向患者的治疗计划提供有价值的参考信息。

8.3 3D 手术设计

使用 CBCT 的另一个重要领域是骨骼畸形患者正颌手术的设计。正颌手术患者的准备一直是临床医生面临的一项挑战。使用 2D X 线片对 3D 实体进行分析会产生很大的误差，尤其是在不对称的情况下。并且使用 2D 影像进行手术模拟和制作手术导板必须用到殆架，这一过程是非常耗时费力的 [19]。

已有多项研究证实了 CBCT 成像的可靠性和准确性，可以认为它能够反映解剖结构的真实尺寸 [20–22]。虽然上下颌骨重建后的分辨率足以满足模拟手术的要求，但牙齿的分辨率尚不足以用于制作辅助手术的殆板。此外，由于正畸的 CBCT 影像检查是获取患者牙尖交错位的影像信息，使用目前的软件程序分离上、下颌牙列是无法实现的。

伴随着 CBCT 设备的快速发展，3D 领域其他设备也在蓬勃发展，如 3D 扫描仪和 3D 打印机变得更加普及和便利。在这些基础上，软件开发人员已经将 3D 手术模块整合到他们的程序中。现在我们可以利用 3D 激光扫描仪对患者的牙列进行扫描，将牙列数字模型与 CBCT 影像 [23] 精确重叠，这样就能对上、下颌牙列进行高精度的分离，

进而可以制作出可靠的外科手术导板。

CBCT 可以捕捉并以一定的精确度重建面部软组织。然而，重建的数字化模型缺乏面部细节特征，无法真实还原面部形态。立体摄影测量技术可用于精确测量人体结构尺寸[24]，该技术能够将多个视角的照片组合成一个 3D 影像[25]。结构化光技术也是一种基于[25]三角剖分原理的 3D 信息捕获系统。到目前为止，已有一些系统将立体摄影测量和结构光技术的优点结合到一个设备中，以捕获逼真的 3D 面部软组织影像[26]。此外，一些制造商正在将这一功能添加到他们的 CBCT 设备中，以便在 CBCT 扫描的同时捕捉 3D 面部影像。从这些设备获取的 3D 照片可以通过手动或自动程序覆盖在 CBCT 影像表面，从而创建一个虚拟的患者[23]。这一过程包括融合面部软组织、面部骨骼和牙列的影像，是一个能够用于制定治疗计划的准确而实用的工具[27]。分析程序还提供了一个称为“2D 照片包装”的功能。使用这种方法，操作者可以将患者的 2D 正面照片覆盖到 CBCT 生成的软组织模型上。虽然这种方法创建了一个逼真的 3D 面部影像，但不可避免地会发生一些变形。因此，实现这一过程需要特定的技术和很大的工作量。

创建数字化“虚拟患者”后，可以根据特定软件的用户指南开始 3D 手术虚拟程序。这一过程涉及一系列操作，包括定义上颌骨、下颌骨（体部和升支）和牙齿的边界、决定手术的部位（上颌、下颌或两者均有），并根据头影测量数据制定的手术计划使下颌在 6 个自由度（旋转、俯仰、扭动、上下、前后和横向）上进行运动，最后根据单颌或双颌手术使用 3D 打印机制作手术殆板（图 8.2）。

3D 数字化技术确实为临床医生提供了很多帮助。将 3D 手术模块整合到各种软件中，可以让手术设计更准确，并显著减少术前准备时间。随着 CBCT 相关设备和行业的发展，我们正在进入一个数字化时代，而殆架的时代即将宣告结束。

8.4 临时支抗装置的设计

临时支抗（TAD），也被称为正畸微小种植体、微螺钉或微螺钉种植体，它能够提供骨支抗、改善正畸力学效应，因此在过去的 20 年里逐渐流行起来[28-31]。顾名思义，TAD 是指暂时固定在颌骨上、用于增强正畸支抗的微小植入装置，在达到其目的后会被移除[28]。为了在治疗过程中最大限度地减少支抗丧失，TAD 的稳定性至关重要[31-34]。在植入 TAD 前，应该对植入部位进行详细的临床和影像学评估，包括：周围的骨质量（如骨质密度、深度和皮质骨厚度）、黏膜和附着龈的特征、软组织厚度和可移动性、邻近的牙根位置、根间距离、邻近的神经和血管、下牙槽神经的位置以及上颌窦的形态等[32,36-37]。许多文献都已强调了在 TAD 植入前考虑这些因素的重要性。然而，似乎大多数正畸医生仍在进行盲目植入或仅使用根尖周片、全景 X 线片或头颅定位侧位片作为参考[35,38-42]。由于缺乏 3D 信息、解剖结构的叠加、影像形变以及存在放大率，使用 2D 影像评估 TAD 植入区域所能获得的信息十分有限[35,38,41-42]。无论是肉眼观察，还是参考根尖片或全景片，都不能可靠地评估 TAD 植入区域的实际情况。有研究报道，55% 的盲目植入、50% 基于全景片的植入、甚至 60% 基于根尖周 X 线片的植入都会导致牙根吸收[35]。

由此可见，我们需要从 3D 影像中获得足够的信息用于对 TAD 植入区进行评估（图 8.3）[35,38,41-42]。CBCT 扫描数据可以用来评估皮质骨和骨小梁的质量和数量，这

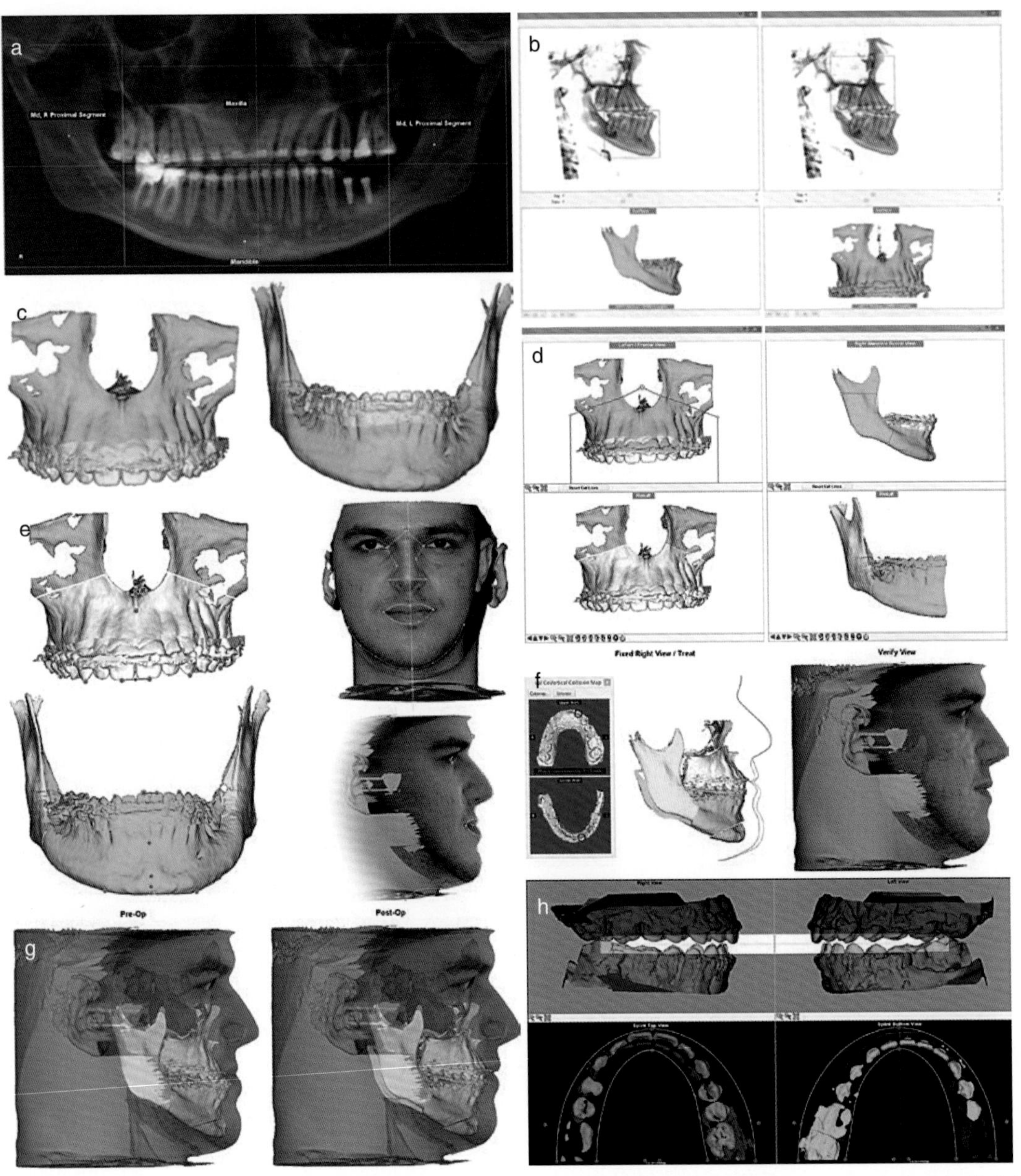

图 8.2 Dolphin Imaging 软件 3D 手术设计流程。（a）利用全景图对硬组织进行 2D 分割。（b）下颌骨（左上、左下图像）和上颌骨（右上、右下图像）的 3D 分割。（c）激光扫描上下牙列模型（STL 格式文件）被拟合到相应的颌骨中，调整和裁剪不需要的部分。（d）截骨线的定义。（e）硬组织和软组织的 3D 解剖标志点识别。（f）根据手术计划进行 3D 虚拟手术，检查和调整软、硬组织的变化。也可以使用咬合面视图来检查术后的咬合接触。（g）术前、术后软组织、硬组织变化的比较。（h）手术 板的制备

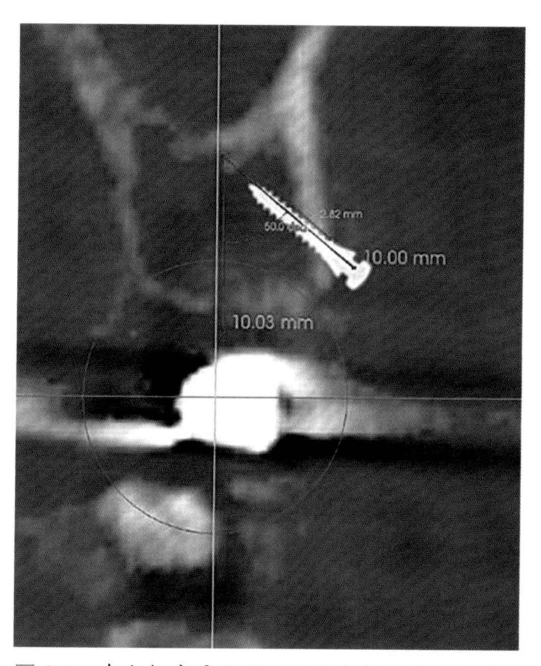

图 8.3 在上颌磨牙区冠状面测量线距（皮质骨厚度）和角度（TAD 植入角度），这两项参数对于评估 TAD 植入后的稳定性有重要的参考意义。皮质骨厚度是指颊侧牙槽骨表面到松质骨之间的距离。TAD 植入角度是指 TAD 长轴与牙齿长轴之间的夹角

对 TAD 的稳定性非常重要。当将 TAD 放置在复杂解剖结构附近时，这一点尤为重要，因为那里的牙槽骨质量通常不易预测[40,43]。确定这些牙槽骨特征对于寻找 TAD 放置的最佳位置和提高成功率具有重要意义[44]。在确定 TAD 植入最佳位置[32,38,45-52]以及确定 TAD 与牙根的距离[53]方面的应用，CBCT 影像被认为是优于 2D 放射影像的。与其他成像技术相比，小视野 CBCT 能更准确、更方便地用于 TAD 植入前准备，使用它可以减少牙根吸收的风险[35]。此外，在校准 X 线放大率后[53]，还可以使用 CBCT 测量骨密度。

综上所述，CBCT 影像能够更好地显示并准确评估 TAD 植入位置，从而降低对重要结构的潜在损伤概率，防止植入失败[38]。

8.5 横向宽度分析

在 3D 方向上进行完善的诊断和设计是正畸治疗成功的关键。CBCT 的引入就像一场诊断工具的变革，它实现了医生对 3D 方向更准确的评估[54]。

直到最近，大多数临床医生仍然依靠头颅侧位定位片进行正畸的诊断和设计，侧位片是 3D 实体的 2D 影像学展示，这将导致横向维度被忽视以及诊断的不完善。然而，正畸医生都承认横向宽度不足是诊断中的一个重要组成部分，它是美国正畸协会（ABO）制定的模型 – 影像评价（C–R 评价）标准中的重要组成部分，它建议通过比较模型上磨牙颊尖和舌尖的高度差来评估后牙的颊舌向倾斜程度[55]。但是，无论是使用牙列模型还是头颅后前位片进行测量，其结果都缺乏可靠性和一致性。另一些临床医生提出的基于是否存在后牙反𬌗来对横向宽度进行评估的方法也存在缺陷，因为后牙反𬌗可能是牙性的，也可能是骨性畸形的牙列代偿表现，即由过度的磨牙倾斜代偿了潜在的骨骼宽度不调。有经验的正畸医生可以结合后牙反𬌗的存在、拥挤程度、牙弓宽度、牙齿颊舌向倾斜度以及腭穹隆的形状和高度等方面来诊断横向宽度不调[57-58]。然而这依赖于经验，而且对多个项目的综合测量也增加了出错的可能性。

Enlow 和 Hans 提出了牙槽骨的代偿机制，指出“生长过程中的生理性代偿是一个重要的生物学概念，这是局部区域保持功能和结构相对平衡稳定的关键原因”。此外，Solow 还研究了颌骨横向不调是如何通过后牙颊舌向倾斜来实现代偿的[60]。CBCT 研究表明，如果存在横向缺陷，但没有后牙反𬌗，通常是因为磨牙颊舌向倾斜度超过正常值一个标准差，从而掩饰了牙

槽骨横向宽度的不足[61]。

而使用 CBCT 可以更准确地检查横向问题，并制定客观、可靠的诊断规范和指南，以帮助医生更好地进行诊断和治疗设计。当以颅骨标本体外测量为标准进行测量时，CBCT 相对于头颅后前位片的优势显著[62]。此外，Strei 的研究显示，在使用照片、模型和后前位片诊断“横向不调”时，即便是经验丰富的临床医生也表现出较低的一致性和可重复性[63]。这表明需要开发出更加可靠、标准化的方法来诊断和鉴别诊断牙性或骨性的横向不调，尤其对于那些因牙齿代偿而掩盖了潜在骨骼缺陷的病例。

目前，已有一些方法来利用 CBCT 测量磨牙的颊舌向倾斜度，目的是制定规范的诊断指南，以帮助医生对横向不调的患者进行治疗决策（如是否使用牙性或骨性扩弓来纠正横向不调）。虽然不同的方法使用的参考标志不同，但都具有较高的可靠性[63–65]。

8.5.1 凯斯西储大学（The Case Western Reserve University，CWRU）的方法

为了制定标准化的牙齿颊舌向倾斜度测量方法，CWRU 开发了一种使用 CBCT 测量磨牙颊舌向倾斜度的技术——“CWRU 横向分析法”。该方法测量了 78 例具有理想第一磨牙转矩及咬合关系的个体样本，对第一磨牙颊舌向倾斜度的平均值进行统计学分析。结果显示，上颌第一磨牙的平均角度为 100° ± 4° ，下颌第一磨牙的平

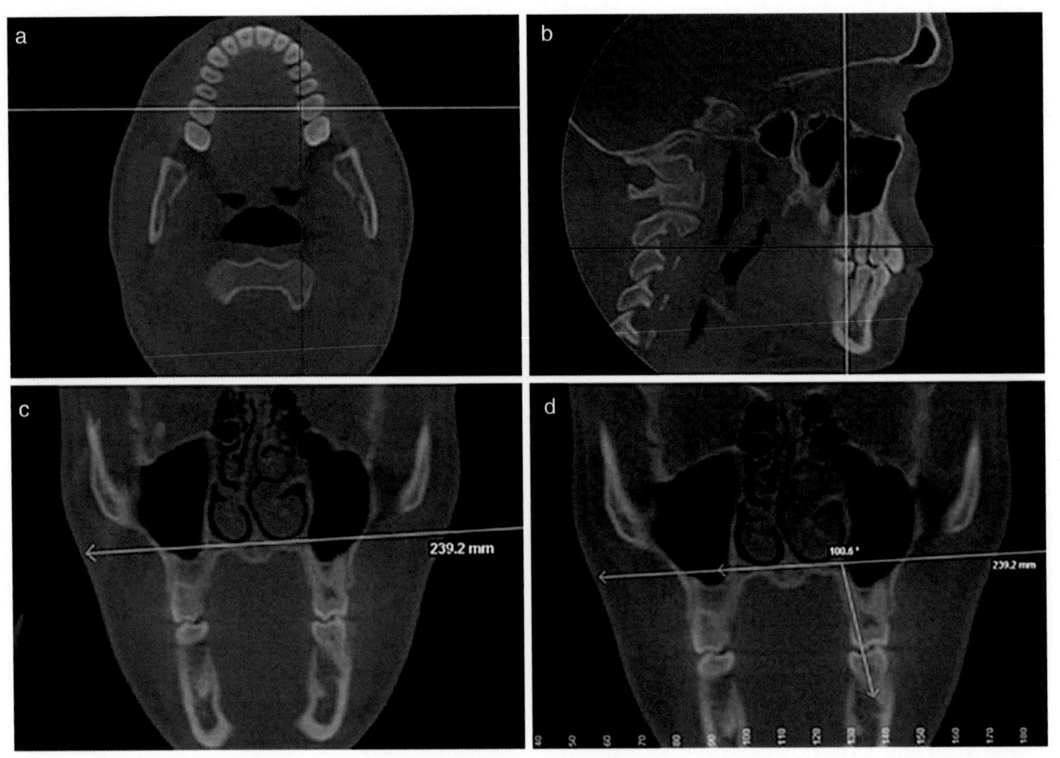

图 8.4 测量上颌磨牙倾斜度。（a）在水平位视图中，定义一个经过上颌第一磨牙的矢状平面。（b）在矢状面上，沿近舌尖顶和舌根根尖点定义一个冠状面。（c）在冠状面上画一条与鼻底相切的参考线。（d）测量上颌磨牙的倾斜角，即参考线与通过磨牙长轴的直线（近舌尖顶和舌根根尖点连线）之间的夹角

均角度为 77° ± 5° 。这两项参数被定义为第一磨牙的理想颊舌向倾斜度。该方法使用简单、快捷，并可以在任何商用的允许测量角度的 DICOM 视图器中测量。它提供了一种客观的、可量化的方法来分析横向宽度问题[63–64,66–69]。

首先，应使用内部标志点对头颅模型进行头位校准（CWRU 头位校准法），详见前一章所述（7.3 节）。然后，测量磨牙腭长轴（近中腭尖顶和腭根根尖点的连线）与鼻腔下缘切线形成的夹角，以此表示上颌第一磨牙的颊舌向倾斜度（图 8.4）。下颌第一磨牙的颊舌向倾斜度是指通过牙齿长轴（中央窝与近中根根尖点的连线）和下颌骨下缘切线之间的夹角（图 8.5）。

该方法的评价者内信度为 98.7%，评价者间信度为 89.2%[69]。

8.5.2 测量结果的解析

测量角度可分为正常、不足或过度。过度表明磨牙向颊侧的倾斜度高过正常平均值一个标准差，而不足表明向舌侧的倾斜度低于正常平均值一个标准差。

假如一位患者上颌磨牙的颊倾斜度过高（高于一个标准差）和（或）下颌磨牙的倾斜度不足（低于一个标准差），可能表明牙齿对骨性上颌骨狭窄发生了代偿。这表明，使用快速扩弓装置（RPE）扩宽颌骨有利于建立合适的咬合。相对而言，上颌磨牙倾斜度不足可能是上颌骨较宽的一个代偿，应避免使用 RPE。

临床医生可以使用如图 8.6 所示的决策树来辅助诊断和设计。当磨牙角度正常、没有后牙反殆时，横向关系是协调的，因

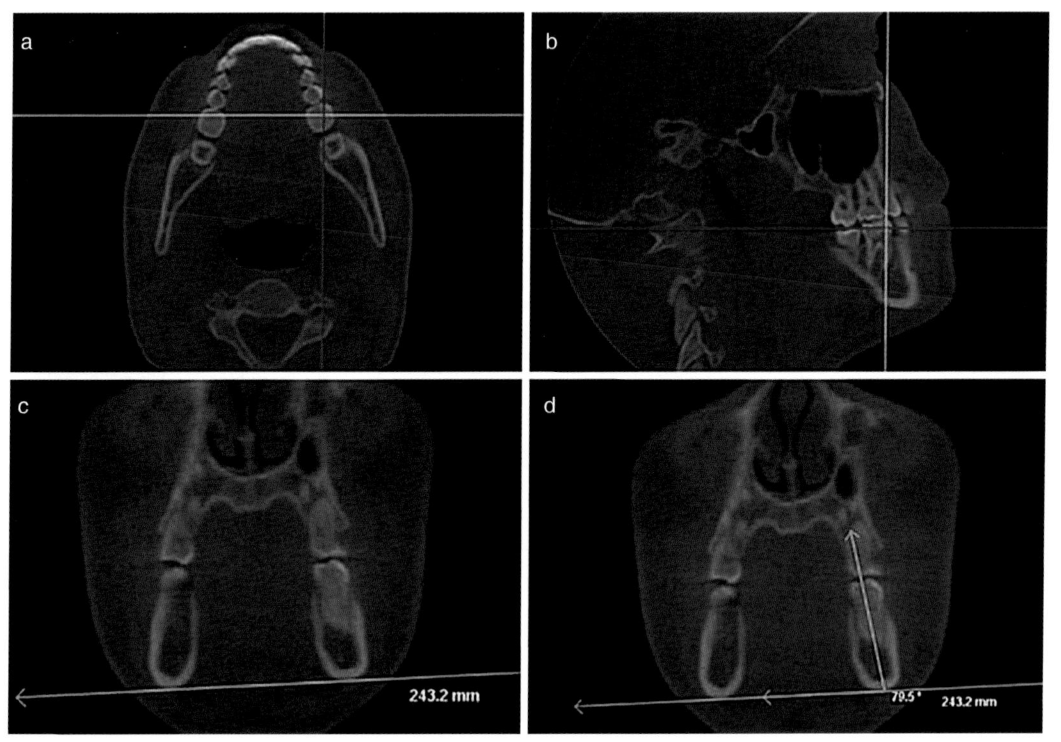

图 8.5 测量下颌磨牙倾斜度。（a）在轴位视图中，定义一个经过下颌第一磨牙的矢状平面。（b）在矢状面上，沿中央窝与近中根根尖点定义一个冠状面。（c）在冠状面视图中画一条与下颌骨下缘相切的参考线。（d）测量下颌第一磨牙长轴（近中根根尖点和中央窝连线）与参考线之间的夹角

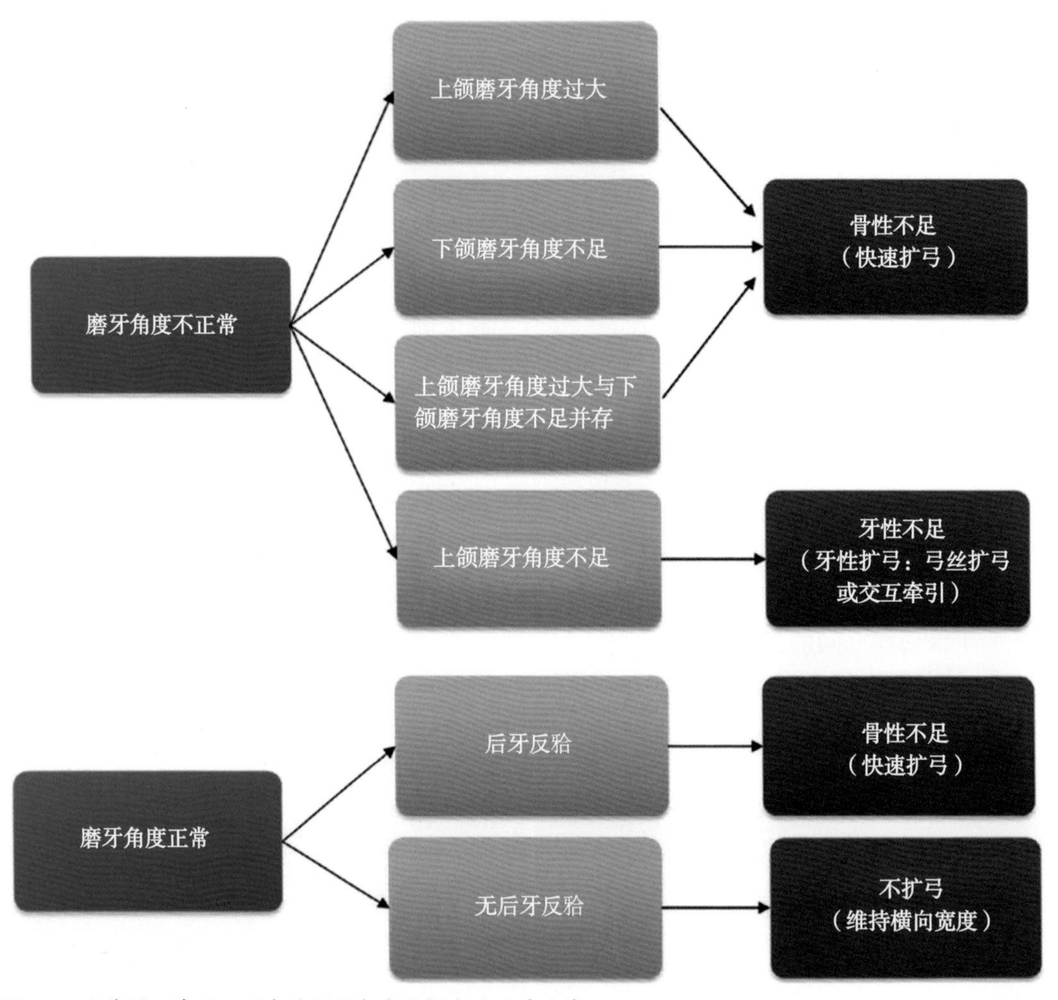

图 8.6　决策树：基于不同磨牙倾斜角度所提出的治疗方案

此需要在治疗中维持；而当磨牙角度正常、但伴有后牙反𬌗时，则代表颌骨存在横向宽度不调，且没有牙齿代偿，治疗中建议使用 RPE[69]。

对于那些表现出后牙代偿（上颌磨牙角度过大、下颌磨牙角度不足或两者兼有）的骨性横向不调的患者，无论是否存在后牙反𬌗，RPE 都是建立平衡咬合的首选治疗方法。同时，对于上颌磨牙角度不足的患者，无论是否存在后牙反𬌗，都应采用牙性扩弓 [弓丝扩弓（AWE）或交互牵引] 进行治疗。

8.5.3 客观性和临床意义

对于测量的临床意义和利用 CWRU 横向分析对于治疗质量的影响，Mostafa 等进行了一项研究，利用 ABO 临床检查分级系统中的模型 – 影像评价（C–R 评价）方法，客观地评价了该方法的临床意义[69]。研究对使用了 CWRU 横向分析法的患者进行了回顾性研究，根据患者诊断治疗时是否使用了 CWRU 横向分析法将样本分为两组。结果显示，采用 CWRU 横向分析法的组 C–R 评分更高，具有统计学意义。并且在 C–R 评价的颊舌向倾斜度得分方面，这一差异更加明显，表明根据 ABO 标准（表 8.1）[69]，使用该分析方法确实显著提高了正畸治疗的整体质量。

病例 A 给出了一个正确应用 CWRU 横向分析法的例子。图 8.7 显示了预处理的图片和磨牙倾斜角，可见右侧和左侧上颌磨牙过于颊倾，分别为 105.9° 和 105.4° ，均超过 100° ±4° 一个标准差，而下颌双侧磨牙舌向倾斜度分别为68.1° ,65.9°（低于 77° ±5° 的标准），表明磨牙因上颌骨横向宽度不足产生代偿。

尽管患者没有后牙反殆，但治疗计划仍然包含 RPE，以解决颌骨横向宽度不足。图 8.8 为治疗后结果，牙弓后段咬合关系改善。上颌磨牙角度得到改善，恢复至 103.2° 和 102.7° 的范围内，距正常值一个标准差内。治疗持续 20 个月，最终 ABO C-R 评分为 15 分，表明治疗效果良好。在 C-R 评价中，没有一颗磨牙在颊舌向倾斜度方面扣分。

另一方面，病例 B 展示了一个没有应用CWRU 横向分析法进行诊断设计的患者。患者右侧单侧后牙反殆，但上颌右第一磨牙倾斜角仅为 91.5° 。此外，下颌右侧第一磨牙倾斜角过大为 91.2° （图 8.9）。这表明后牙反殆是牙性的，甚至是对较宽上颌骨的一种代偿，因此不推荐使用 RPE。然而，他接受了 RPE 治疗，但反殆没能得到解决，上颌磨牙角度变得更加不足（图 8.10）。最终的 C-R 总评分为 37 分，表明治疗效果较差，这在很大程度上归因于对横向宽度问题的误诊。如果遵循 CWRU 横向分析法进行牙性扩弓而不是 RPE，最终的效果应该会更好。

横向宽度不调是正畸病例诊断的一个重要内容。Vanarsdall 强调了上颌骨宽度和下颌骨宽度之间的骨性差异的重要性，他指出：“未经诊断的横向不调会导致不利的牙周反应、不稳定的牙齿代偿性移动，以及不理想的牙颌面美学。[70]” CWRU 横向分析法是一种可供正畸医生常规使用的诊断辅助工具，它能够评估横向不调的存在及发生机制，使诊断信息更加全面。这是一个相对简单的方法，如果使用得当，可以显著提高正畸治疗的质量。

8.6 CBCT 3D 影像重叠法

1931 年，Birdsall Holly Broadbent 首先提出了头影测量重叠法，通过叠加连续的头影测量片来研究面部随时间纵向的物理变化[71]。这一方法后来也被应用于正畸诊断和治疗效果评价中。

表 8.1 CWRU 横向分析法、美国正畸学会（ABO）C-R 评分、磨牙颊舌向倾斜度评分（C-R 评价）和主动治疗时间之间的独立样本 Mann-Whitney U 检验

	使用 CWRU 横向分析法（46 例）		未使用 CWRU 横向分析法（39 例）		
	平均数 ± 标准差	范围	平均数 ± 标准差	范围	P
ABO C-R 评分	18.7 ± 5.9	7~34	21.5 ± 6.2	12~39	0.041*
磨牙颊舌向倾斜度评分（C-R 评价）	2.9 ± 1.7	0~7	4.6 ± 2.3	1~10	0.001*
主动治疗时间（月）	25 ± 5.4	13~40	27.3 ± 6.4	16~48	0.106^{NS}

纳入总数为 85 例，使用 CWRU 横向分析法 46 例，未使用 CWRU 横向分析法 39 例。NS 表示无统计学意义。

* 使用独立样本 Mann-Whitney U 检验，P 值小于 0.05 时具有统计学意义

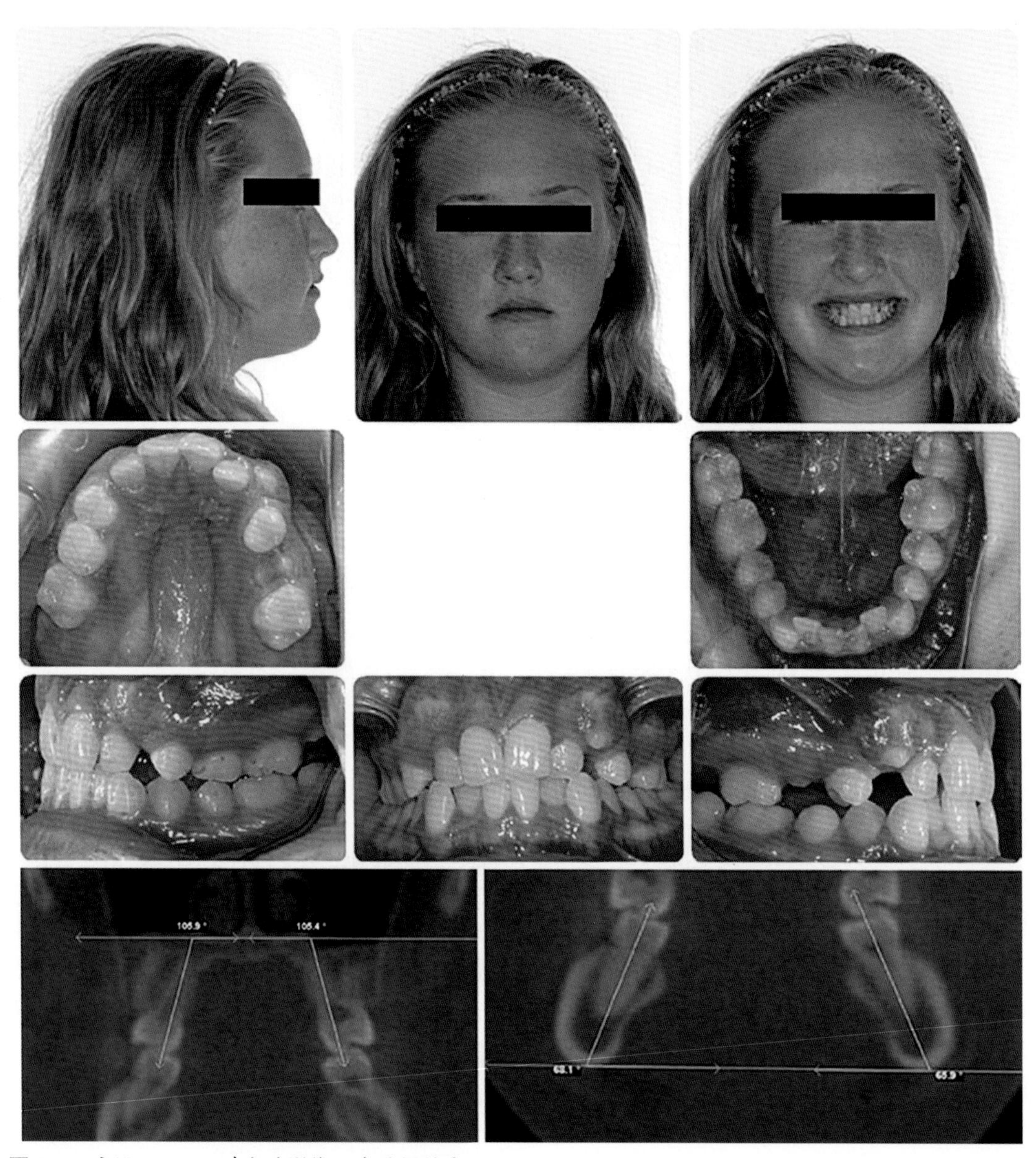

图 8.7　病例 A——正畸术前影像及磨牙倾斜度

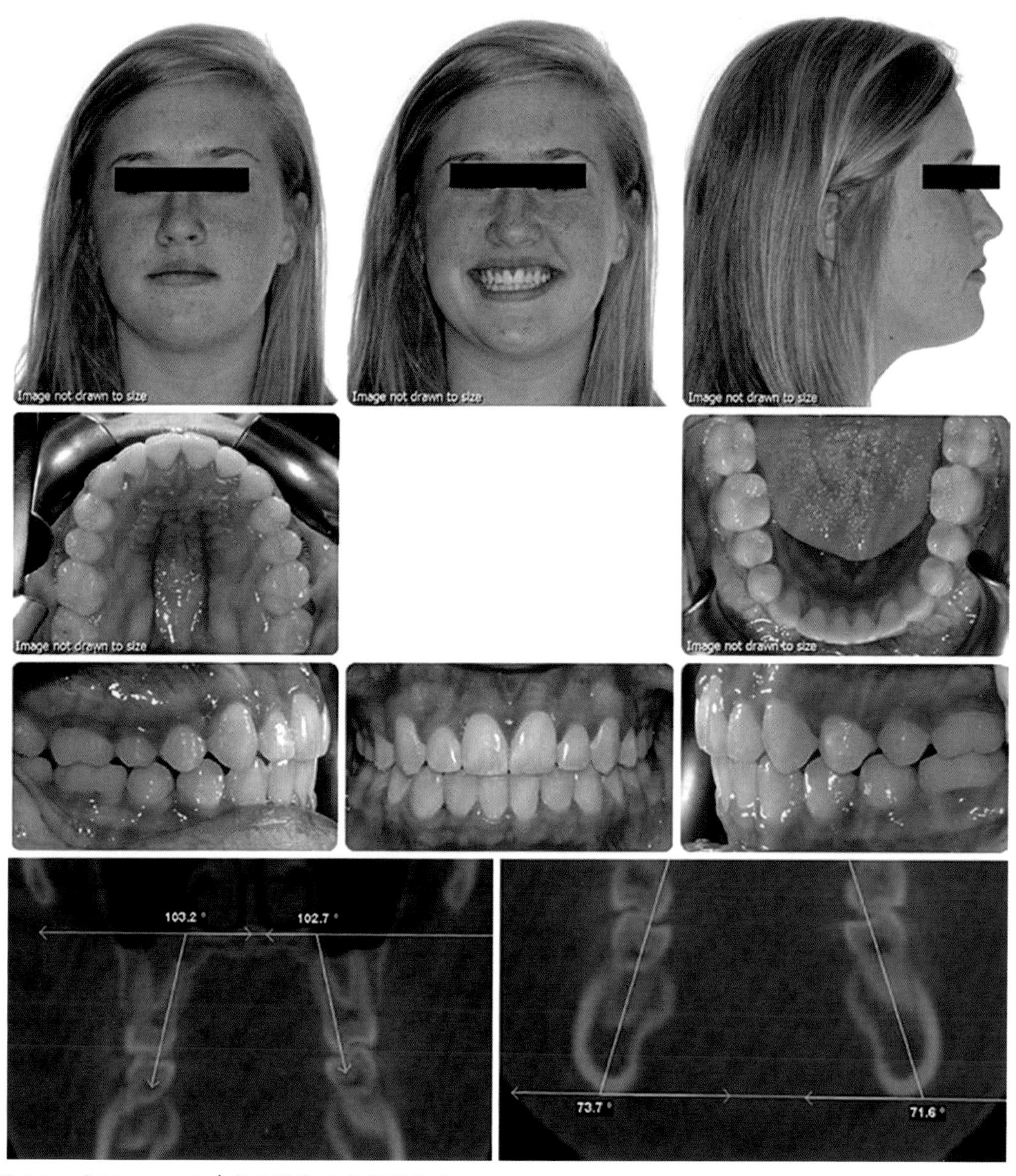

图 8.8 病例 A——正畸术后影像及磨牙倾斜度

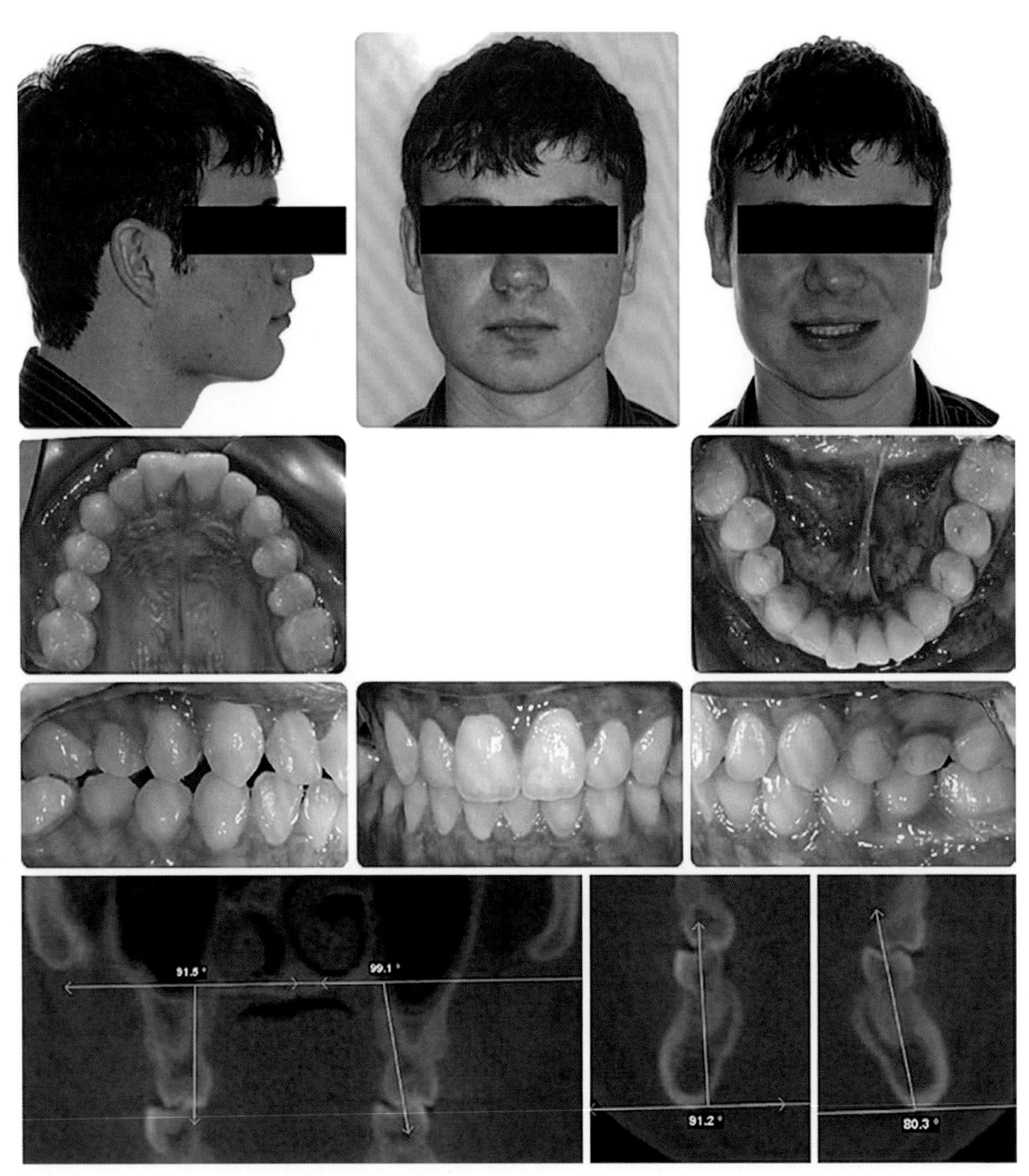

图 8.9　病例 B——正畸术前影像及磨牙倾斜度

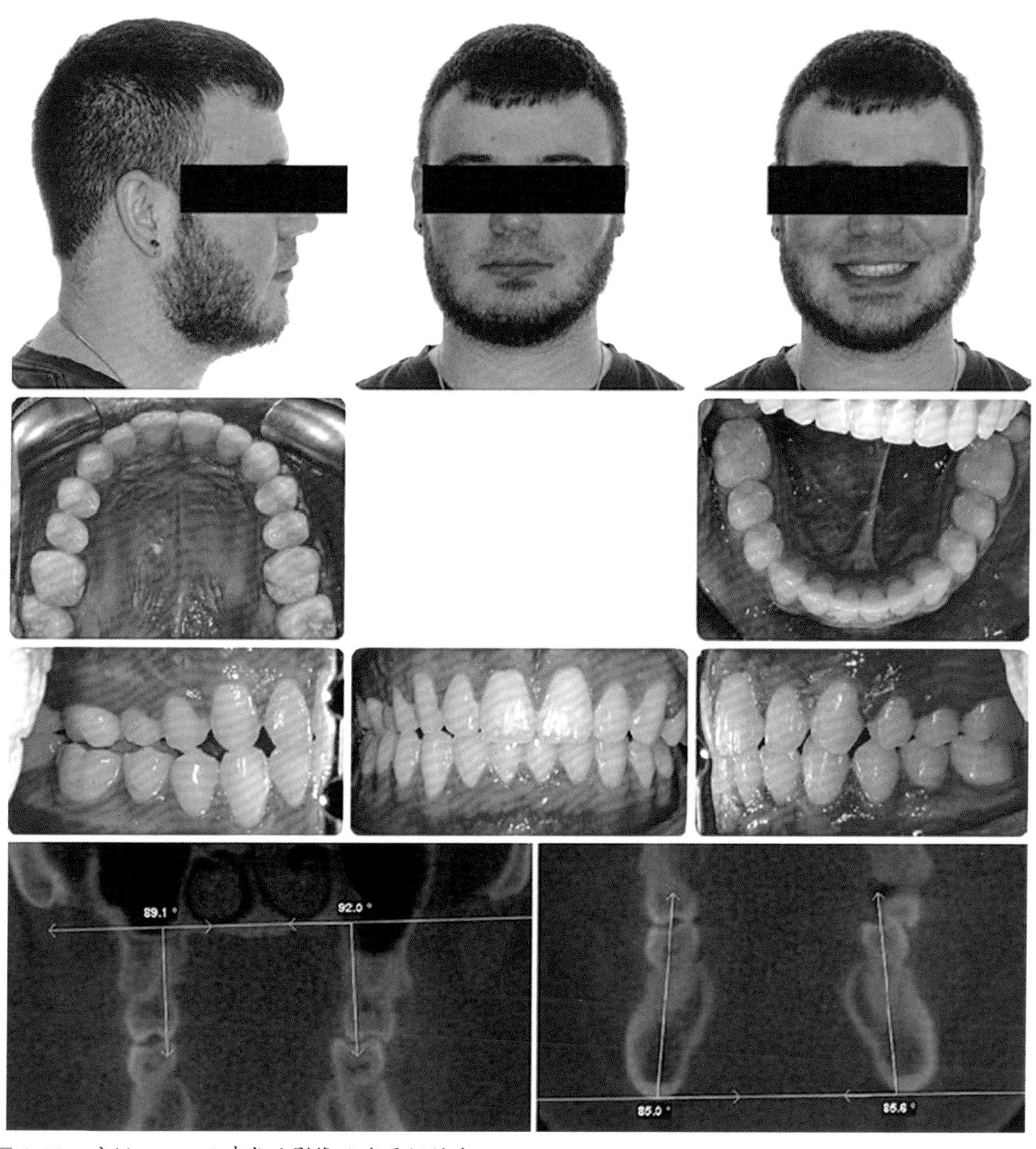

图 8.10 病例 B——正畸术后影像及磨牙倾斜度

现在，用于 2D 头影测量的重叠方法已有很多种[72–73]，这些方法使临床医生能够通过颅底重叠评估上下颌骨位置的改变，进而评估生长发育趋势和辅助诊断设计；通过上颌重叠来评估上颌牙颌复合体的变化，以及通过下颌重叠评估下颌牙槽骨及牙列的变化。然而，头影测量分析仅限于从 2D 层面观察 3D 颅面结构。

近十年来，正畸和正颌外科领域一直强调从 3D 方向上进行诊断设计的重要性，学者们也为此进行了许多尝试[74–76]。近年来，CBCT 设备的进步和软件程序的大量开发不仅使诊断设计的方法得以改善，而且使治疗效果的 3D 评估得以实现。

CBCT 成像的分辨率由体积数据集产生的个体体积元素（体素）决定[20]。体素的大小由其高度、宽度和深度来定义，而 CBCT 体素通常是各向同性的，即在 3D 方向上是相等的[7]。3D 影像的体素大小相当于 2D 影像的像素分辨率，每个体素包含了灰度值的强度或密度信息。当比较两幅影像时，可以通过灰度值来确定影像中的稳定区域。

由于生长发育或正畸 / 正颌外科治疗会导致颅面结构随时间变化，将不同时间点的 CBCT 影像进行 3D 重叠有各种不同的方式。随着软件程序的发展，学者们提出了不同的方法用于叠加来自 CBCT 扫描的立体影像。

8.6.1 基于解剖标志点的重叠

基于标志点的重叠要求解剖标志的识别必须准确[77]。标志点重叠是通过计算两张 CBCT 影像上选定的解剖标志之间的差值来实现的，据此软件可以对两张影像进行重叠。Grauer 等使用不同的商业软件程序对 DICOM 文件中的 3D 影像进行标记和重叠。大多数软件都提供这一程序[78]。

解剖标志点重叠的步骤

将初始 CBCT 影像（T1）和终末 CBCT 影像（T2）上传至软件中，并使用治疗过程中相对稳定的解剖结构作为配准参考。每个软件需要不同数量的标志点，一般在 3~7 个。

软件程序通过计算两幅 CBCT 影像上选定的解剖标志之间的差异，将两个影像进行重叠。之后，可以使用位置微调工具手动微调这两个影像，以使颅底稳定结构达到最大限度的重叠。两幅影像之间的变化可以通过重叠后的 3D 模型或 2D 断层进行评估。还可以通过调整阈值以对软组织进行评估。

Dolphin Imaging 软件（version 11.9, Dolphin Imaging & Management Solutions, Chatsworth，CA）的标志点重叠方法如图 8.11 所示，InVivo（version 5.1, Anatomage，San Jose，CA）的标志点重叠方法如图 8.12 所示。

8.6.2 基于表面形态的重叠

基于表面形态的配准意味着需要在两幅影像中分别选择未发生变化的表面。一旦选定了一个表面，就可以通过平移两幅影像中的一个来对二者进行手动重叠。最后，由软件程序进行面对面重叠的精细调整。

8.6.3 基于体素的重叠

Cevidanes 等将基于体素的重叠方法引入牙科领域[79–80]。它曾被广泛应用于大医学领域，用于重叠 CT、CBCT 和 MRI 影像。基于体素的匹配方法是测量两次扫描中指定目标区域内每个体素中不变的灰度值，进而对影像进行配准。它是一种完全自动化的重叠方法，能够克服标志点重叠法准确性差的缺点。

此方法可以使用开源软件 Slicer（www.

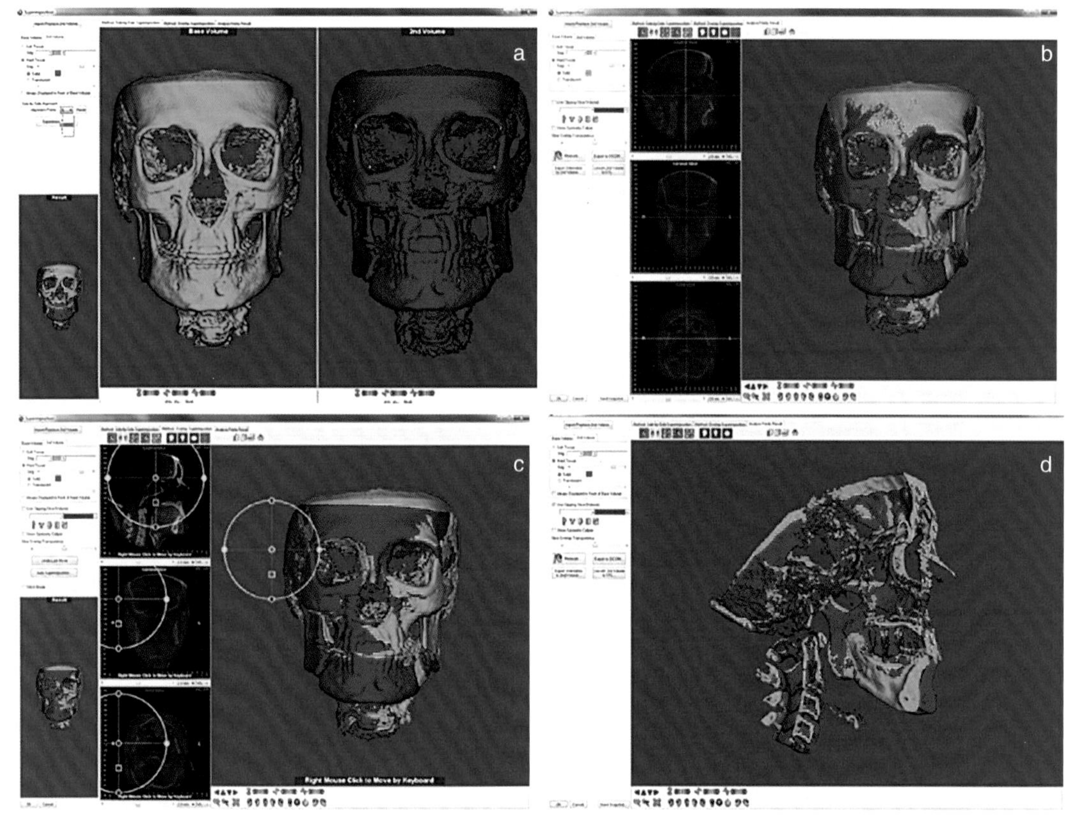

图 8.11 使用 Dolphin 软件基于标志点进行重叠。（a）上传至软件的两组 CBCT 影像。两组影像上标记相同的标志点作为参考。（b）通过计算所选解剖标志之间的差异，软件将两幅影像叠加在一起。（c）使用微调工具手动微调两幅影像的位置，以达到最佳的颅底重叠。（d）重叠后的最终结果

slicer.org）来执行，该软件的视频教程可以在 https: //www.youtube.com/user/DCBIA/playlists 上获得[81]。影像分析步骤包括：① 3D 匹配和结构分割；②表面模型的构建；③量化差异。

基于体素的重叠法被认为是最先进的方法，并已在文献中用于生长和非生长期的患者，用于评估正颌手术前后面部软组织、硬组织和骨关节炎患者颞下颌关节改建的情况[82–85]。然而，结果并不理想，存在的主要缺点是需要使用多个软件执行多个步骤，即便是受过训练的有经验的医生，也需要花费大约 1h 的时间。最近，商业软件程序开始提供一种新的快速体素重叠法，它不需要在重叠之前构建表面模型。该方法对用户友好，可在 30~40s 内完成重叠过程。

一些学者对商业软件中提供的快速 3D 体素重叠法进行了研究，使用的参考方法是 Cevidanes 重叠法，该方法被认为是体素重叠的金标准。Bazina 等[86]使用 Dolphin 3D 软件（version 11.9，Dolphin Imaging & Management Solutions，Chatsworth，CA）在颅底区域使用快速 3D 体素重叠，与使用非住院外科患者样本的 Cevidanes 方法进行了比较，以评估该方法的准确性。两种方法之间没有显著的临床差异[86]。Ben Nasir 等在另一项研究中以生长发育期的患者为样本，比较了同一快速体素重叠法，得出了相同的结论，即基于快速 3D 体素

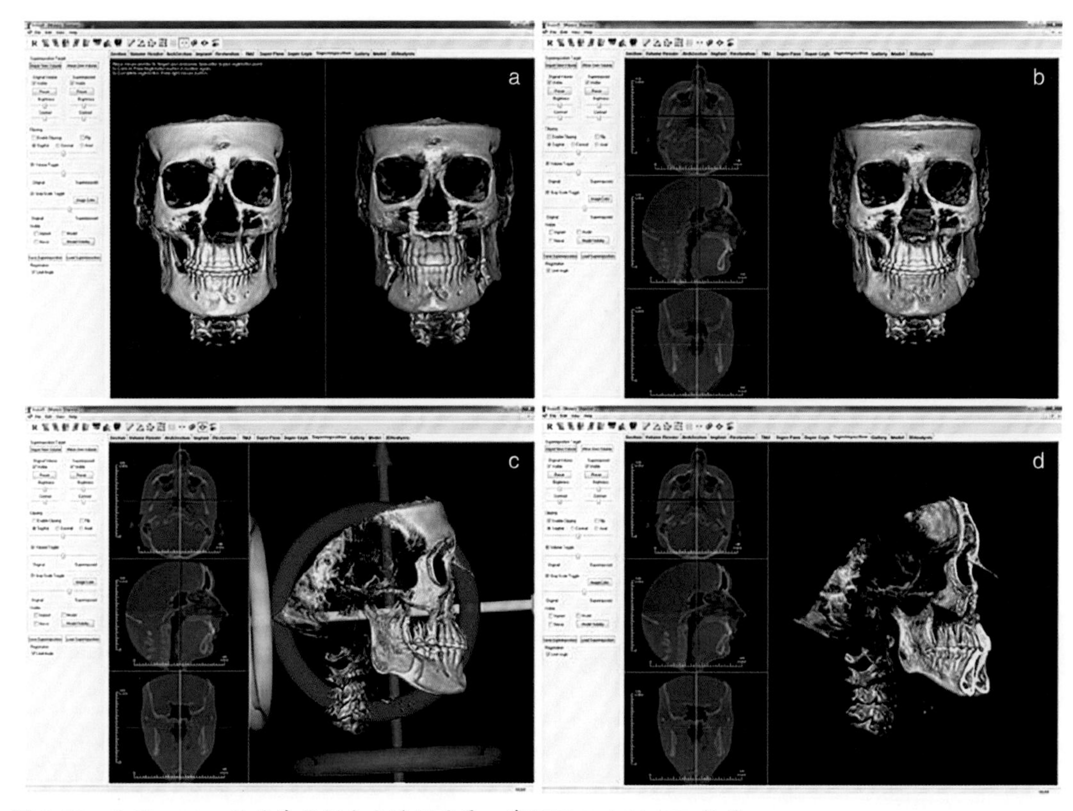

图 8.12 使用 InVivo 软件基于标志点进行重叠。步骤同 Dolphin 3D 软件

的重叠是一种准确的方法，可用于临床和研究目的[87]。另一项研究验证了商业软件（OnDemand3D；Cybermed，Seoul，South Korea）提供的快速体素重叠法，并得出结论：该方法在不同的临床条件下是可重复的，适用于研究和临床实践[88]。之后，又一项研究比较了不同商业软件提供的快速体素重叠程序（图 8.13），并得出结论：不同软件的重叠结果没有显著的临床差异[89]。

基于颅底重叠的快速体素重叠步骤

初始和阶段CBCT影像被上传至软件，并使用每个影像上至少 3 个标志点进行匹配。不同的软件程序需要不同数量的标志点，通常最小值为 3，最大值为 7。在近似匹配后，需要使用微调工具来进一步手动调整，以最大限度地匹配颅底区域。可以在目标区域放置一个大小可调的选区，在不同的断层视图上对前颅底区域进行精细调整。接下来，执行自动匹配工具，在两个 CBCT 影像的重叠框中使用未发生改变的体素对影像进行对齐。图 8.14 显示了使用 Dolphin 软件程序的基于体素的叠加方法。

8.6.4 重叠的评价

偏差色彩图：完成重叠后，可以根据两组影像表面之间最大距离差的绝对值来评估结果，然后以色彩图的方式进行呈现，即使用与距离（mm）相对应的颜色来突出目标区域中两个表面之间的距离差异（图 8.15）。另一种评价方法是将初始和阶段影像中的一个以半透明的方式显示出来，在轴向、矢状和冠状 3 个截面上也可显示半透明的重叠结果（图 8.16）。图 8.17 和

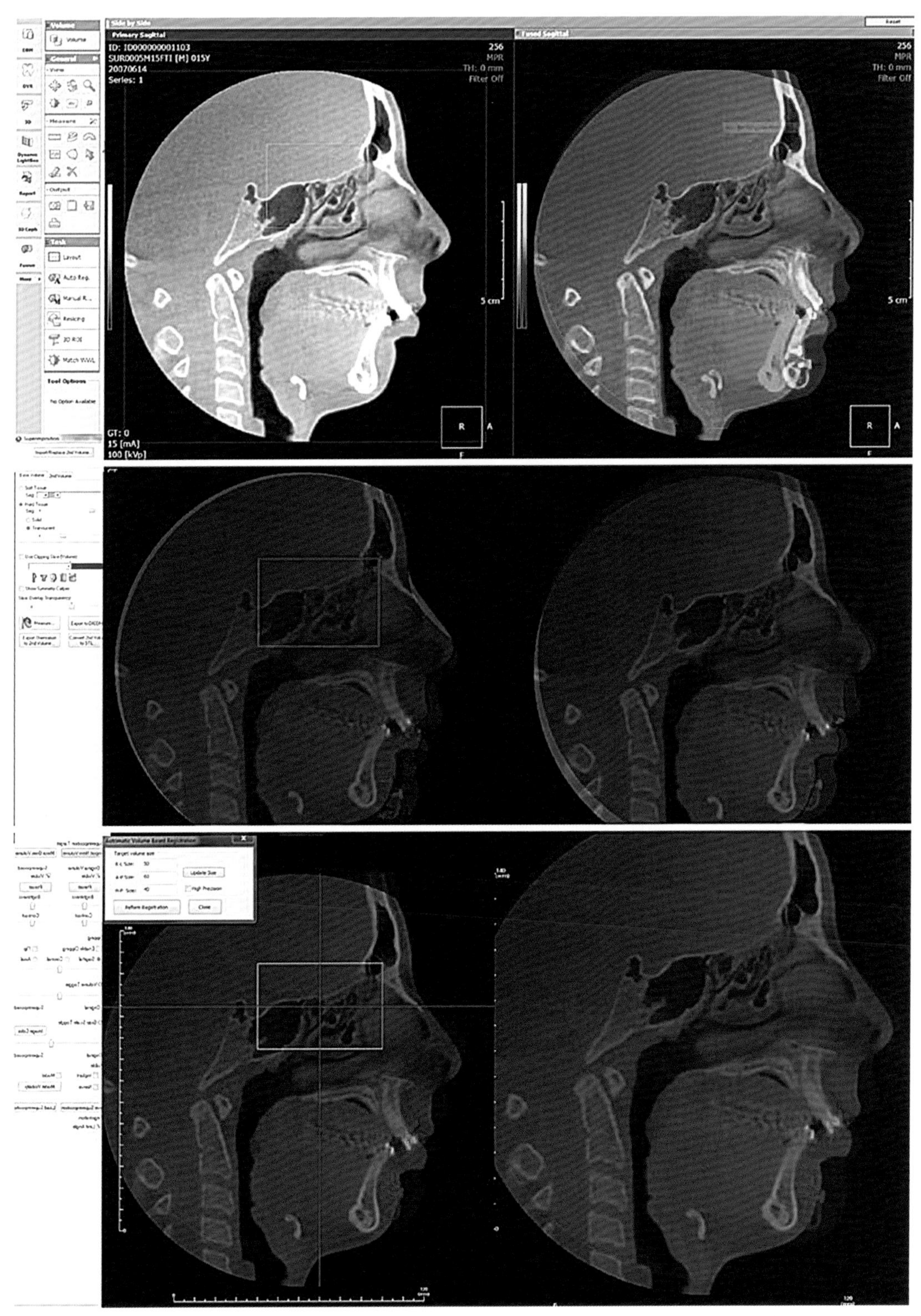

图 8.13 使用 3 个不同的软件程序（Ondemand 3D，Dolphin 3D，InVivo）进行同一患者基于体素的颅底重叠

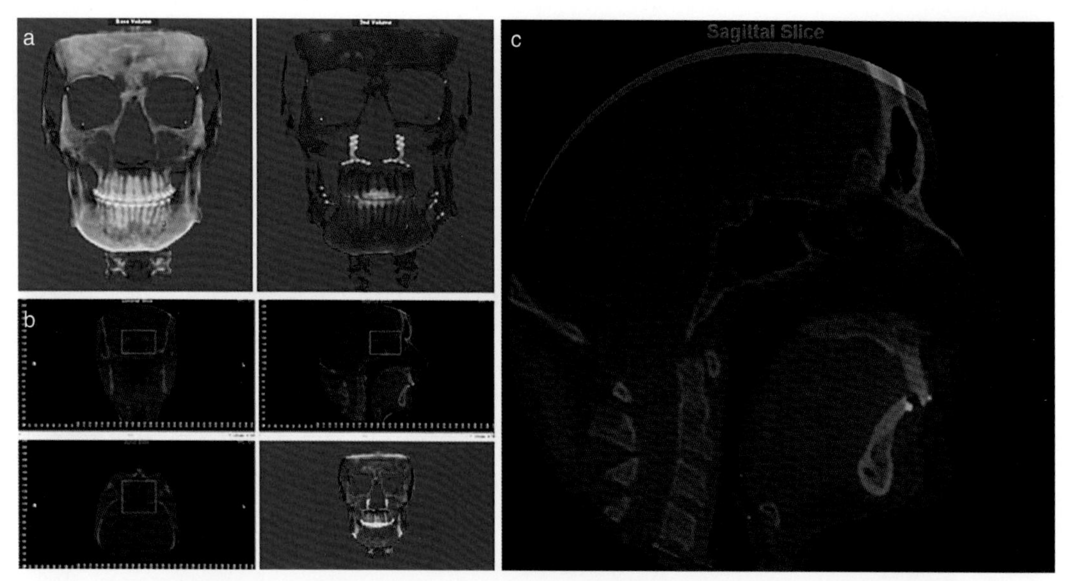

图 8.14　基于体素的重叠。（a）使用标志点对两个 CBCT 影像进行初步重叠。（b）通过在目标区域放置一个大小可调的选择区，在不同的断层视图中选择前颅底的解剖结构。（c）以选区内未改变的体素作为基准对影像进行重叠后呈现的最终影像

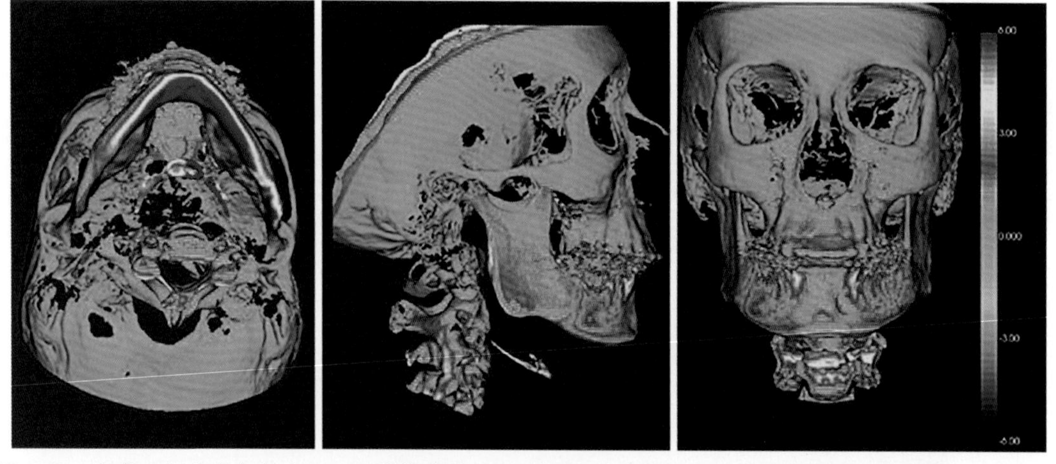

图 8.15　成年正颌手术患者的 CBCT 影像重叠。3D 模型偏差色彩图显示术前和术后 6 个月的表面距离差异。红色和橙色区域的表面形态因手术发生改变，绿色表示没有变化的区域

图 8.18 显示了在 3D 模型和断层中进行 3D 重叠的视图，以便临床医生更好地评估和判断他们的治疗效果。

8.7 本章总结

CBCT 不仅仅是有效的静态诊断工具，它正在逐渐改变正畸医生诊断设计的方法，并为正畸医生提供了一种更为全面的疗效评估工具。我们希望先进的影像学技术能够提供更为充分的信息，帮助正畸学科在循证医学的发展方向上更进一步。

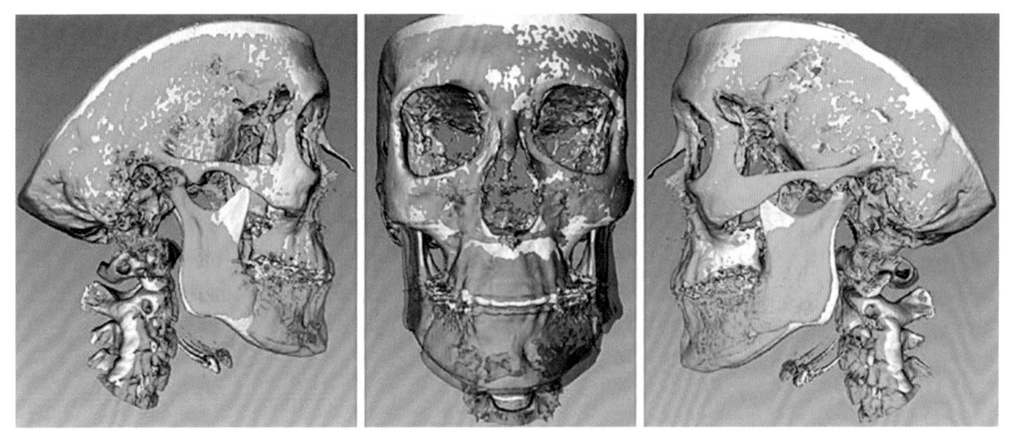

图 8.16 同一患者 CBCT 影像重叠，术前表面显示为白色，术后表面显示为半透明绿色，可见下颌前徙和上颌旋转后的变化

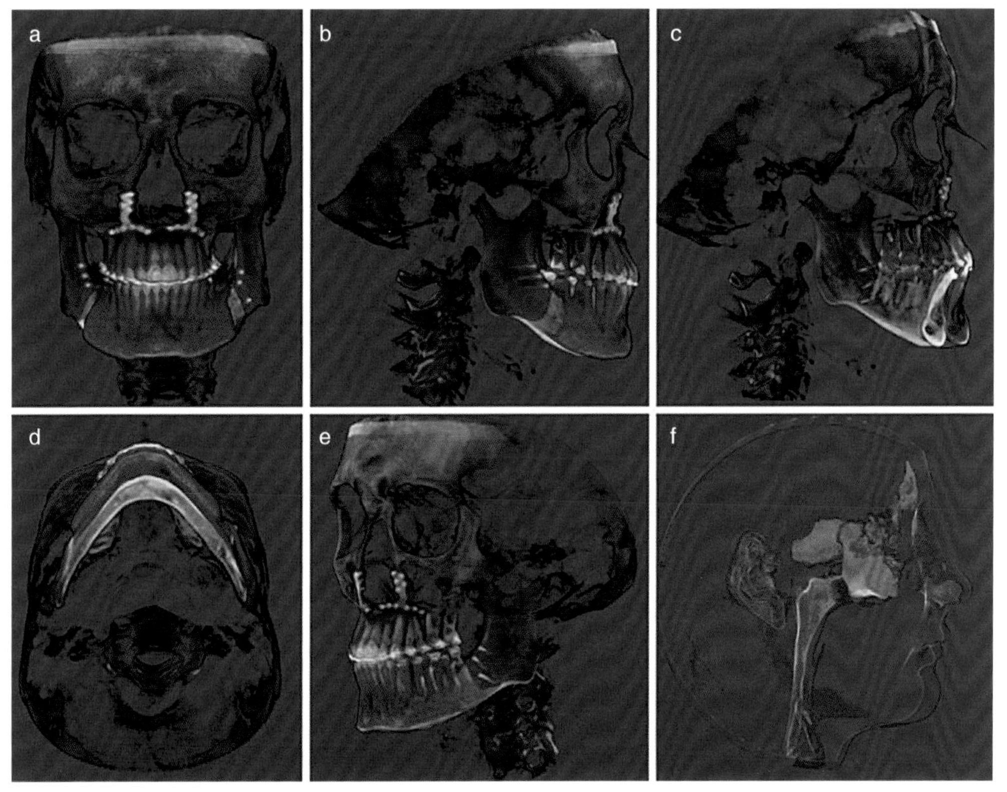

图 8.17 3D 影像重叠允许临床医生通过不同视图评估颅面结构。（a）正颌病例的 3D 模型重叠（红色表示术后模型）。（b）全矢状面重叠。（c）部分矢状面重叠。（d）颏顶位重叠。（e）斜侧位重叠。（f）仅显示软组织改变的重叠

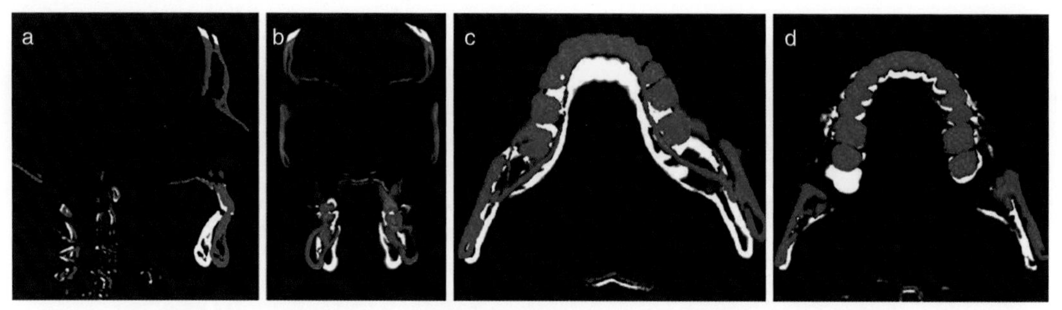

图 8.18　正颌病例的 3D 影像重叠（红色代表术后模型）。（a）矢状面。（b）冠状面。（c）水平面上可见下颌不对称前徙。（d）水平面上颌骨前移

参考文献

请登录 www.wpcxa.com“下载中心”查询或下载。

第Ⅲ部分

3D 成像在正畸与颌面外科中的临床应用

9 颞下颌关节形态与正颌外科

Ryan Patrick O'Sullivan, Onur Kadioglu, G. Fräns Currier, Steven M. Sullivan, Tara Beard, Dee Wu

摘 要

对于严重的骨骼畸形病例，正颌手术是可供医生选择的最重要的治疗方案。为了准确测量正颌手术后发生的所有结构变化，颞下颌关节（TMJ）相关数据是必须记录的。相较以往，CBCT 影像可提供与这些变化相关的更完整的 3D 信息。医生可以使用 3D CBCT 数据，从而更完整地分析正颌手术后主要发生在双侧髁突头后、上、外侧以及关节窝后区域的相关变化。

9.1 引 言

临床治疗中针对严重的骨性错殆病例，传统的正畸治疗无法达到理想的效果，正颌手术则成为正畸治疗后可选择的最重要的治疗方案之一。在这些情况下，患者的咬合、功能和美学治疗均依赖于正畸和正颌手术的有效联合，但对于手术后 TMJ 结构是否存在变化仍不确定。

正颌外科起源于美国，1849 年 Hullihen 团队成功完成了第一台矫正错殆畸形的正颌手术 [1]。1898 年，正畸医生 Edward Angle 和外科医生 Vilray Blair 报道了第一例正畸和正颌外科联合应用于下颌升支垂直截骨术 [1]。

在这些先驱者的引领下，矫正各类型错殆和面部畸形的治疗手段不断发展、完善。

现在正颌手术仍然是纠正一系列骨骼和错殆畸形的有效手段，同时可以改善患者的发音、呼吸和咬合功能 [2–3]。尽管多年来技术已经有所改进，但术后复发仍然是一个主要问题，且不同的手术方式其复发状况不尽相同 [2,4]。双颌手术在纠正双颌畸形中效果稳定且可靠。然而，一台双颌手术的成功实施，还依赖于稳

R. P. O'Sullivan
Private Practice, Fayetteville, AR, USA

O. Kadioglu (✉) · G. F. Currier
Division of Orthodontics, Department of Developmental Sciences, University of Oklahoma Health Sciences Center College of Dentistry, Oklahoma City, OK, USA
e-mail: onur-kadioglu@ouhsc.edu; frans-currier@ouhsc.edu

S. M. Sullivan
Deparment of Surgical Sciences, University of Oklahoma Health Sciences Center College of Dentistry, Oklahoma City, OK, USA
e-mail: Steven-Sullivan@ouhsc.edu

T. Beard
University of Oklahoma Health Sciences Center College of Dentistry, Oklahoma City, OK, USA
e-mail: tara-beard@ouhsc.edu

D. Wu
Department of Radiological Sciences, University of Oklahoma Health Sciences Center College of Medicine, Oklahoma City, OK, USA
e-mail: dee-wu@ouhsc.edu

O. Kadioglu, G. F. Currier (eds.), *Craniofacial 3D Imaging*,
https://doi.org/10.1007/978-3-030-00722-5_9

定的颌骨运动、坚强内固定以及患者骨骼的生长发育[2]。

临床上，在使用坚强内固定的情况下，双颌手术矫正Ⅱ或Ⅲ类错𬌗在近90%的患者中取得良好的治疗效果[5]。然而，在术后1年之后，出现了不同的状况。约20%的下颌骨前徙手术患者在术后1~5年出现下颌骨长度缩短[3]。术后短期出现的升支长度缩短可能是因为肌肉组织的牵拉作用，而长期稳定性的问题主要因为髁突的改建[3]。正颌手术后的复发和手术效果不稳定源于多种因素，包括颌骨前徙或后退的距离、下颌骨逆时针旋转角度、下颌平面角高度、固定装置、术前患者的TMJ病、患者性别，以及外科医生的手术操作[6-9]。

正颌手术术中可能导致髁突位置的改变，这种变化可能诱发TMJ的适应性改变，包括髁突和关节窝的改建[6]。为了准确测量正颌手术后可能发生的变化，需要TMJ的位置和形状变化的准确数据作为基础。与X线片相比，CBCT影像可以提供与之相关的完整3D数据。正畸以及正颌外科医生只有术前完全了解术后可能产生的所有变化，才能在术前充分告知患者手术疗效以及可能的风险与并发症。

9.2 正颌手术对TMJ的影响

9.2.1 髁突位置

通过下颌骨后退或前徙移动下颌骨时，首先需要进行下颌骨截骨。目前，最常用的手术方式是双侧下颌骨矢状劈开截骨术（BSSO）[10]。手术中，下颌骨被分成1个前部和2个后部，然后根据术前设计进行下颌骨的前徙或后退。此类手术通常与上颌截骨术联合进行[2]。下颌前徙的效果是确切的，但下颌后退的远期疗效却不稳定[3]。无论采用了何种手术方式，都可能导致髁突的移位，从而出现术后的复发或引起TMJ病。

许多评估BSSO手术后髁突位置变化的研究发现，术中或术后即刻可能出现髁突移位[11-12]。术后最常见的髁突位置变化是髁突移位或下降[10,13]。非接触性髁突下降发生于髁突下移或前内移位，B点不能保持，从而导致术后复发[6]。

也有研究表明，髁突的移位最常见于下颌骨矢状劈开之后，并且是髁突移位与轴的旋转或倾斜同时存在[14]。在采用坚强内固定的矢状劈开截骨术时，如果不解除干扰，髁突可能会受力产生扭曲，从而导致术后效果不稳定[8,13,15-16]。

1975年，Freihofer和Petreśevie[17]对38例接受BSSO手术的患者进行至少2年的随访，发现最常见的移位发生在关节窝前部。2007年，Marmulla和Muhling发现，在没有任何计算机引导辅助外科医生的情况下，手术中髁突的中位偏移为2.4mm。由于这种移位，手术后可能会出现TMJ疼痛和功能障碍，同时由于髁突存在回到关节窝内初始位置的倾向，因此可能在术后短期就出现复发情况。

9.2.2 改　建

改建一直被认为是正颌手术后效果不稳定和复发的原因。文献指出，髁突吸收是髁突最主要的改建形式。出现髁突吸收的高风险因素多种多样，例如下颌平面角度过高、术中下颌骨的逆时针旋转、患者性别、固定类型、髁突压迫情况、前牙开𬌗等[7,9,18-24]。在制定正颌手术方案前应考虑髁突吸收的可能性以及上述高风险因素[25]。

髁突形态也被认为是引起骨吸收从而出现畸形复发的原因。2004年，Hwang等的研究发现，存在术前颌骨发育不良、髁突颈后倾、下颌平面角过高、后面部高度过短等特点的患者出现髁突骨吸收的风险最大。1991 年，Moore 等发现，年轻女性的髁突较细且后倾，髁突骨吸收发生比例较高。这可能与髁突适应手术产生的额外负荷能力较差相关。

Mobarak 等在 2001 年解释道，逆时针旋转髁突近端导致手术效果不稳定和畸形复发的主要原因是改变了肌肉的走行。如果手术导致髁突和关节盘后组织受压，则会发生关节改建。如果手术导致关节窝后壁受到压迫，则髁突将会向上方移位，术后出现水平方向的畸形复发。如果在关节窝的内侧壁或外侧壁受到压迫，则可发生类似方向的髁突移位 [20]。

1990 年，Arnett 指出髁突向后、内、外侧移位时可能出现髁突下移。在这种情况下，髁突下移位但仍与关节窝相接触，从而支撑 B 点。然而，这种对髁突和关节盘后组织的压迫可导致术后 9~18 个月出现关节改建，随后髁突出现上移，导致畸形再次复发 [6]。

1990 年，Kerstens 等指出正颌手术后髁突骨质吸收常见于高下颌平面角伴下颌后缩的患者。因此他们建议在此类患者术中避免旋转运动，以防止髁突骨质吸收。同样，Bouwman 等在 1994 年分析正颌手术后髁突骨吸收情况，发现当下颌骨前徙距离较大或采取下颌平面逆时针旋转时，髁突负荷会增加 [18]。

Hoppenreijs 等在 1998 年发现了类似的髁突吸收危险因素。他们发现吸收主要发生在髁突前部。术后 1 年之后，髁突的上部和前部区域持续改建。此外，他们发现坚强内固定降低了进行性髁突吸收的发生率，但增加了改建发生率 [9]。

1994 年，Merkx 和 Van Damme 的研究以及 1997 年 Huang 等的研究都发现，与单纯上颌骨手术相比，下颌手术后更容易发生髁突吸收 [26]。

Joss 和 Vassalli 在 2009 年发现若髁突位于关节窝的下位或前位，且下颌骨无法停留在预期位置，就会发生髁突牵引，导致复发。他们发现，如果在固定过程中将髁突向后推入关节窝或固定过程中出现扭转，这些局部应力集中可导致髁突骨吸收 [8]。

9.3 评估 TMJ 变化的方法

9.3.1 传统的影像学手段

以往评估正颌手术对 TMJ 影响的研究常多采用传统的 X 线片、CT 和 MRI 影像。传统的 X 线片包括断层片、颧弓位 X 线片、侧斜位片、侧位头影测量片和正位头影测量片 [11,14]。此类研究多采用线性或角度测量指标来评估 TMJ 的变化。虽然这些 X 线片是当时可用的最好技术，但由于技术敏感性的限制，仍存在放大误差和失真误差等 [27]。

此外，1979 年 Moyers 和 Bookstein 认为，头影测量分析法以标记点和直线为指标，无法真实描述组织结构形态。他们认为以后的分析法需要包括切线、曲率和双正交网格。随着医学 CT、MRI 和 CBCT 的出现，弥补了传统 X 线检查的许多不足，尽管这些技术仍存在局限性 [28]。

1980 年，Kundert 和 Hadjianghelou 使用正位头影测量片、断层片和侧斜位片分析髁突位置，发现髁突移位多发生于矢状劈开截骨术后，他们认为手术中髁突颈部的旋转和倾斜是造成髁突移位的主要原因 [14]。1984 年，Spitzer 等在 CT 研究中发现髁突旋转运动是术后最常见的错位 [29]。

1983 年，Sund 等使用轴位、正位和侧位 X 线片来评估下颌升支斜行截骨术后 TMJ 的改变。研究发现术后即刻髁突向前下方移位，髁突外侧部分发生上旋，髁突在前后方向均发生旋转。但术后 18 个月 TMJ 结构通常恢复正常[30]。

1984 年 Will 等采用经颏下位片、侧位片及左右 TMJ 断层片评估髁突位置。在手术过程中，髁突没有发生明显的旋转或前后向移位，但髁突稍向逆时针倾斜和向下移位，但上述变化无统计学差异。在固定期间，双侧髁突均向上移动，同时左侧髁突发生向后移位。钛板固定取出后，髁突位置没有明显变化。整体而言，右侧髁突上移明显，左侧髁突后移并呈逆时针旋转。术中髁突位移量较小，双侧髁突位移距离没有统计学差异。双侧移位形式的差异主要与术者操作时的位置或者先劈开一侧的水肿有关[11]。

Woodside 等 1987 年通过头影测量和 TMJ 的组织学分析，研究了在 Herbst 矫正器治疗期间灵长类动物髁突和关节窝的改建过程。并指出在关节窝后壁前缘有大量新骨形成，而在关节结节后缘发生骨吸收，提示关节窝整体向前改建[31]。

1989 年 Hackney 等针对坚强内固定的 BSSO 术前和术后髁间距和角度变化进行研究，未发现显著差异。他们还发现术前 TMD 症状在手术后并没有加重，这表明 TMJ 能够适应手术中的髁突移位[32]。

Rotskoff 等在 1991 年使用线性全头颅体层片和颏片观察到术后即刻髁突在矢状位、水平位和轴向即出现移位。他们还使用侧位头影测量片评估了髁突上下以及前后向的移位情况[16]。

1993 年，Stroster 和 Pangrazio-Kulbersh 研究了 BSSO 下颌前徙患者的颏顶位片和经颅位片中髁突位置，发现前徙量与髁突位移量无相关性，但与钢丝固定法相比，坚强内固定患者的髁突位移量更大[33]。

1998 年，Cutbirth 等分析全景片和头影测量，寻找下颌骨前徙量和髁突变化之间的相关性。他们发现髁突骨吸收有以下特点：通常发生在单侧；与术前 TMJ 异常有关；并且常见于下颌前徙距离较大的患者[34]。

1998 年，Kawamata 等采用 CT 评估 BSSO 术后髁突移位情况，发现髁突长轴向内旋转。1999 年 Alder 等使用 CT 评估术中采用坚强内固定患者髁突位置的变化方式，发现髁突位置变化具有多样性，可向各方向、各角度移位以及亦可向近端旋转。移位主要表现为向后和向上移位，发生率分别为 67% 和 60%。术后髁突位置变化的趋势表现为更向外侧，角度增大，冠突增高，髁突在关节窝内向上和向后移动[35]。

1999 年，Ruf 和 Pancherz 利用 MRI 对接受 Herbst 矫治器治疗患者的 TMJ 适应机制进行了分析。试验中分析了患者佩戴矫治器前、佩戴后 6~12 周以及治疗结束时的 MRI 影像，发现在 Herbst 治疗期间，髁突和关节窝的改建增加了下颌前突的发生率。研究者指出，MRI 是一种能够将 TMJ 生长和改建过程可视化的方法[36]。

Hu 等在 2000 年研究了下颌后退术行坚强内固定后 TMJ 功能和髁突位置的变化。手术前后 6 个月拍摄侧斜位片，发现下颌升支斜行截骨术后髁突向前下侧移位。移位的原因是囊内水肿、对截骨段操作（截骨端的移动）、翼外肌和翼腭肌吊索牵引方向的改变[37]。

2003 年，Voudouris 用肌电图、计算机组织形态学、四环素染色和 Bjork 植入的头影测量法观察接受 Herbst 治疗期间灵长类动物的髁突和关节窝的变化。他们指出，未经治疗的灵长类动物的关节窝通常是向下或向后生长的。而接受 Herbst 治疗者在第 12 周时在关节窝前下方平均形成 1.2mm 骨质[38]。

2006 年，Katsumata 等比较了患者在下颌骨后退术后 CT、常规 X 线片和 MRI

三种方式中显示的髁突重新改建情况。他们发现术后 6 个月或更长时间，患者髁突的后内侧形成了新的骨质，而且新骨形成通常发生在髁突头前下移位的情况下。同时他们也注意到 CT 扫描的局限性，使用扇形束获取轴向切片时，与射线平行的结构往往缺失。因此，较难发现髁突头上方的改建情况。但整体而言，各成像方式对研究改建情况的一致性较高，髁突长轴的旋转程度与改建之间存在相关性 [39]。

Cortez 和 Passeri 在 2007 年使用颏顶位片和断层片分析 Le Fort Ⅰ型截骨术后髁突的位置，发现该术式对髁突位置无明显影响 [40]。

2012 年，Ueki 等利用 MRI 和 CT 扫描，对比双侧下颌骨发育正常和发育不对称的两组患者在接受双侧矢状劈开术后 TMJ 和下颌升支的变化，发现两组患者术后关节前间隙均明显增大，从而指出手术使患者髁突后移 [41]。

Han 和 Hwang[15] 使用 CT 观察髁突移位，发现术后即刻髁突发生外侧移位，但不伴前后向或上下移位。此外，术后长期观察发现髁突存在向内侧和上方移动从而恢复术前位置的趋势。

9.3.2 CBCT 在 TMJ 变化中的应用

CBCT 的历史

CBCT 扫描分别于 1998 年和 2001 年被引入欧洲市场和美国市场 [42-44]。2004 年，全球主要有 4 款 CBCT 设备；2008 年，由 16 家公司研发的 23 款设备投入市场；发展至 2013 年，已有 20 家公司生产的 47 款设备在全球广泛使用 [44]。CBCT 被广泛应用于种植牙、埋伏牙、骨折、TMJ 病和正颌手术等相关领域 [44]。在扫描过程中，X 射线源发出圆锥形光束，传感器围绕检查目标旋转 360°，获取的影像数据通过主机生成 3D 图像。扫描时间因设备不同存在差异，通常为 5~40s[42,44]。

与常规 X 线片以及医用 CT 和 MRI 相比，CBCT 成像具有多种优势。侧位头影测量片存在的如结构重叠、左右两侧放大差异、扭曲等问题，可通过 CBCT 得到改善 [45-46]。此外，CBCT 可以快速获取体积数据，且对患者的辐射剂量较扇形束 CT 显著减少 [47-48]。

尽管 CBCT 成像具有诸多优势，但仍无法弥补其成本高以及辐射量显著大于常规 X 线检查的缺点 [42,44,46]。尽管近几年其辐射剂量已显著降低，但临床医生仍需斟酌病例，慎重使用该检查 [42,44,48]。CBCT 图像也存在散射、噪点、截断视图和波束硬化的伪影 [43,48-49]。扫描过程中任何运动畸变都会影响整个图像的清晰度。另外，由于通常用于测定骨密度的 Hounsfield 单元发生畸变，CBCT 成像不能用于估计骨密度 [49]。

CBCT 的精确度

CBCT 成像精确度已得到认可。1998 年，Mozzo 等发现其精确度高，且能对扫描体积进行 1∶1 的重现 [43]。2004 年，Kobayashi 等指出 CBCT 的高分辨率和可调的视野决定了 CBCT 图像的准确和实用性 [50]。

Lascala 等在 2004 年针对 CBCT 影像的线性测量数据的准确性进行了研究。试验扫描了干燥颅骨的 CBCT 图像，并将其中的线性测量数据与使用高精度电子卡尺在颅骨上的实际测量结果进行比较。研究者发现 CBCT 图像对颅底的测量值较真实数据略小。其他数据无显著差异，因此，他们认为应用 CBCT 图像测量与牙颌面相关的结构是可靠的 [47]。

2005 年 Hilgers 等在 CBCT 图像与传统头颅 X 线片上进行 TMJ 线性测量，并与电子卡尺在干燥颅骨的测量数据比较，分析两种影像的准确度。研究结果表明，CBCT

图像线性测量数据与干燥颅骨直接测量数据一致性高，而经数据校准后的传统的 X 线片一致性仍较低。CBCT 图像相对二维的 X 线片的优势在于避免了结构和侧位片上常见伪影的重叠[51]。

2007 年，Honey 等比较了观察者查看 CBCT、全景片和线性断层扫描图像检测髁突头破坏的准确性。与其他 X 线片相比，CBCT 图像具有更高的观察者内可靠性。另外，CBCT 成像检测髁突缺损较传统 X 线片更准确，CBCT 图像检测髁突破坏较 TMJ 全景投影或断层扫描更准确可靠[52]。

Zhang 等在 2012 年使用干燥颅骨的 CBCT 影像测量关节间隙，指出 CBCT 准确度高[53]。

CBCT 研究结果

2000 年大量借助 CBCT 手段针对 TMJ 的各项研究均已开展。由于当时 CBCT 成像是一项相对较新的技术，各种研究都使用了不同的方法来检查 TMJ 的变化。例如，2005 年 Cevidanes 等评估上颌骨正颌手术前、后 CBCT 图像，以评估下颌骨的解剖特点和位置，使用了 3D 彩色映射技术使髁突位置的变化可视化[54]。

Cevidanes 等在 2007 年再次使用 3D 彩色映射技术，观察正颌手术后髁突的变化。Cevidanes 发现单颌和双颌手术后髁突发生轻微的后侧和外侧移位，但该移位未表现出统计学差异[55]。

Ikeda 和 Kawamura[56] 通过 CBCT 确定髁突在关节窝内的最佳位置。通过线性测量后得出最佳髁突位置为前、上、后关节间隙比为 1.0∶1.9∶1.6，且该比值无性别差异。

Kim 等在 2010 年使用 CBCT 成像研究了正颌手术后髁突位置的短期和长期变化。他们发现术前髁突位于关节窝较前的位置，术后即刻向同心位置移动，且在术后倾向于回复到初始位置[57]。

2011 年，Kim 等后续利用 CBCT 影像评估了双颌手术后髁突位置的变化。术后未发现明显的骨骼改变，但髁突的长轴角度和髁突的前后向位置有显著变化。此外，术后髁突发生轴向内侧旋转[58]。

Motta 等在 2011 年采用 CBCT 图像叠加和 3D 彩色映射技术评估术后 1 年髁突、下颌支、颏部的位置变化。他们发现 54 例患者中 35 例出现髁突外侧移位。术后移位较大的患者髁突对移位有明显的适应性改变。他们还发现了颏部的位置和术后髁突和下颌升支的适应性变化之间的联系。整体而言，17% 的患者术后 1 年内髁突移位大于 2mm[59]。

2012 年，De Clerck 等评估了骨锚式颌间牵引治疗的Ⅲ类骨骼患者的下颌骨和关节窝的变化。将 CBCT 扫描叠加在前颅底，并进行颜色映射以观察变化。他们发现，使用 CBCT 成像可以更好地显示髁突和关节窝的变化，并发现关节窝前后隆起的建模与髁突位移之间存在高度相关性[60]。

Park 等在 2012 年采用 CBCT 容积叠加技术评估双颌正颌手术后髁突头的改建，发现手术后髁突高度下降。骨吸收主要发生在髁突头前、后、上、外侧。他们还发现骨形成主要发生在髁突头的前内侧[61]。

2013 年，Chen 等利用 CBCT 评估髁突位置的短期和长期变化。双侧髁突间无统计学差异。术后髁突有向后下移动的趋势，3 个月后变为向前上移动。与术前位置相比，术后髁突停留在后上方[46]。

2013 年，LeCornu 等用 CBCT 成像来分析使用 Herbst 矫治器治疗的受试者和使用橡皮筋治疗的对照组患者的骨骼变化。所有影像均于治疗前以及拆除 Herbst 后或者对照组治疗后拍摄。将 CBCT 图像叠加于前颅底，用 3D 彩色映射显示变化情况。研究发现，Herbst 治疗组患者的关节窝和髁突出现前移位，而对照组则出现后移位[62]。

2015 年，Chen 等采用 CBCT 叠加法评估下颌前徙术后髁突的改建情况。研究发现，髁突头的改建过程表现为髁突后方的骨吸收和髁突前表面的骨沉积[63]。

Xi 等 2015 年采用 CBCT 图像分析正颌手术后髁突体积变化。他们以乙状切迹最低点的 C 点作为明确髁突体积的标志。他们发现，骨性复发与髁突体积减小之间存在相关性，即术后发生的骨吸收可能促使正颌手术后的骨性复发[64]。

2015 年，旨在更有效地测量髁突和关节窝变化的一种新的髁突测绘方法——Stratovan Checkpoint 软件（Stratovan 公司，Davis, CA）面市。该软件可以单独评估髁突和关节窝的形态变化，例如如骨吸收和骨沉积过程，或将 TMJ 作为一个整体，评估其位置变化。

Ikeda 在 2014 年的论文以及 Ikeda 等在 2016 年的一项研究基础上，建立了利用检查点对 TMJ 进行评估的方法。他们的研究确定用于准确绘制髁突形态的最佳膜片密度为 11 × 11。较低的密度没有显示微小的形态变化，较高的密度也没有增加显著的信息。他们还发现，检查点法是评估 TMJ 形态和关节空间的可靠方法[65–66]。

Contro 于 2015 年使用 Stratovan-Checkpoint 软件利用 CBCT 图像研究髁突头部形态，目的是观察髁突形态是否由于受试者的骨骼形态（长面型、中面型、短面型）不同而存在形态差异。他发现检查点法是一种可靠的定位髁突形态的方法，变异系数为 1.81%，可以发现骨骼类型间的形态差异[67]。

这些研究都没有比较正颌手术前、后 Stratovan Checkpoint 软件收集的关于髁突头和关节窝改建的数据。该软件可以准确绘制 TMJ，因此，通过比较其中的数据，可以为正畸医生和外科医生提供关于正颌手术前、后髁突和关节窝变化方式的确切信息。

9.4 病例研究

9.4.1 材料与方法

该研究选择 69 例在俄克拉荷马大学口腔颌面外科接受治疗的患者，纳入标准：①术前为骨性Ⅱ类或Ⅲ类错𬌗畸形；②正颌正畸联合治疗；③保存术前、术后即刻及术后至少 3 个月的 CBCT 检查；④ CBCT 数据能够在 Stratovan Checkpoint 软件中完整、准确地显示整个 TMJ；⑤在同一台机器上以相同的设置和技术进行 CBCT 检查。排除标准：①患者有 TMJ 紊乱病或关节功能障碍的病史；②颅面畸形；③ CBCT 检查中受试者咬合关系不是牙尖交错𬌗；④患者已使用Ⅱ类错𬌗功能性矫治器治疗；⑤ CBCT 数据质量不满足软件要求；⑥ CBCT 检查未按照要求时间间隔进行拍摄。排除不符合本研究标准的受试者后，共有 31 例受试者纳入研究，其中女性 22 例，男性 9 例。其中Ⅱ类错𬌗 13 例（女性 11 例，男性 2 例），Ⅲ类错𬌗 18 例（女性 14 例，男性 4 例）。

采用 Stratovan Checkpoint 软件绘制 TMJ 形态学图；并严格按照 Ikeda 的改进方案执行[65]。

步骤 1：导入 DICOM 文件并裁剪图像

将 CBCT 的 DICOM 文件导入 Checkpoint 软件，调整窗口和水平设置达到关节清晰显示，关节图像裁剪按如下进行。下界：包括乙状切迹最低点；前界：正前侧到乙状切迹最低点；后界：外耳道，上界：包含整个关节窝上壁（图 9.1）。

然后将 TMJ 文件导出为 NIfTI 文件，从而消除无效数据最小化文件大小。因为图像文件数据越少，处理图像的速度就越快。

步骤 2：导入 TMJ，调整和定位

将 TMJ 文件导入 Checkpoint 软件，再次调节清晰度和边界至 TMJ 的骨骼轮廓最佳显示状态，并将噪点降至最低。使用屏幕右侧的工具栏进行调节，从而确定皮层骨关节轮廓的最清晰截面（图 9.2）。

然后根据 Ikeda 等开发的方案对 TMJ 进行定位[66]。

然后移动模拟图像到内侧冠状位髁头最宽的部分以调整各个轴。旋转矢状轴，使其穿过髁突长轴（图 9.3）。

步骤 3：确定髁突头的边界

接下来，需要确定髁突头的边界。在此，我们对 Ikeda 等的方案进行了修改，从而

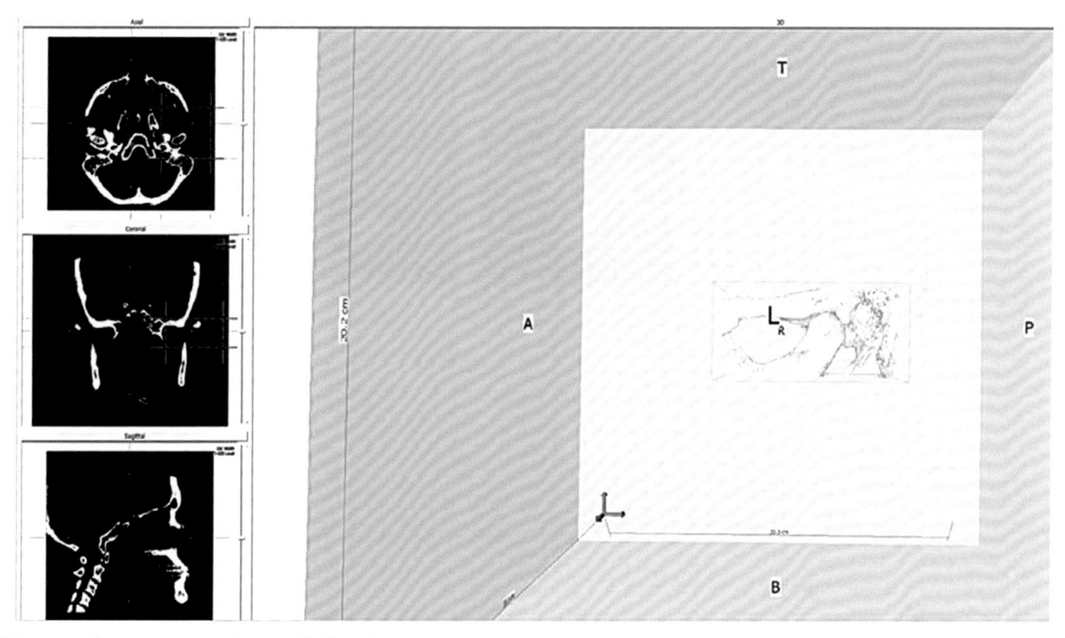

图 9.1　导入 DICOM 文件，裁剪图像

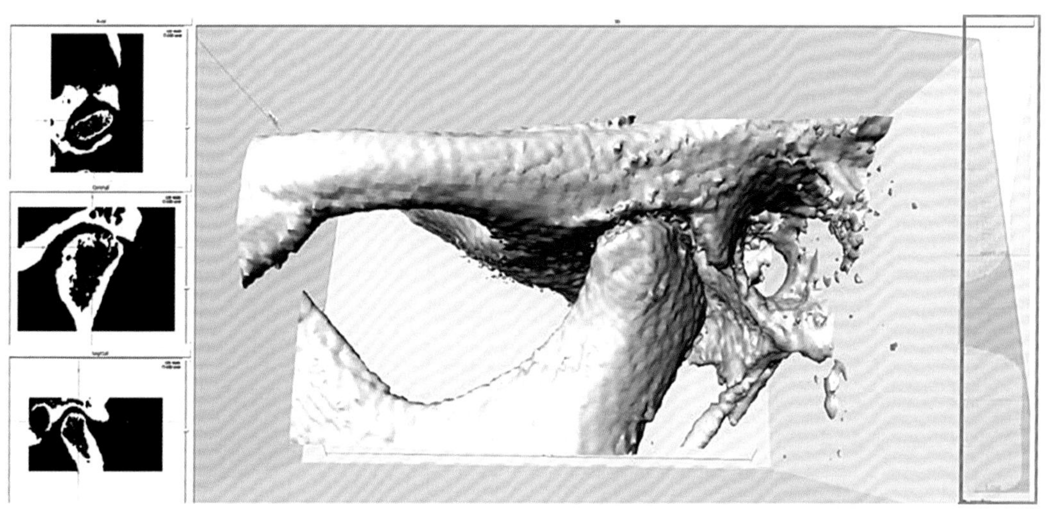

图 9.2　右侧红色标注柱状图

图 9.3　TMJ 的方向

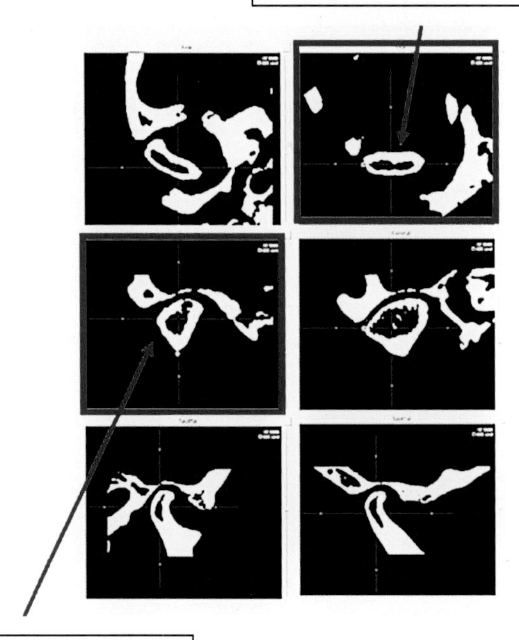

使影像不仅包括髁突上部，而是包括整个髁突。首先，确认第一个标记点：位于乙状切迹的最低点或 C 点[64]。标记点二：轴向窗（水平窗）髁突角的最后点，注意该点与标记点 1 在同一截面。

在同一平面上，添加第 3 个标志点，利用矢状窗移动到髁突头最顶端，仍然保持标志点在同一平面的方向。然后使用角度测量工具在矢状窗口中移动第 3 个标志点，直到形成 90° 角。利用线性测量工具，确定了点 2 和点 3 之间的距离，并保持 90° 角的同时，将标志点 3 下移至点 2 和点 3 的中点。使用轴向窗将这个点垂直移动到髁突颈部的外侧，从而确定关节覆盖的下缘（图 9.4）。

步骤 4：绘制原始关节

当下界确定后，在髁状突上加入原始关节。原始关节包含了髁突和关节窝的 13 × 13 叠加图的数据点，使它们在以后的数据分析中能够在空间上相关（图 9.5）。

原始关节包括 3 个主要标记点或锚点，以及数量可变的半标记点。在与之前确定的髁突头下边界同一个平面，红色标记点移至髁突颈最内侧。黄色标记点标在前面提到的髁突颈部最外侧的第 3 点上方。最后，使用原始关节窗口中的“对齐矢状面”选项自动将白色标记点移动到所需位置，在与红色和白色标记点同一平面上，白色标记点放置在髁突颈后面。

随着锚点移动到合适的位置，就可以绘制原始关节了。在之前的研究中，至少 9 × 9 个半标记的视野被确定为最小有效密度，而 11 × 11 的视野被确定为最佳有效密度[66]。但由于本研究测量的表面积较大，因此采用较大的 13 × 13 的半标记视野来保证足够的半标记密度。该软件自动将半标

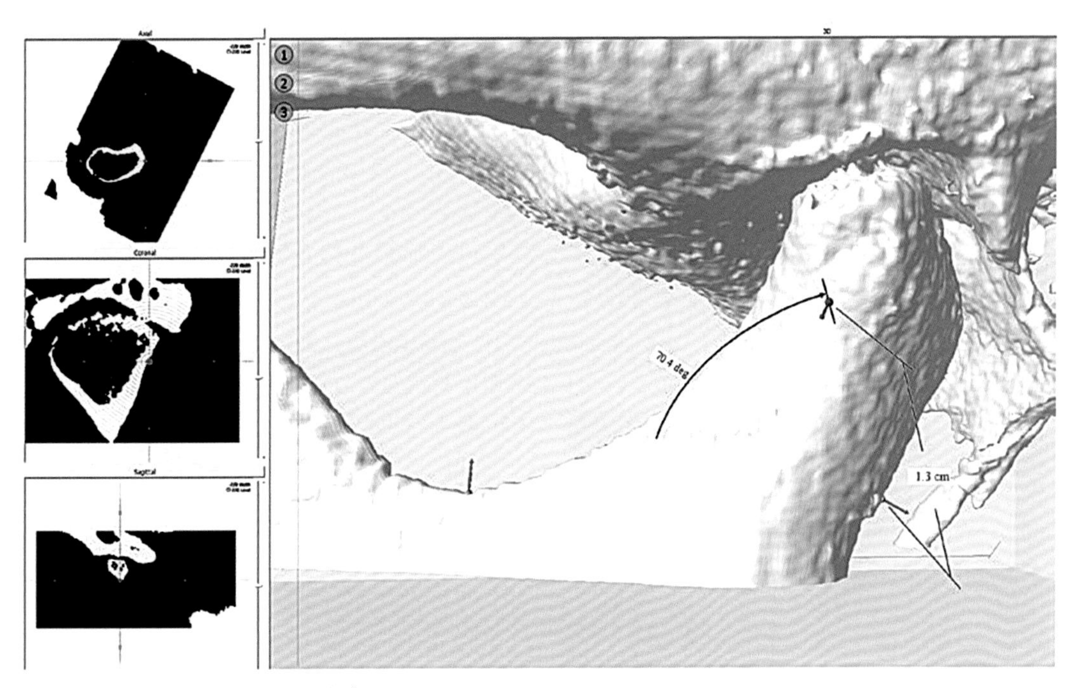

图 9.4 髁突下边界确定后的髁突案例

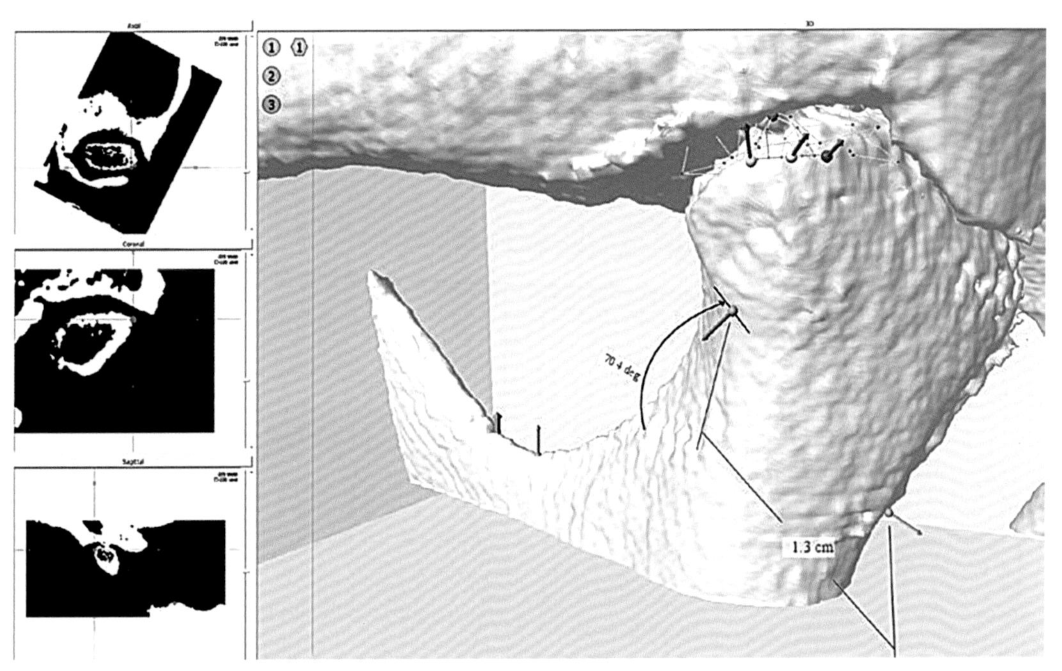

图 9.5 添加 3 个锚点的原始关节。黄点为髁突颈部最外侧点，红点为髁突颈部最内侧点，白点位于髁突颈部后方，与黄、红点等距

记放置在髁突头部选择的密度上，并将匹配的一组放置在关节窝上。在此基础上，分别对半标记进行检查并根据需要进行调整（图 9.6）。

任何不能准确放置在髁突或关节窝皮层轮廓上的半标记点都可根据需要手动移动。此外，任何落在关节窝或髁突外的标志物均标记为缺失或忽略（图 9.7）。

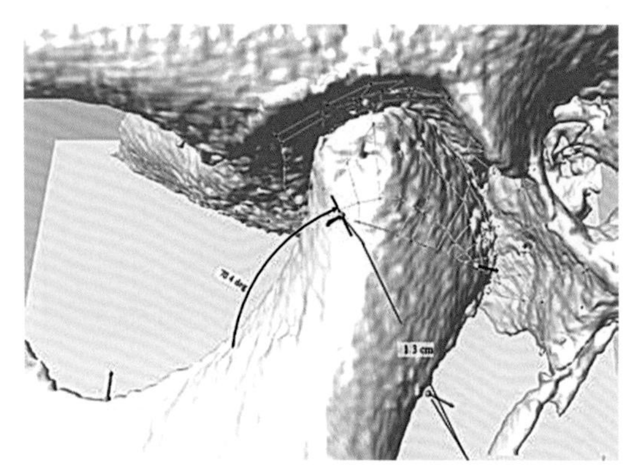

图 9.6 原始关节示例，包括髁突和关节窝的锚点和半标记点

步骤 5：输出与统计学分析

调整好所有的半标记后，将 3 个时间点上每个受试者的每个 TMJ 数据以 CSV 格式导出。然后将这些数据集导入 MATLAB（Mathworks，Inc.，Natick，MA），在那里可以显示并检查其完整性（图 9.8）。采用通用 Procrustes 分析方法分别对髁突和关节窝进行比较。Procrustes 分析去掉了方向和位置数据，因此可以根据髁突的形状进行叠加[65]。将 T1 与 T2、T1 与 T3 的髁突进行比较。对关节窝也进行了同样的处理。为了评估可能存在或不存在的区域差异，根据半标记点的定位将髁突和关节窝分为不同区域。髁突的区域分为前、后、上、外侧和内侧。关节窝区分为前、后、上、内侧。由于关节窝缺乏骨外侧壁，外侧区域未被确定。

9.4.2 统计学分析

为了使最终样本量最大化（图 9.9），

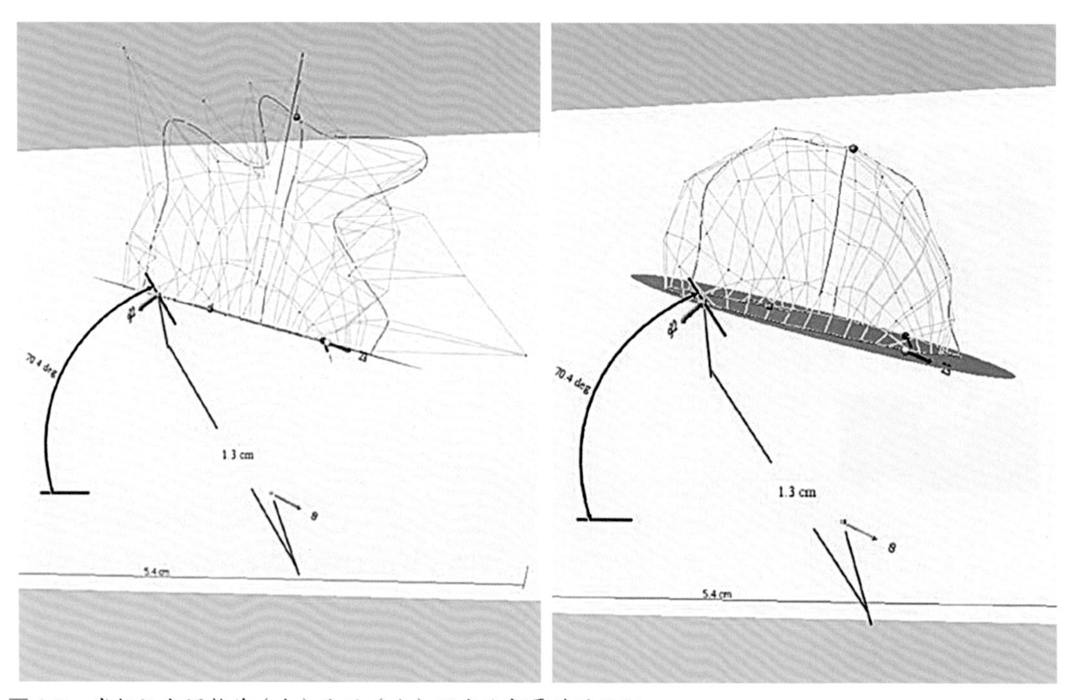

图 9.7 半标记点调整前（左）和后（右）髁突头部覆盖的示例

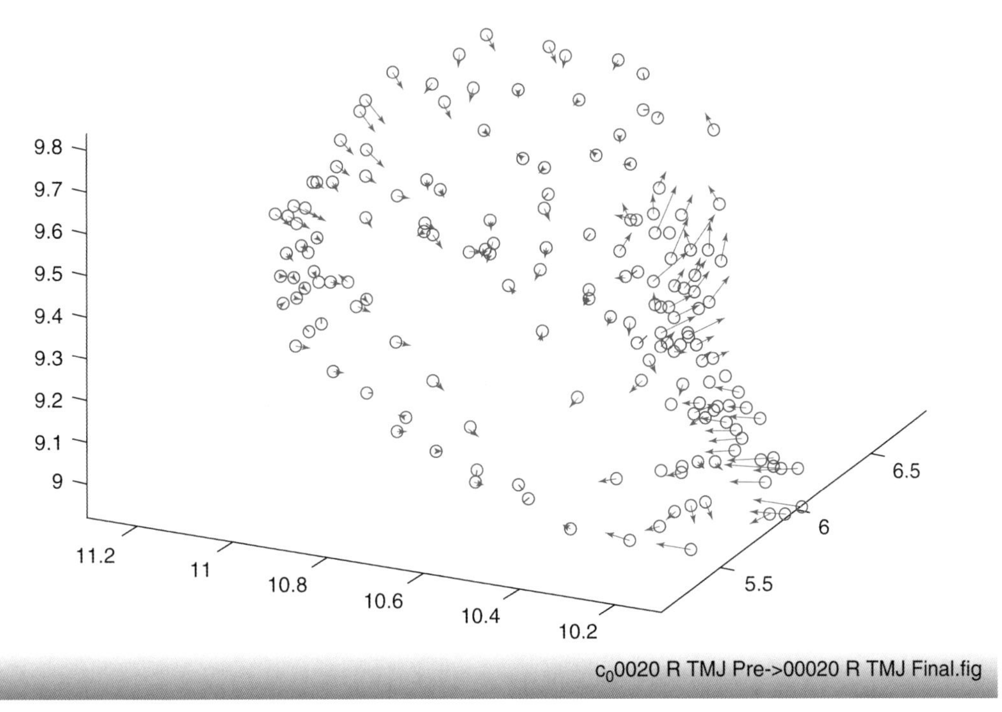

图 9.8 使用 Procrustes 生成髁突头 T1~T3 变化轨迹。蓝色圆圈表示 T1 状态时半标记点位置，红色箭头表示上述标记点移动方向

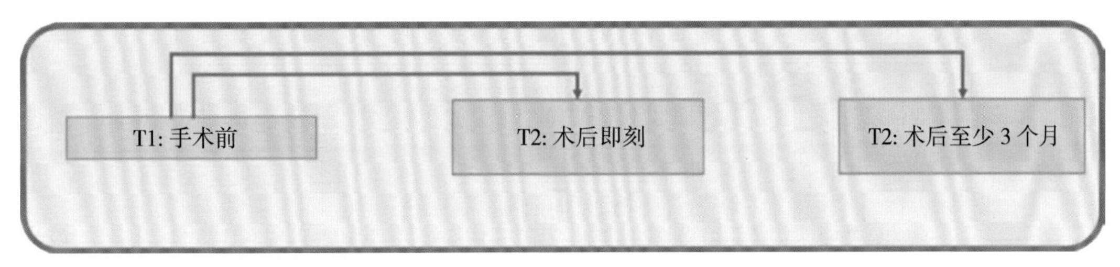

图 9.9 时间点比较

我们计划比较左右两侧髁突是否存在差异性。若左右髁突及关节窝无差异，可作为单独标本纳入统计学分析。确定双侧没有统计学差异后，分析的重点就着眼于改建过程中是否存在区域差异。采用重复测量的实验设计对分类、性别和时间的影响进行分析。

组内差异为解剖部位、术后因素（时间），组间差异为分类和性别。最后，确定解剖部位的差异性后，便可分析骨质改变形式是吸收还是自然的变化。所有统计学分析采用 JMP 和 SAS（JMP，Cary，NC）进行。

9.5 结 果

记录 31 例受试者的双侧 TMJ 在每个时间点每一侧髁突和关节窝的 13 × 13 坐标点。总共分析了 62 868 个半标记点。首先，采用重复测量评估双侧髁突的差异性，参数包括错𬌗类型（Ⅱ类和Ⅲ类错𬌗畸形）、性别和时间，未见明显统计学差异。故将双侧 TMJ 纳入试验样本。再次对髁突和关节窝进行重复测量后发现，髁突变化存在有解剖位置的差异性（$P < 0.000\,1$; 表 9.1）。关节窝无解剖位置的差异，但有时间差异性（表 9.1C）。

确定髁突存在区域差异后，进一步分析各区域的变化。结果发现，在髁突外侧区域、后侧区域和上侧区域发生了明显的改变。此外，T3 与上方区域的变化存在轻度关联（*P*=0.048 7）（表 9.2A）。

采用重复测量进一步评估结构改建为骨吸收还是骨形成。以每个半标记点移动方向作为测量参数。统计结果如下：当髁突发生改建时的部位存在存统计学差异(表 9.1B)，骨吸收部位集中在后侧区域和上侧区域（表 9.2B）。骨形成区域为外侧区域、后侧区域和上侧区域（表 9.2 2C）。

关节窝的骨吸收区域和时间均存在统计学差异（表 9.1D）。关节窝的骨吸收发生在后侧区域，T1 和 T3 时间点之间亦存在差异性（表 9.2D）。而在关节窝发生骨形成的研究显示，仅有时间差异性，且时间和区域之间存在轻度相关性（表 9.1E）。

确定骨改建具有统计学意义后，针对样本发生的骨吸收和骨沉积进行定量分析。与内侧区域进行 ANOVA（方差分析）分析发现，髁突后侧骨吸收平均 0.56mm，上方骨吸收平均 0.80mm，外侧骨沉积平均 0.48mm，后方骨沉积平均 0.44mm，上方骨沉积平均 0.63mm。在关节窝唯一有统计学意义的区域是发生于后方的骨吸收，平均为 0.53mm（表 9.3）。

9.6 讨 论

9.6.1 技术和方法

上述研究采用 Stratovan Checkpoint 软件绘制 TMJ[66–67]。2016 年 Ikeda 等针对该方案进行适当改进。此方式不同于之前针对 CBCT 的 3D 彩色映射 [2,54–55,59–60,62] 或体积叠加 [61,63]。借助 Checkpoint 软件可以准确分析髁突相对于关节窝的位置以及髁突头和关节窝分别发生的运动。对 Ikeda 等的方案 [66] 进一步修改以获取整个髁突头的数据。而该研究已经确定准确检测形态变化的理想视野为 11 × 11，而在本研究中要绘制的髁突头部分较大，所以采用 13 × 13 的视野。

表 9.1　髁突、关节窝在区域、时间上差异有统计学意义（*）

来源	排列	DF	DFDen	*F* 比值	Prob > *F*
A：髁突区域差异性的重复测量					
区域	4	4	141.4	12.028	< 0.000 1*
B：髁突骨吸收区域差异性的重复测量					
区域	4	4	138.5	6.219 9	0.000 1*
C：关节窝时间差异性的重复测量					
时间	1	1	34.91	7.437 1	0.009 9*
D：关节窝骨吸收差异性的重复测量					
时间	1	1	34.66	4.611 9	0.038 8*
区域	3	3	97.77	7.138 8	0.000 2*
E：关节窝骨沉积差异性的重复测量					
时间	1	1	35.29	7.420 4	0.010 0*
时间 × 区域	3	3	96.22	4.021 5	0.009 6*

表 9.2 具有不同时间交互作用的髁突和关节窝特定区域的差异有统计学意义（*）

来源	估计值	标准误	DFDen	*T* 比值	Prob > |*t*|
A：髁突具体区域的重复测量					
外侧区域	–0.006 15	0.002 339	152.4	–2.63	0.009 4*
后侧区域	–0.008 3	0.002 286	139.1	–3.63	0.000 4*
上侧区域	0.014 371	0.002 279	137.3	6.31	＜ 0.000 1*
T3 × 上侧区域交互作用	0.002 797	0.001 406	133.4	1.99	0.048 7*
B：髁突具体区域骨吸收的重复测量					
后侧区域	–0.008 87	0.003 636	137.5	–2.44	0.016 0*
上侧区域	0.016 877	0.003 619	134.9	4.66	＜ 0.000 1*
C：髁突具体区域骨沉积的重复测量					
外侧区域	–0.005 66	0.002 547	149.1	–2.22	0.027 9*
后侧区域	–0.006 67	0.002 462	130.9	–2.71	0.007 6*
上侧区域	0.008 063	0.002 465	132	3.27	0.001 4*
D：关节窝骨吸收区域（后侧）的重复测量					
后侧区域	–0.008 05	0.002 284	101.4	–3.53	0.000 6*
T3	–0.004 03	0.001 875	34.66	–2.15	0.038 8*
T3 × 后侧区域交互作用	0.004 519	0.001 678	105.6	2.69	0.008 2*

表 9.3 各区域平均骨吸收和骨沉积

区域	平均骨吸收（mm）	平均骨沉积（mm）
髁突前侧	0.61	0.56
髁突外侧	0.58	0.48
髁突后侧	0.56	0.44
髁突上侧	0.80	0.63
髁突内侧	0.62	0.51
关节窝前侧	0.57	0.64
关节窝后侧	0.53	0.70
关节窝上侧	0.61	0.63
关节窝内侧	0.68	0.66

这一调整提高了标准化髁突测量区域的难度。以乙状切迹的最低点为主要标志点，确保被测量的髁突部分在各个时间点上保持一致。因为裁剪后 CBCT 图像的尺寸有限，这被认为是目前最好的方法。理想情况下，通过将颅骨上不变的点叠加，可以同时对两个关节进行匹配从而进行精确叠加。

该软件半标记点的定位被设计成半自动化。3 个主要锚点需要手动调整到正确的位置，在此位置上，半标记点将被自动调整至髁突和关节窝的皮质骨表面。然而，在实践中，大多半标记点被放置在离髁突皮质骨较远的位置。关节窝侧壁缺失，因此许多标记点被投射到空白处。这些错位的标记点必须手动调整到正确位置，同时取消没有骨质区域的标记点。高品质的图像才能保证准确的定点，因此这不仅增加了绘制 TMJ 图的时间，而且还增加了定点的误差。但随着 CBCT 图像质量的提高、噪点的减少和软件的进一步完善，这些不足都将得到改善。如果不需要手动调整定点，那么大幅度增加样本量就更加可行。

9.6.2 髁突变化的评估

大量早期的研究主要着眼于髁突的位置变化，这与当时二维 X 线片只能提供直线和角度参数，难以研究 TMJ 形态变化有关。随着 3D 影像的出现，实现了正颌手术后髁突头的形态变化研究。

本研究结果表明，关节窝与髁突之间的变化有显著差异。以往的研究中均未涉及此类差异性。进一步的研究发现髁突在外侧、后侧和上侧的结构变化存在统计学差异，而有关性别、错𬌗畸形分类或左右侧没有发现统计学差异。较早的研究发现，女性比男性更容易发生骨吸收[7,9]，下颌前徙程度大时更容易发生骨吸收[7,18,19,34]。骨吸收经常发生在单侧[34]。

而髁突的骨吸收多发生在髁突的后侧和上方区域。这与 Hoppenreijs 等的研究相矛盾[9]，他们发现骨吸收主要发生在髁突前部区域。他们还发现，术后超过 1 年，形态学的变化仍在继续，这次研究支持了这一点。Mobarak 等[20]发现，固定过程中如果发生内侧或外侧压迫，可导致髁突内侧或外侧骨吸收。Park 等[61]使用 CBCT 叠加法评估下颌前徙术后的改建，发现术后 1 年的改建量具有统计学意义。他们发现骨吸收主要发生在髁突头的前、后、上、外侧。然而，Chen 等[63]发现骨吸收主要发生在髁突的后侧，术前和术后 1 年髁突头部整体尺寸差异为 0.37mm ± 0.11mm。最后，Xi 等采用 CBCT 检查髁突体积变化，发现术后发生髁突骨吸收且促使骨性复发。尽管有许多不一致的结果，但大多数研究似乎认为后部骨吸收是一个普遍的现象。这是一个有价值的共识，正如前面所讨论的那样，在手术过程中髁突常表现为后上方向移位导致骨吸收。在本研究中，髁突后部骨吸收平均 0.56mm，髁突上侧骨吸收平均 0.80mm。

当髁突出现骨沉积时，主要发生在外侧、后侧和上侧区域。Yamada 等[23]发现，35.7% 的受试者髁突骨性改变表现为骨赘形成。Katsumata 等[39]发现，下颌骨后退术后，51.1% 的行口内下颌支垂直截骨术（IVRO）的患者和 10.3% 的行 BSSO 的患者出现的髁突改建表现为髁突后内侧有骨层形成。与本研究结果相反，Park 等[61]发现髁突骨沉积主要发生在髁突前内侧区域。而 Chen 等[63]还发现本研究中没有发现的现象即骨沉积倾向于发生在髁突的前部。本研究的结果中，髁突骨沉积量在外侧区域为 0.48mm，在后侧区域为 0.44mm，在上侧区域为 0.63mm。

整体而言，本研究中观察到的髁突骨吸收变化与以往的研究基本一致，而骨沉积变化则与以往的研究差别较大。

9.6.3 关节窝变化的评估

在以前的研究中，对关节窝的评估较少，这可能与传统的 X 线片在关节窝的观察上具有局限性有关。而采用 3D 成像对其进行准确测量同样有难度。本研究的主要发现是关节窝的变化具有时间差异性。研究还发现，一些病例表现出明显的关节窝吸收；当这种吸收发生时，存在区域差异性和时间差异性。确定的是，比较术前和术后 CBCT，骨吸收只在后部区域表现显著。在这种情况下，后部区域骨吸收平均为 0.53mm。在其他病例中，关节窝内发生骨沉积。然而，在这些病例中，只有普遍时间差异性，没有发现明显的区域差异性。

关于正颌手术后关节窝形态改变的研

究非常有限。Sanroman 等[68]在正颌手术后 1 年的任何时间点使用 CT 和 MRI 均未发现关节窝内髁突的明显变化。De Clerk 等[60]采用 CBCT 成像和 3D 色彩映射技术，显示Ⅲ类错𬌗非手术患者的髁突和关节窝的变化，发现关节窝前后结节均有改建。Woodside 等 1987 年评估灵长类动物在 Herbst 治疗期间髁突和关节窝的改建，发现关节后结节前缘有大量的新骨形成而关节后结节后缘表现为骨吸收，导致关节窝的整体性向前改建。最后，LeCornu 等[62]在接受 Herbst 矫治器治疗的Ⅱ类错𬌗患者中发现了关节窝和髁突的前移位。

区别于 Sanroman 等[68]的研究，本研究指出关于正颌手术的关节改建发生于术后，且骨沉积和骨吸收同时存在。

9.6.4 研究的局限性

本研究也为我们提出新的挑战，其中最具有难度的当属如何提高 CBCT 图像的质量。因为 TMJ 许多区域的图像都有噪点，从而增加了确定髁突和关节窝轮廓的难度。而这一原因是导致本研究的样本量的由 69 减少至 31 的最大因素。研究需要针对 3 个时间点进行分析，任何一个节点的图像噪点或图像变形明显，该受试对象都必须从研究中排除。也正是因为考虑到超过 50% 的初始样本会由于 CBCT 图像的问题而丢失，因此选择了大的初始样本量进行分析。

另外，手动调节半标记点可能会导致误差。理想情况下，软件会自动准确地标记所有的半标记点。然而，在实际操作中，大量的半标记点必须手动调整。此外，误差还来源于噪点以及在 CBCT 图像中髁突和关节窝的皮质轮廓难以识别。尽管研究人员在所有时间点对每个受试者半标记点进行了校准，但手动调整的方式本身就增加了研究误差。还应该指出的是，窗口、水平和等位面的设置既因研究中的受试者不同而改变，还因研究中时间点不同而改变，因为为获得髁突和关节窝皮质轮廓最佳影像的设置在每个 CBCT 之间差别很大。理想情况下，应当确定标准化的设置，但在本研究中，一切设置都是以获得最好的皮质轮廓而进行设置。

使用 Checkpoint 软件进行手术前后髁突 CBCT 数据叠加，分析关节变化时，也存在操作的误差。因为理想状态的数据叠加是基于准确叠加关节窝数据，从而评估髁突的运动。但在本研究中难以消除这方面误差，因为只有大量增加标记的锚点才能将关节窝准确重叠，从而实现对手术中可能发生的任何位置变化进行精确分析。

同样，在统计学分析方面，广义对齐算法足以分析髁突和关节窝的改建变化，但是，更理想的方案是将下颌骨或颅底此类不存在变化的区域进行重叠从而分析关节的改建。使 13 × 13 的较大视野获取髁突更多的影像数据，基于稳定结构的更精确重叠后，我们仍然可以通过广义对齐算法获得更有价值的信息。

9.7 总结与结论

本研究是对 2013 年 7 月至 2015 年 7 月在俄克拉荷马大学口腔颌面外科治疗的 31 例受试者进行的回顾性研究。所有受试者表现为骨性Ⅱ类或Ⅲ类错𬌗畸形，其中女性 22 例，男性 9 例，而Ⅱ类 13 例，Ⅲ类 18 例。所有受试者在术前（T1）、术后即刻（T2）和术后至少 3 个月（T3）3 个时间点拍摄 CBCT 图像。使用 Stratovan Checkpoint 软件以 13 × 13 半标记点视野绘制的受试者 TMJ，获得髁突和关节窝的 3D 形态。然后将数据导入到 MatLab 中进行可视化和准确性检查。采用 SAS 和 JMP 软件进行统计学分析，分析髁突和关节窝是否随时间发生变化以及在哪些区域发生变化。使用 3D CBCT 数据可以更完整地分析 TMJ 中发生的变化。Stratovan Checkpoint 软件在评估 TMJ 的形态学变化方面非常有效，并且在关节的形态学和位置变化研究方面具有很大的潜力。

（1）在 3 个时间点上，双 TMJ 的髁突和关节窝的差异均无统计学意义。

（2）与既往研究相似，髁突头的改建主要发生在后、上、外侧区域。

（3）髁突头的骨吸收发生在上、后区域，而骨沉积发生在上、后、外侧区域。

（4）关节窝的骨吸收位置主要位于关节窝后方，且有显著的时间差异性。关节窝内发生的骨沉积，具有时间差异性，但未发现位置差异性。

参考文献

请登录 www.wpcxa.com“下载中心”查询或下载。

10 CBCT 评估下颌牙齿可移动的范围

Sercan Akyalcin, Jeremy Scarpate, Jeryl English

摘 要

在矫正错殆畸形时，下颌牙槽突唇舌侧皮质骨距离是限制牙齿在颊舌向移动的主要因素。在本章中，我们将明确下颌骨颏正中联合区域的解剖学特点并回顾下切牙与牙槽骨之间的关系。由于头影测量片重叠测量时存在误差，会影响对唇侧皮质厚度的评估，因而在多种发育类型（高角、低角、均角）以及不同切牙倾角（唇倾、舌倾、直立）的病例中，通常应用CBCT对下颌前牙及其周围骨皮质厚度进行评估。应用CBCT数据能够详细评估每个下颌切牙与其周围牙槽骨之间的关系。本章将提供影像学测量方法和正常范围的参考值，以便根据下前牙的可移动范围，制定完善的临床正畸治疗方案。

10.1 引 言

随着头影测量技术的出现，下颌骨颏正中联合区域成为研究的焦点，以期提升正畸治疗的效果。颏正中联合区的解剖特征也是评估颌面部生长模式的依据。临床中，下颌骨颏正中联合部位的唇舌侧骨皮质限制正畸牙移动的范围。超出了皮质骨的限制，会产生很多不良并发症，因此它可以被称为“正畸墙”[1]。

以往临床医生在设计治疗方案时，主要根据头影测量数据确定下颌切牙的最佳位置。Tweed[2]较早提出需要确定下颌切牙在颏正中联合区中的具体位置及角度，不仅如此，他还强调下颌切牙对于正畸疗效稳定性与美学至关重要。

在以往的针对牙列拥挤的病例中，未解除拥挤即进行正畸排牙，经常发生医源性的牙周问题或快速复发等不良并发症。由于认识到下颌切牙对颌骨的重要性，他认为下切牙与下颌平面垂线的夹角在5°以内具有最佳的美学效果，并将这种测量作为Tweed三角诊断分析法的重要组成部分。与之类似，其他头影测量分析法，例

S. Akyalcin (✉)
Department of Orthodontics, Tufts School of Dental Medicine, Boston, MA, USA
e-mail: sercan.akyalcin@tufts.edu

J. Scarpate
Royal Air Force, Lakenheath, UK

J. English
Department of Orthodontics, School of Dentistry, The University of Texas Health Sciences Center, Houston, TX, USA
e-mail: Jeryl.D.English@uth.tmc.edu

O. Kadioglu, G. F. Currier (eds.), *Craniofacial 3D Imaging*,
https://doi.org/10.1007/978-3-030-00722-5_10

如 Steiner[3] 和 Ricketts[4]，也把下颌切牙作为牙列稳定及患者整体美观的重要组成部分。尽管现在正畸学的理念中，常应用上颌切牙位置来描述轮廓及微笑美学，但下颌牙弓及下切牙位置仍然具有重要的诊断学价值。

其实，传统头影测量技术会影响下颌切牙理想位置确定的准确性。因为头影测量侧位片扫描过程中 X 线放大了下颌骨的解剖结构，所以这种测量得到的结果是不准确的。除此之外，头影测量侧位片上固有解剖标志点的重叠，也会影响对颏正中联合区解剖参数的测量 [5-8]。

CBCT 的引入克服了头影测量侧位片的不足，CBCT 可通过软件重建形成 3D 影像，与真实的解剖结构一致，研究者们可以利用 CBCT 影像对局部解剖部位进行任意方向的准确测量，这是除螺旋 CT 以外的其他传统放射检查都无法实现的 [9-10]。然而，螺旋 CT 放射剂量过大，无法作为常规检查方法。CBCT 的放射剂量接近常规 X 线照射量，且其临床准确性可与螺旋 CT 媲美，这使其成为正畸常规检查手段，并得到广泛应用。CBCT 影像不仅可以帮助我们进一步了解下颌骨颏正中联合区的解剖特点，还可以帮助我们理解该部位与面型发育之间的关系。

本章中，我们会明确下颌骨颏正中联合部位的解剖学特点，并且回顾下切牙与其周围牙槽骨之间的关系。除此之外，面型生长发育模式会影响下前牙牙槽突，进而会影响下切牙前后移动的参考范围，从而为临床医生提供制定治疗计划的依据。

10.2 发育对下颌骨颏正中联合及下切牙的影响

下颌骨生长发育的过程中，除了颏前点之外，它的整个轮廓都在改建。在不同的面型及面部发育模式中，颏部是整个下颌骨中变化最多的部位之一。颏前区是吸收区，新生骨会以不同的速率沉积在舌侧，进而导致在不同的个体中，颏部的形状及体积表现出显著差异 [11]。在整个发育过程中，下颌骨颏正中联合区的形态在不断发生着变化，唯一不变的是下颌骨颏正中联合区域最下端的轮廓，这个不变的区域是观察下颌骨垂直向发育变化中重要的解剖标志 [12]。

Aki 等 [13] 发现，随着年龄的增长，颏正中联合区的高度和宽度均增加，且高度增加速率更快，因此其高宽比不断增大。Gutermann 等也发表了同样的研究结果 [14]，在 B 点之上的区域，颏正中联合区的宽度增加少于高度的增加。在 B 点区域测量的颏正中联合区的深度会随着时间推移逐渐变小，这与下颌切牙到下颌平面角的距离相关 [14]。

Ricketts[4] 指出大而厚的颏正中联合区与下颌骨的向前生长发育有关。相应的，长面型患者的颏正中联合区呈现出小而薄的特点。本质上而言，无论是男性还是女性，水平生长型的下颌骨会形成一个短而深的颏正中，因此其高深比相对较小。相反，垂直生长型的下颌骨会呈现一个高而浅且高深比较大的颏正中 [13,15]。在低角患者中，颏正中与下颌平面的成角较大，而在高角患者中，成角较小 [15]。

低角患者中，皮质骨板的厚度大，而高角患者中，皮质骨板的厚度小 [16-17]。根据 Swasty 的研究 [17]，在相同年龄的患者中，下颌平面角每增加 1°，皮质骨的厚度就会相应的变薄。根据 Yamada 等的研究 [18]，如果下颌切牙直立或舌倾，其周围支持骨组织就相对更薄。与低角面型患者相比，高角面型患者的中切牙距皮质骨板的距离更近[15]。这与切牙下颌平面角呈负相关，即切牙下颌平面角越小，下颌骨垂直向生长越明显[14,19]。这是高角型患者代偿生长的直接结果，由于前面部高度的增加需要切牙萌出以获得覆殆关系，因此牙槽宽度会随着唇舌向骨板厚度的变薄而减小[1]。

下颌骨矢状向发育情况也会影响下切牙的位置。在矢状向发育不足的患者中，其牙槽骨会代偿性生长，以改善上下颌骨之间的不良关系[20-27]。这种代偿性发育表现为：Ⅱ类关系的错殆畸形患者出现下切牙唇倾，Ⅲ类关系则下切牙舌倾[24,27-28]。虽然下切牙的位置会因为下颌骨前后向生长状态不同而发生变化，但错殆畸形的垂直向关系对颏正中的形态起决定性作用。

10.3 通过颏正中预测颌骨的发育模式

由于下颌骨颏正中的改建受颌骨生长模式的影响，在早期的研究中，Bjork[21]利用颏正中的倾角预测下颌骨的旋转方向。他表明在垂直向的髁突生长模式中，颏正中会向前旋转，进而增加了颏部的突度；在水平生长模式中，下颌骨向后旋转，产生颏后缩。同样，通过将 86% 的差异归因于某些下颌结构的变化，包括下颌联合的倾斜度，可以回顾性预测下颌生长旋转[29]。这些报道中也包括重度下颌旋转的病例。直到很久以后才发现，早期的这些观察结果不适用于轻度或中度的下颌旋转病例[30-31]。事实上，一项研究证明，相较于头影测量的参数，临床医生通过这种方法无法更准确地依据颏正中的形态来预测下颌骨的生长旋转[32]。相反，Gutermann 等[14]观察到下颌骨的离散度和下切牙的角度具有高度的负相关性，且只有在生长发育后期才能够更好地观察到这种负相关性。这可能是其他研究无法预测下颌骨旋转的原因。

10.4 临床意义

2008 年，一项报道显示只有 18% 的正畸拔牙病例表现出牙弓长度发育不足[33]。这个比例在美国也在持续下降。正畸治疗的主要目标是实现牙齿的正确咬合，使其在功能性平面上具有适当的近远中轴向和颊舌向倾斜度。在制定正畸治疗计划时，应充分理解牙齿在牙槽骨内可移动的距离，以保证正畸术后的稳定性并减少医源性并发症。Proffit[34]指出为了确保正畸效果的稳定性，下切牙向前移动的距离应不超过 2mm。牙列拥挤程度为中度至重度时，临床医生需要判断是否进行拔牙正畸。

在正畸治疗中很难直接决定是否进行拔牙。尽管正畸治疗后面部软组织轮廓变化主要取决于生物力学的作用，但大多数医生依然会考虑拔牙方案。这在直面型及后缩型侧貌的病例中更加常见（图 10.1 a~d）。患者女性，13 岁，主诉软组织外形轮廓欠佳和微笑问题。其双侧磨牙及尖牙为Ⅱ类关系，上下颌切牙均唇倾，覆盖 6.2mm，实际上患者的下颌牙列并不存在拥挤。然而，右侧上颌尖牙部分在牙弓外，上颌牙列的拥挤程度为 6.1mm。尽管患者没有表现出明显的前后向的骨性错殆，但表现为水平生长发育模式，并且覆殆为 4mm。治疗这类患者最主要的问题是面部外形。患者呈轻度凸面型，鼻唇角较大，达 125°，鼻子轻度前突，嘴唇较薄。

从诊断的角度讲，下颌牙列不需要拔牙；因为上颌牙列拥挤，中度深覆盖，考虑拔除上颌前磨牙。但是，挺拔的鼻型和唇部后缩的软组织外形轮廓给治疗带来了一定的挑战。为了获得更好的面部美学效

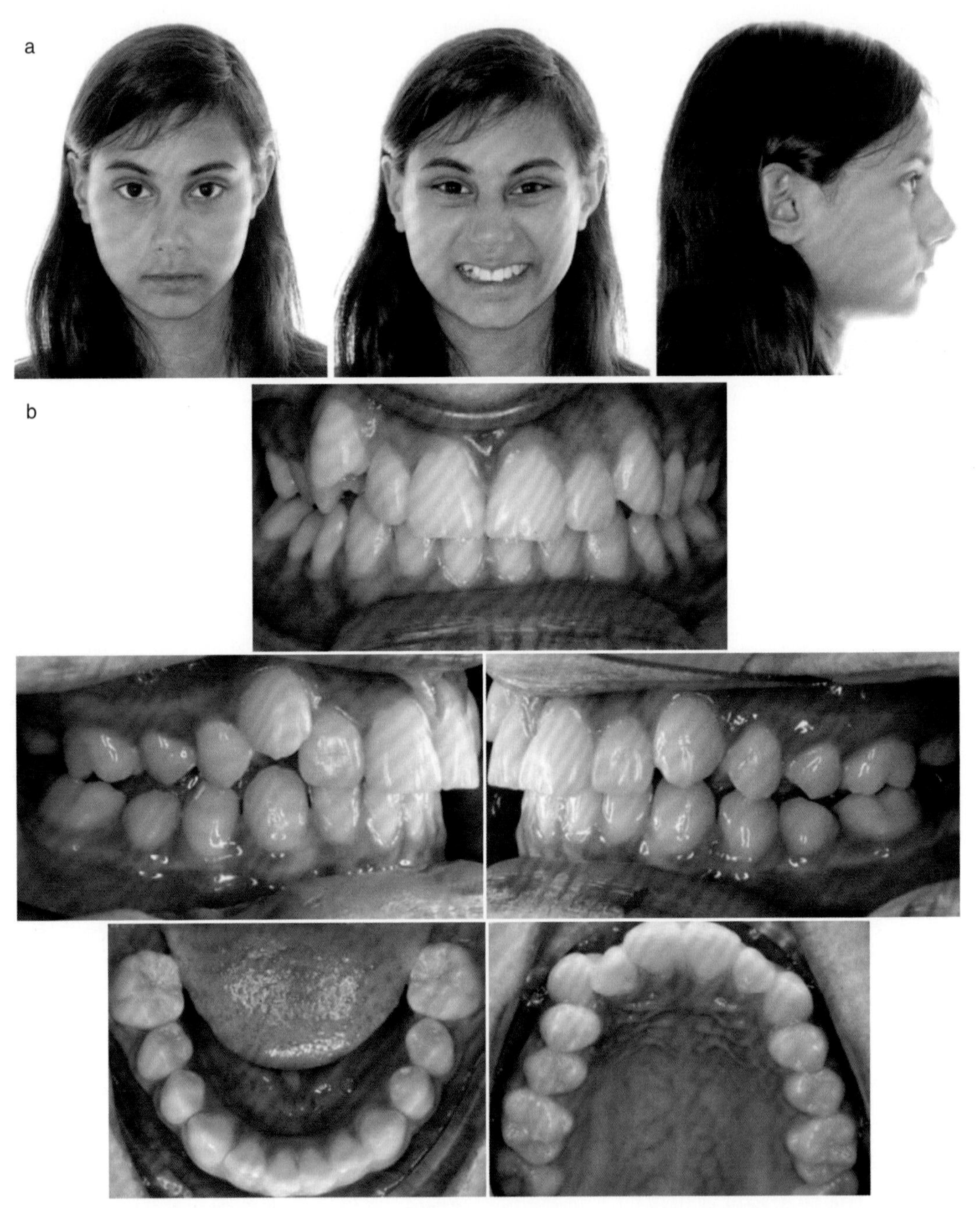

图 10.1 （a）患者治疗前的面像。（b）患者治疗前的口内像。（c）患者治疗前的头影测量分析。（d）患者治疗前的全口曲面体层片

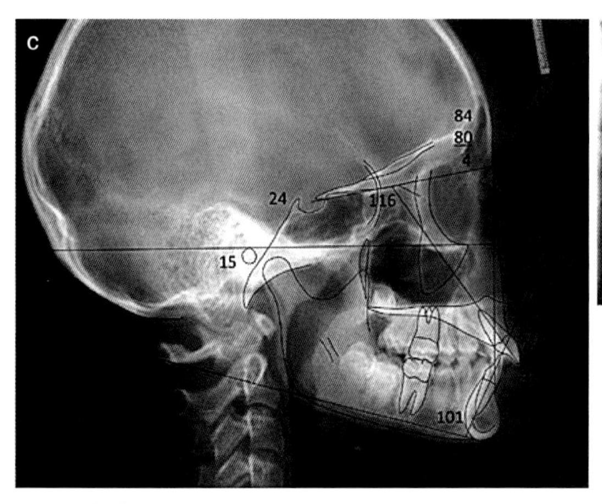

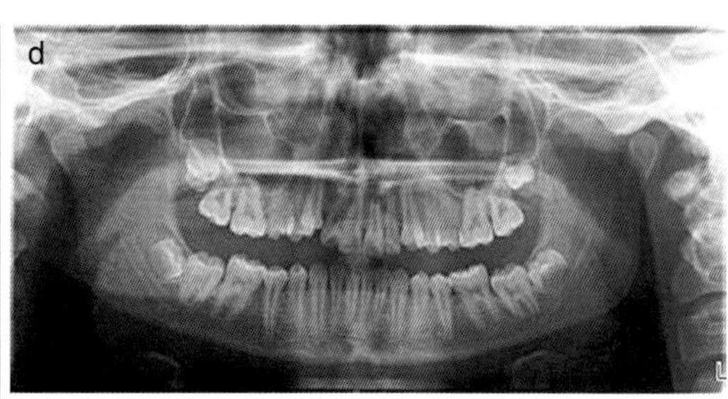

图 10.1（续）

果，应保持上颌切牙的位置以维持上唇现有的突度。通过扩大上颌牙弓、邻面片切适当解决上牙列拥挤的问题。剩下的问题就是解决上下牙弓前后向匹配及深覆盖的问题。患者生长发育基本稳定，因此考虑应用固定Ⅱ类功能性矫治器前移下颌牙列。这个治疗方案需要考虑下颌切牙的情况。

患者唇倾的下颌切牙位于一个相当厚且短的颏正中内，这种情况常见于短面型的生长模式中。通过仔细分析颏正中骨组织的影像数据得出：正畸治疗过程中将下切牙前移 1~2mm 是可行的。Ⅱ类功能性矫治器能够使下切牙前向移动超过 2mm。

因此，她的治疗计划包括：首先进行邻面去釉，然后使用 6° 的低转矩托槽并在全尺寸的热激活不锈钢丝上安装Ⅱ类关系矫治器，以充分表达前牙的转矩。使用固定Ⅱ类功能性矫治器 4 个月直到矢状向上的位置关系协调。通过托槽的重定位以及镍钛热激活丝进行精细调整。在这个阶段开始使用皮链。

治疗结束后，所有的治疗目标均达成（图 10.2a~e），下颌切牙也没有过分向外移动。头影测量分析结果显示，下颌切牙外有充分的骨质支持。短且厚的颏正中允许前移下颌切牙（1mm，2° ）以达到Ⅱ类力学关系的矫正结果。使用传统的头影测量评估下颌切牙不会影响医生制定治疗方案。这个病例能够作为“依据面型设计治疗方案”的典型病例，最终的临床决策取决于多种因素，包括：颏正中的解剖特点、生长模式以及周围支持组织的厚度。根据最终的咬合关系及面型情况来看，这个病例达到了预期的治疗效果。然而，这种方法并不能适用于所有的正畸患者。

离散型面型发育会导致下颌切牙更直立。Yamada 等 [18] 发现，下颌切牙越直立，周围的支持骨组织就越薄。因此，在高角型患者中，切牙距双侧皮质骨板均较近，为了避免并发症的发生，下颌切牙前移的距离就相对较少。了解下颌切牙尤其是根尖在下颌牙槽骨中的位置，能够提高正畸的成功率。正如上述病例中所展示的，前移下颌切牙，需要控制转矩，保证根尖随牙冠一起前移。

接下来的研究中，我们将应用 CBCT 评估不同生长模式（高角、均角、低角）的正畸患者，包含下颌切牙的位置、颏正中的形态以及切牙的倾斜度（唇倾、直立、舌倾），从而为正畸医生提供除传统头影测量外更多的临床数据。

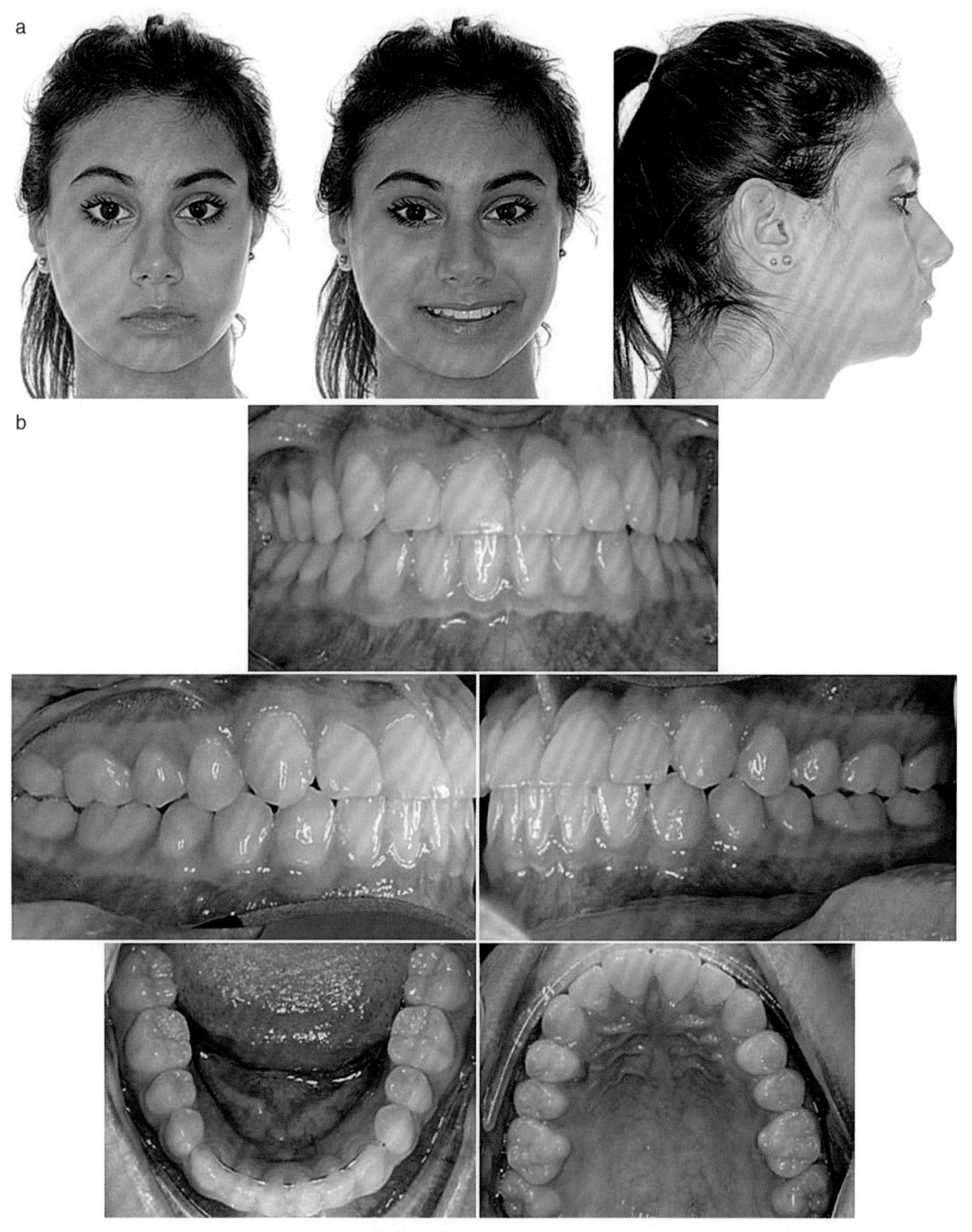

图 10.2 （a）患者治疗后的面像。（b）患者治疗后的口内像。（c）患者治疗后的头影测量分析。（d）患者治疗后的全口曲面体层片。（e）颅底平面的局部模拟图像

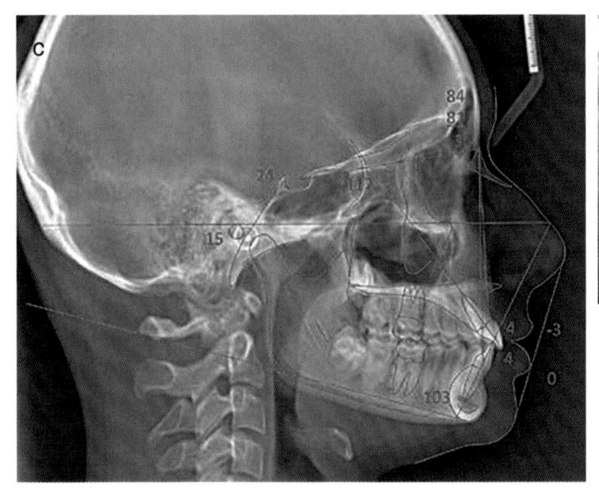

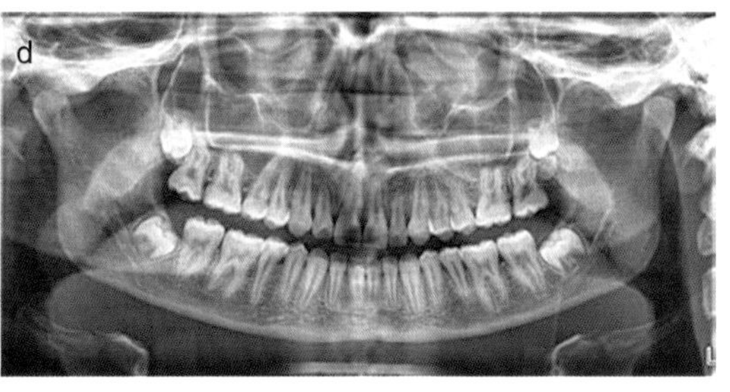

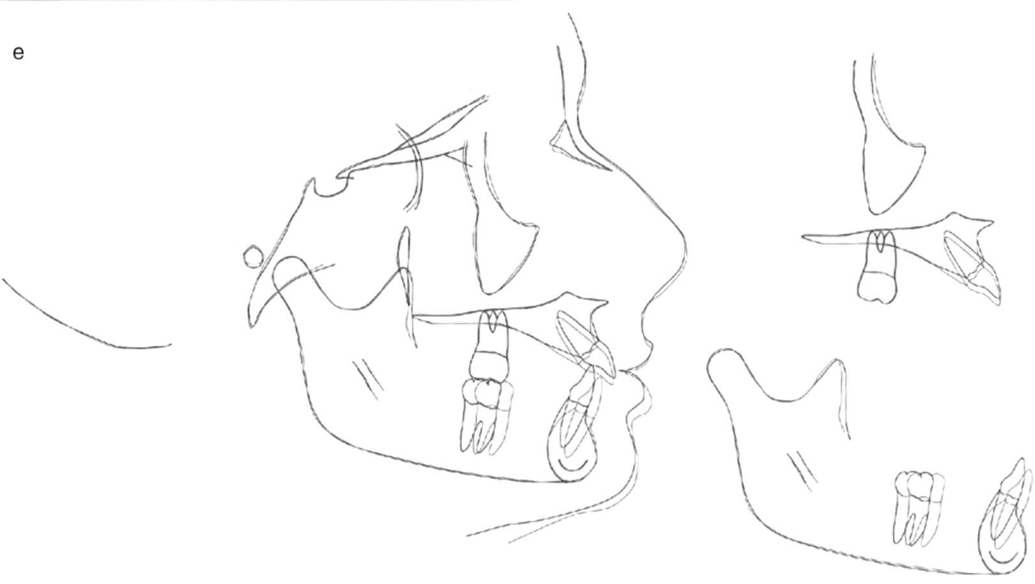

图 10.2（续）

10.5 病 例

这些病例来自德克萨斯大学休斯顿健康科学中心牙科学院的病例数据库，这些患者因正畸需求已行头影测量侧位片及CBCT检查。纳入标准：11~18岁切牙轻度拥挤患者，既往没有正畸治疗史、创伤史、颅面畸形、手术干预或者较大的修复治疗史，因为上述病史可能会干扰CBCT的检查结果。研究共纳入510例受试者，其中ANB角＜0°或＞6°者被排除。最终，共90例病例（48例男孩，42例女孩）纳入该项研究。这些研究样本根据下颌平面角（FMA，FH平面与下颌平面的夹角）不同被分成3种不同的面部生长模式：低角型（30例，FMA＜21°）；均角型（30例，21°＜FMA＜29°）；高角型（30例，FMA＞29°）。随后，这些病例根据下颌切牙与下颌平面之间的夹角（L1-MP）再被分到不同的生长模式亚组中：舌倾型（29例，L1-MP＜86°），直立型（37例，87°＜L1-MP＜99°），唇倾型（24例，L1-MP＞100°）（表10.1，图10.3）。

CBCT的扫描是利用Galileos Comfort

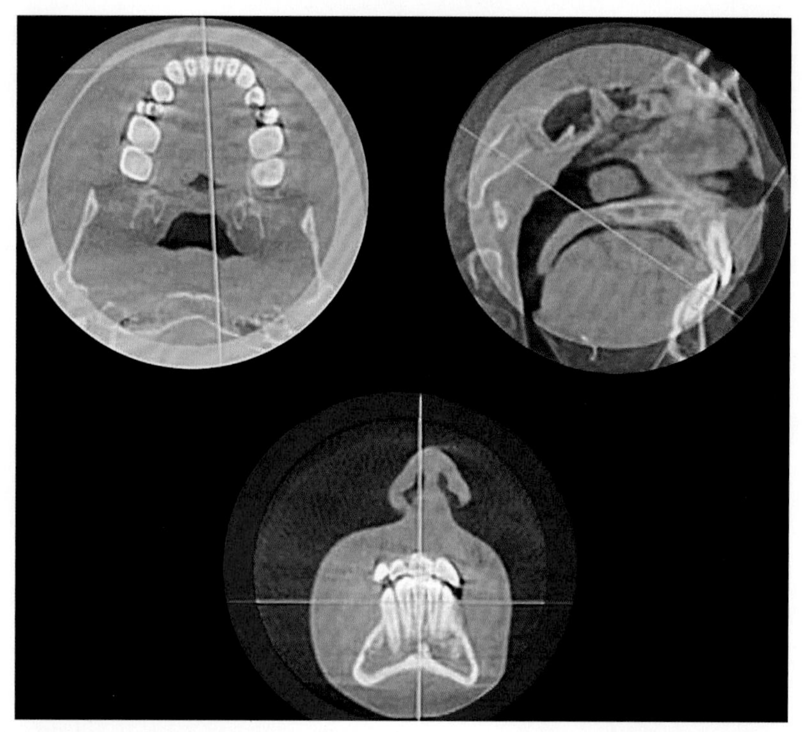

图 10.3 图像分析时颏正中联合区的定位：每个切牙均以目标中心沿牙齿长轴形成轴位、矢状位、冠状位断层，以展示切牙周围及颏正中联合区域支撑骨的情况

表 10.1 样本分布

组别	舌倾	直立	唇倾
低角	8	12	10
均角	10	13	7
高角	11	12	7

（Sirona Dental Systems GmbH，Bensheim，Germany）X 线单元，设置参数为：8kVp，21mA；曝光时间 14s；像素 0.3mm；视野尺寸为 15cm × 15cm × 15cm。CBCT 的扫描影像由同一名技术人员利用软件 Invivo 5（version 5.1，Anatomage，San Jose，CA）进行分析。每个下颌中切牙和侧切牙均独立分析。图像从矢状面、冠状面、轴面 3 个方向进行分析。矢状向为切端至根尖中点的直线，冠状向和轴向为沿着切牙长轴将其一分为二的直线。产生的矢状断层影像（层厚为 0.5mm）用于分析。在矢状向断层影像中，阻抗中心定义在根尖至牙槽嵴顶的中间，接着以阻抗中心为圆心画一个圆进行测量。每个下颌切牙均独立重复测量（表 10.2，图 10.4）。

对于两种主要结局指标——生长模式和切牙倾角，采用双因素方差分析进行统计学差异分析，采用 Bonferroni 事后分析进行多重比较分析。定义 $P < 0.05$ 为差异具有统计学意义。所有统计学分析采用 Mac 版 SPSS（version 21；IBM，Armonk，NY）完成。

为了确定测量方法的可重复性，使用达尔伯格公式进行分析[35]。这种方法的误差通过以下公式进行计算：$\sqrt{\frac{\sum d^2}{nx^2}}$，d 表示重复测量的差异，n 表示重复测量的次数。

表 10.2 测量

牙槽嵴宽度	矢状向上测得的沿着假想的牙齿旋转中心在牙弓中线方向上的牙槽嵴顶的厚度
唇侧骨板宽度	矢状向上测得的沿着假想的牙齿的旋转中心在牙弓中线方向上的顶端至唇侧骨板内侧面的距离
颏正中高度	平行于 NB 线的矢状断层上测得的牙槽突最高点至颏正中骨皮质最下点之间的距离
宽高比	牙槽嵴顶宽度与颏正中联合部高度

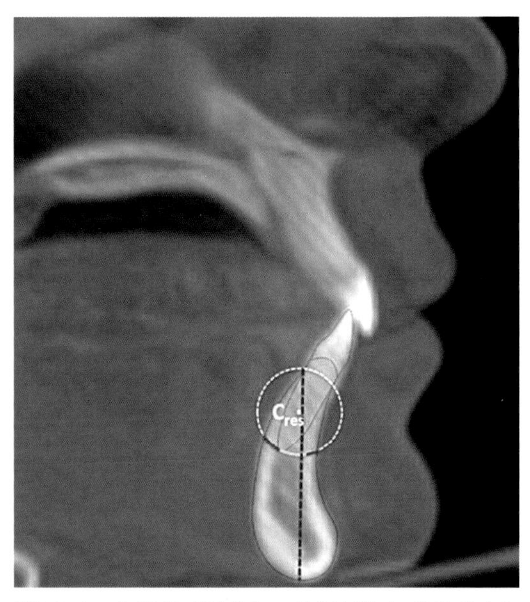

图 10.4 本研究测量指标：唇颊侧骨松质宽度（黄色），牙槽嵴顶宽度（橘色 + 黄色），正中联合部高度（蓝色）

所有的测量均于 4 个月后由 10 个人重复进行（图 10.4）。

结果显示，该研究中的线性测量方法误差在 0.09~0.62。

10.6 发　现

平均值、标准差以及组间对比的结果分别列出，下颌右侧切牙的测量结果见表 10.3，下颌右中切牙测量结果见表 10.4，下颌左侧切牙测量结果见表 10.5，下颌左中切牙测量结果见表 10.6。下颌骨发育越离散，牙槽骨宽度平均值、唇侧骨板宽度逐渐减小，颏正中联合部的高度则逐渐增大。差异最明显的是低角组和高角组之间的对比，随后是低角组和均角组之间的对比。下颌平面向下旋转的越大，牙槽骨宽度与颏正中联合部高度的比值越小。同样，短面型和长面型组的 W/H 值具有明显的统计学差异（$P < 0.05$）。

此外还发现，颏正中联合部的高度不受切牙倾角的影响。一般而言，切牙越舌倾，牙槽骨宽度越薄，切牙越唇倾，牙槽骨宽度越厚。

对于每个变量，均未发现发育模式和切牙倾角之间具有显著的相关性（表 10.7）。该研究指出不同程度的切牙倾角引起的生长模式相似。

比较所有切牙倾角的平均值，这个趋势就更加明显（表 10.8）。随着切牙唇倾增加，牙槽骨宽度在所有生长模式组中均相应增加。整体而言，切牙舌倾越大，唇侧骨板及牙槽骨宽度越小。

10.7 临床分析与讨论

在非理想的颌骨发育模式中，天然的牙槽骨代偿过程能够改善上下颌骨之间的关系。研究表明，低角患者比均角和高角患者的牙槽骨和骨髓腔更宽。该研究中颏正中联合区的宽高比在低角患者中最大，这与之前 CBCT 研究 [15] 发现的低角患者颏正中联合区短且厚的结果是一致的。对于高角患者，颏正中联合部的高度显著高于其他两组，这与 Swasty 等 [17] 和 Molina-Berlanga 等 [26] 的研究结果一致。

整体而言，面部生长越离散，颏正中

表 10.3 下颌右侧切牙测量结果

测量	低角均值（标准差）	均角均值（标准差）	高角均值（标准差）	P	舌倾均值（标准差）	直立均值（标准差）	唇倾均值（标准差）	P
牙槽嵴宽度（mm）	10.77（2.33）	9.69（2.06）	8.86（1.49）	< 0.05[a]	9.00（1.98）	9.79（1.98）	10.68（2.30）	< 0.05[b]
唇侧骨板宽度（mm）	3.95（1.50）	3.29（0.90）	2.63（1.04）	< 0.05[a]	2.98（0.81）	3.60（1.56）	3.19（1.21）	NS
颏正中联合部高度（mm）	29.05（2.35）	30.49（2.18）	31.85（2.75）	< 0.05[a]	30.25（2.95）	30.30（2.70）	30.97（2.28）	NS
宽高比	0.37（0.10）	0.32（0.07）	0.28（0.05）	< 0.05[a,c]	0.30（0.09）	0.33（0.08）	0.35（0.08）	NS

$P < 0.05$

[a] 低角组与高角组之间差异具有统计学意义

[b] 舌倾组与唇倾组之间差异具有统计学意义

[c] 低角组与均角组之间差异具有统计学意义

表 10.4 下颌右中切牙测量结果

测量	低角均值（标准差）	均角均值（标准差）	高角均值（标准差）	p	舌倾均值（标准差）	直立均值（标准差）	唇倾均值（标准差）	p
牙槽嵴宽度（mm）	10.64（2.11）	9.18（2.18）	8.58（1.69）	< 0.05[a,b]	8.70（1.96）	9.80（2.20）	9.86（2.20）	NS
唇侧骨板宽度（mm）	3.70（1.30）	3.02（0.96）	2.45（1.00）	< 0.05[a,b]	2.49（0.91）	3.30（1.31）	3.37（1.12）	< 0.05[c,d]
颏正中联合部高度（mm）	28.96（2.25）	30.22（2.40）	31.95（2.56）	< 0.05[b,e]	30.20（2.88）	30.18（2.78）	30.88（2.29）	NS
宽高比	0.37（0.09）	0.31（0.07）	0.27（0.06）	< 0.05[a,b]	0.29（0.09）	0.33（0.09）	0.32（0.08）	NS

$P < 0.05$

[a] 低角组与均角组之间差异具有统计学意义

[b] 低角组与高角组之间差异具有统计学意义

[c] 舌倾组与直立组之间差异具有统计学意义

[d] 舌倾组与唇倾组之间差异具有统计学意义

[e] 均角组与高角组之间差异具有统计学意义

表 10.5 下颌左侧切牙测量结果

测量	低角均值（标准差）	均角均值（标准差）	高角均值（标准差）	P	舌倾均值（标准差）	直立均值（标准差）	唇倾均值（标准差）	P
牙槽嵴宽度（mm）	10.44（2.15）	9.18（2.14）	9.23（2.52）	NS	8.43（1.74）	9.95（2.05）	10.54（2.80）	$< 0.05^{a,b}$
唇侧骨板宽度（mm）	4.02（1.44）	3.09（1.03）	2.88（1.20）	$< 0.05^{c,d}$	2.84（0.97）	3.70（1.52）	3.35（1.19）	$< 0.05^{a}$
颏正中联合部高度（mm）	29.09（2.21）	30.21（1.98）	31.95（2.77）	$< 0.05^{d,e}$	30.26（2.75）	30.22（2.70）	30.90（2.30）	NS
宽高比	0.36（0.08）	0.31（0.07）	0.29（0.08）	$< 0.05^{c,d}$	0.28（0.08）	0.33（0.08）	0.34（0.09）	$< 0.05^{a,b}$

$P < 0.05$

[a] 舌倾组与直立组之间差异具有统计学意义

[b] 舌倾组与唇倾组之间差异具有统计学意义

[c] 低角组与均角组之间差异具有统计学意义

[d] 低角组与高角组之间差异具有统计学意义

[e] 均角组与高角组之间差异具有统计学意义

表 10.6 下颌左中切牙测量结果

测量	低角均值（标准差）	均角均值（标准差）	高角均值（标准差）	P	舌倾均值（标准差）	直立均值（标准差）	唇倾均值（标准差）	P
牙槽嵴宽度（mm）	10.38（1.98）	9.41（2.08）	8.46（1.55）	$< 0.05^{a}$	8.75（2.00）	9.61（1.93）	9.92（2.06）	NS
唇侧骨板宽度（mm）	3.87（1.33）	3.16（0.95）	2.49（0.92）	$< 0.05^{a,b}$	2.76（0.89）	3.39（1.36）	3.36（1.22）	NS
颏正中联合部高度（mm）	28.74（2.26）	30.04（2.25）	32.04（2.62）	$< 0.05^{a,c}$	30.13（2.87）	30.07（2.80）	30.75（2.45）	NS
宽高比	0.36（0.09）	0.32（0.08）	0.27（0.05）	$< 0.05^{a,b,c}$	0.30（0.09）	0.32（0.08）	0.33（0.05）	NS

$P < 0.05$

[a] 低角组与高角组之间差异具有统计学意义

[b] 低角组与均角组之间差异具有统计学意义

[c] 均角组与高角组之间差异具有统计学意义

表 10.7　生长模式与切牙倾角之间的关系

	42	41	31	32
	P	*P*	*P*	*P*
牙槽嵴宽度	0.78	0.74	0.39	0.99
唇侧骨板宽度	0.07	0.71	0.57	0.55
颏正中联合部高度	0.33	0.46	0.29	0.41
宽高比	0.65	0.77	0.21	0.92

联合部将会代偿性地向窄长型生长，这种代偿性的生长机制掩盖了面下部的差异，并改善了咬合关系。

在临床上，这种代偿性的生长机制严重限制了正畸医生纠正牙列矢状向畸形的能力。在我们的研究中，低角组患者的唇侧骨髓宽度明显宽于其他两组。在分析下颌切牙倾角模式时发现，直立型的下颌切牙组较其他两组根尖的骨髓宽度更窄。这与 Yamada 等 [18] 和 Gutermann 等 [14] 的发现一致。

本研究中，根据切牙倾角将样本分为 3 组：唇倾组、直立组、舌倾组；根据面部生长的离散度分为 3 组：低角型、均角型、高角型。这表明，颏正中联合部的直径同时受切牙倾角和面部生长发育型两者的影响。因此，在确定最终的下颌切牙位置时需要综合考虑这两个因素。对于安氏Ⅰ类错𬌗畸形伴轻度至中度牙列拥挤患者，下颌切牙釉牙骨质界至牙槽嵴顶的距离为 1.7mm，正畸治疗结束后增加至 2.2mm[36]。根据 Garlock 等 [37] 的研究，在非拔牙病例中，牙槽嵴顶骨质丧失约为 1.1mm。这个数据并没有考虑到样本的生长发育模式和下切牙的原始倾角。

图 10.5 展示的是一个下颌骨标本，其下颌切牙周围骨质是不平整的。显然，二维的侧位片无法提供关于骨质的足够信息。CBCT 及相应配套软件不会产生影像的放大和重叠，因为它能够显示每个断层的数据。本章所述的 CBCT 测量法可以应用于临界病例，以确定前移和充分直立下颌前牙是否会导致系列牙周并发症。图 10.6a~d 展示了正畸医生如何逐步分析前牙周围的支持组织。

应用Ⅱ类近中牵引力纠正 Spee 曲线深度，以及其他差异的增加，会导致更多的问题出现，因为下颌唇侧骨质会受到损害。

表 10.8　4 个切牙测量结果的均值和标准差

生长模式	切牙	牙槽宽度		唇侧骨板宽度		颏正中骨联合高度		宽高比	
		均值	标准差	均值	标准差	均值	标准差	均值	标准差
低角	舌倾	9.94	2.46	3.13	0.94	27.99	2.39	0.36	0.12
	直立	10.69	1.97	3.49	1.48	28.39	2.03	0.38	0.08
	唇倾	10.89	1.66	3.76	0.92	30.41	1.61	0.36	0.07
均角	舌倾	8.24	1.17	2.81	0.57	29.87	2.75	0.28	0.06
	直立	9.63	2.28	3.28	1.05	30.61	2.06	0.32	0.08
	唇倾	10.48	1.66	3.35	0.69	30.08	1.42	0.35	0.06
高角	舌倾	8.27	1.30	2.47	0.78	32.13	1.81	0.26	0.04
	直立	9.06	1.05	2.72	0.86	31.53	3.04	0.29	0.04
	唇倾	9.10	2.75	2.66	1.19	32.35	3.24	0.28	0.08

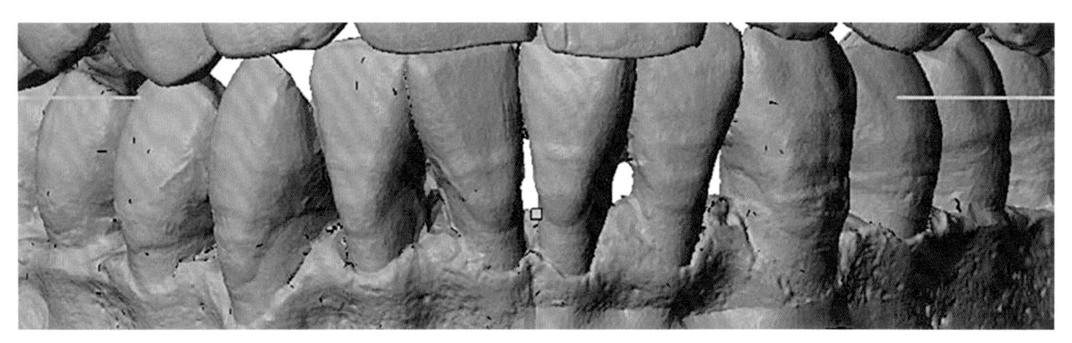

图 10.5　头颅标本上显示的下颌切牙龈缘骨组织水平

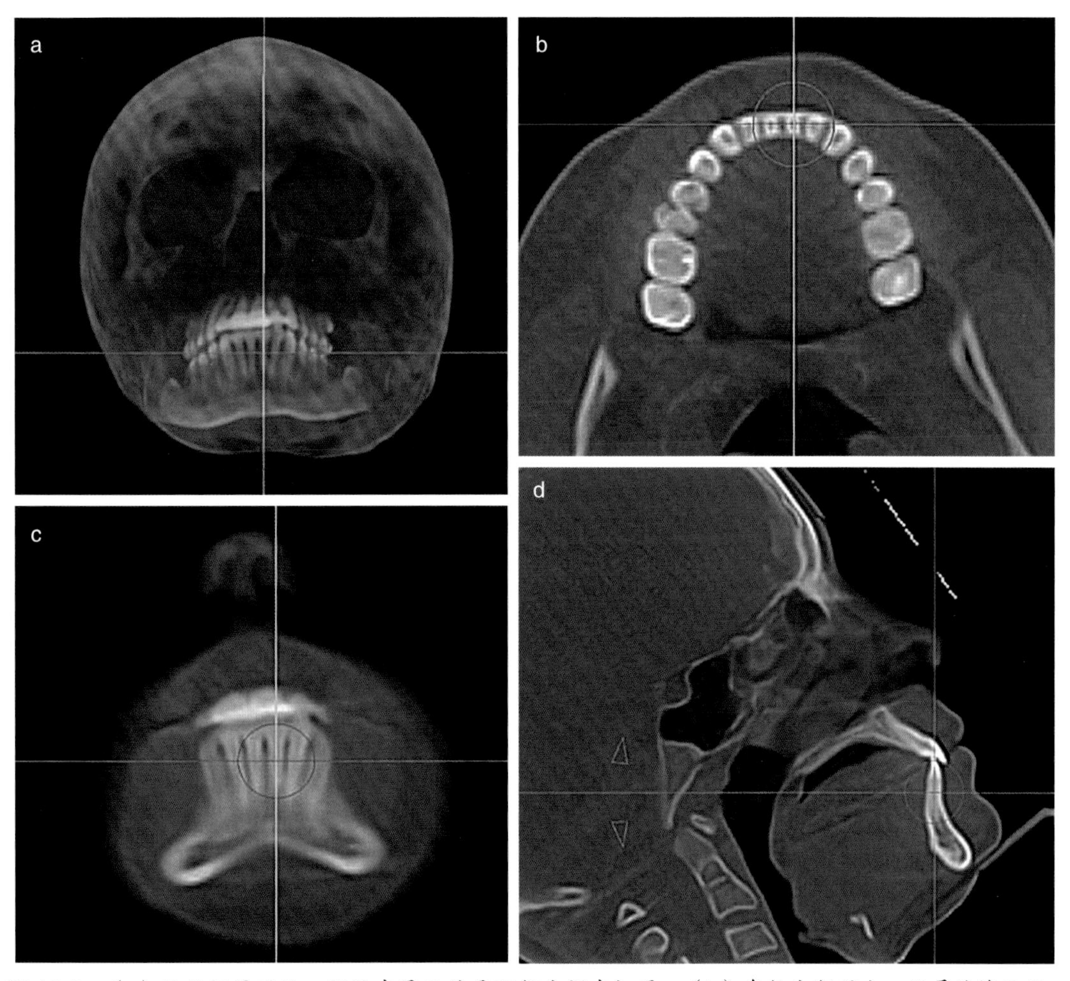

图 10.6　（a）从目标牙开始，例子中展示的是下颌左侧中切牙。（b）在轴向断层上，从骨边缘开始，调整冠状面（绿色）和矢状面（蓝色），使其相交于牙根中间。（c）冠状向断层：确认轴面水平（橘色），并且根据 CEJ 和骨缘水平重新调整位置。确定矢状面是沿着牙齿长轴的。（d）最终产生的矢状向断层，也是在本研究中应用的，能够展示单个牙齿轴位的骨质支撑。这个方法应用于本研究中的所有测量

以往正畸医生根据头影测量侧位片控制下颌切牙位置及倾角。然而，侧位片无法明确显示正畸治疗前、后下切牙周围骨质的变化，因为 4 个切牙在侧位片上的影像是重叠的。

正畸医生能够通过矢状向断层片测量颊侧骨质宽度，并将其与表 10.8 列出的正常参考值的范围进行对比。需要提到的是，这些数值是根据正常人样本得出的平均值。

除此之外，本研究中包含的病例下颌切牙拥挤度都比较小。因此，在术前评估时，若颊侧骨质宽度小于表 10.8 给出的平均值，建议维持下切牙的位置，以保证在治疗结束后下切牙有一个健康且稳定的骨质支持。即便 CBCT 能够提供比侧位片更详细的信息，但其仍受像素和空间分辨率的限制。很可能由于扫描像素问题，切牙周围很薄的骨质层无法被捕捉到。所以，应慎重参考本研究结果。在某些情况下，通过近远中向调整矢状面，对牙齿唇侧表面骨质进行全层扫描，也能够提供针对唇侧骨质的可视化评估。图 10.7 展示的下颌右侧中切牙唇侧骨质支撑向远中缺如，这种局部骨开裂也许永远无法通过传统影像学观察到，并且正畸治疗可能加重这种情况。

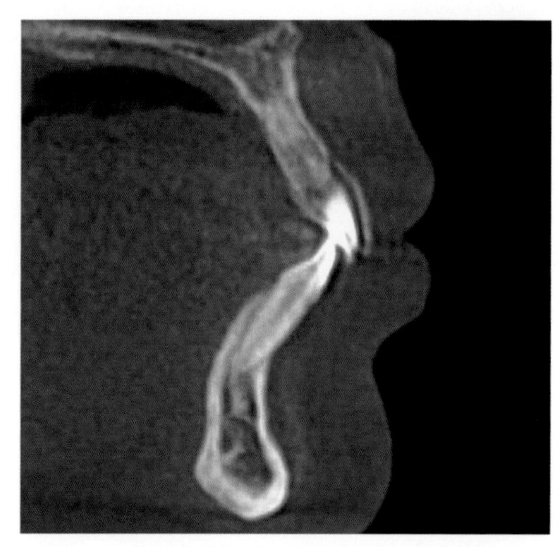

图 10.7 展示的是切牙颊面及远中的骨开裂

10.8 结 论

下颌牙列前界同时受下切牙倾角及发育模式的影响。在诊断和制定治疗方案时，可通过 CBCT 影像获取头影测量数据，从而对下颌骨颏正中联合部及下切牙周围牙槽骨进行可视化分析，帮助正畸医生制定合适的治疗方案，避免突破下颌牙列前界。

参考文献

请登录 www.wpcxa.com“下载中心”查询或下载。

11 牙槽骨与其局限性

Alejandro Romero-Delmastro, G. Fräns Currier, Onur Kadioglu

摘　要

牙槽骨一直是影响正畸医生制定治疗方案的因素之一。近年来，评估正畸治疗与牙槽骨的关系这一研究在口腔专业领域中日益得到关注。CT 和 CBCT 使得这种评估成为现实。

CBCT 可对牙槽骨和牙周支持组织进行精确成像。与传统的 2D 射线成像不同，CBCT 可以观察和测量牙槽骨的唇（颊）侧和舌侧骨质、骨量。这为旨在评估正畸治疗期间和正畸治疗之后的牙槽骨变化的临床体内研究提供了重要依据。目前已有数项研究评估牙槽骨的变化，包括在前、后段截骨以及佩戴或不佩戴扩弓矫治器、拔或不拔牙的情况下。基于这些研究，测量唇（颊）侧和舌侧牙槽骨的技术也得到发展。

11.1 引　言

粘接剂和预弯制技术是推动 20 世纪正畸学发生革命性变化的主要动力，但 20 世纪 90 年代数字成像技术的引入，无疑使研究者们在正畸学领域取得了许多突破。21 世纪上半叶，诊疗方式、诊断方法以及对人体解剖的理解都发生了显著变化。

循证医学目前被视为提供保健的标准。循证口腔医学（EBD）是循证方法在口腔保健中的应用。美国牙科协会（ADA）将 EBD 定义为“口腔医疗保健的一种方式，它要求系统评价与患者口腔及全身病情、病史有关的临床科研证据，同时考虑口腔医生的临床经验和技能，以及患者的治疗需求及偏好”[1]。EBD 要求收集数据和可用证据，并评估其有效性，借助高质量的证据做出明智的决定并提供口腔保健。根据 Harrel 所述[2]，3D 成像及其在第四维时间的应用为扩展临床实践、引导研究人员进入 EBD 提供了必要的真实解剖数据。

11.2 CBCT

在无法进行直接测量或患者负担大于手术获益的情况下，CBCT 是一种相对低风险、无创的评估颅面结构的方法。目前，CBCT 提供了观察牙齿和骨骼前所未有的新方式。

断层摄影技术是 1967 年由 Godfrey Hounsfield 发明的。20 世纪 70 年代，由于对传统计算机体层摄影所获得的 3D 信息

A. Romero-Delamstro · G. F. Currier · O. Kadioglu (✉)
Division of Orthodontics, Department of Developmental Sciences, University of Oklahoma Health Sciences Center College of Dentistry, Oklahoma City, OK, USA
e-mail: alejandro-romerodelmastro@ouhsc.edu; frans-currier@ouhsc.edu; onur-kadioglu@ouhsc.edu

O. Kadioglu, G. F. Currier (eds.), *Craniofacial 3D Imaging*
https://doi.org/10.1007/978-3-030-00722-5_11

的需求，CT 应运而生。定制的颅颌面部 CBCT 在 20 世纪最后 10 年开始出现在市场上，自此，在面部和牙科领域得到了广泛应用[3]。

医用 CT 从多个断层中创建图像，然后对其进行“堆叠”以获得最终的完整图像，不仅费时且成本过高。在牙科 CBCT 中，当辐射源对准 2D 探测器上时，只需旋转一次辐射源就可以捕捉到整个目标区域。与常规 CT 相比，CBCT 通过更聚焦的光束进行扫描，因此扫描时间较短，X 线利用率更高，且辐射剂量以及成本都明显降低[4–11]。

扫描得到的 3D 图像经过重建成为轴面、冠状面和矢状面影像[9,12–17]。从 CBCT 获得的原始数据以 DICOM 文件的形式存储在计算机中（医学文件中的影像数据以该格式进行处理、存储、打印和信息传输）。正是通过对这些文件的重构，才允许在一次扫描中创建不同的视图。所有的视图都是精确的，而且不会受到传统 2D 图像固有的几何投影误差的影响，因为计算机可以纠正 2D 成像的几何畸变。

毫无疑问，CBCT 提供的影像数据可以用于临床诊断、病例对照以及同期治疗，因此得到推广。且其提供的数据为检查目标的体积数据，因此与扫描时的患者体位关系不大。

11.2.1 辐射与牙科 CBCT

尽管 CBCT 的辐射剂量仅为常规 CT 的 1/4，但仍明显高于 2D 放射检查的辐射剂量，因此仍不能被忽视[12,18]。

2010 年美国正畸医生协会（AAO）为了使 CBCT 的使用更加合理化、标准化，制定了一套使用指南。指南指出常规的正畸治疗暂时不需要使用 CBCT，但诊治计划中若涉及 3D 尺寸和体积测量，则 CBCT 是最佳的检查方式。

本底照射来自自然发生的辐射，人们受到来自自然界辐射源的辐射。美国平均每个人每年从自然源接收的有效剂量约为 3000μSv（每天 +/– 8μSv）。土壤和来自外层空间的宇宙辐射是最常见的自然辐射来源，生活在高海拔地区的人比生活在海平面水平的人更容易受到宇宙辐射的影响。最大的辐射来源是家庭中的氡气，每年约有 2000μSv。由于宇宙辐射的存在，每往返一次巴黎到东京，则接收 139μSv 的辐射剂量。大多数牙科 X 线片的辐射剂量相当于 1d 到 2 周的本底辐射。整个颌面部区域的辐射剂量通常大于全景图像，但小于根尖片。CBCT 机的有效辐射剂量在 40~135μSv，相当于 5~17d 的自然本底辐射（ENBR）。拍摄一张咬翼片接受的效辐射剂量约为 1μSv，一张咬合片的效辐射剂量 5μSv。头颅 X 线片的辐射剂量约为 5~7μSv，该剂量小于 1d 的 ENBR；全景 X 线的辐射剂量为 3~24μSv，小于 0.5~3d 的 ENBR。颞下颌关节的 X 线片辐射剂量为 20~30μSv，仅为 3~4d 的 ENBR；拍摄全口曲面体层片的辐射剂量为 30~170μSv，相当于 4~21d 的 ENBR。一次胸片的辐射剂量为 100μSv，约为 10~12d 的 ENBR，拍摄乳腺 X 线片的辐射剂量为 700μSv，约为 88d 的 ENBR。而一次医学 CT 接受的辐射剂量为 8000μSv，约为 1000d 的 ENBR[19–23]。

辐射量在很大程度上取决于特定设备的技术参数。截至数年前，已知影响辐射剂量的因素包括：①扫描时间，②体素大小，③决定电离辐射总量的 FOV 大小，④ kVp 和 mA，⑤旋转完整的 360° *vs* 180°，⑥脉冲 *vs* 连续光束，⑦辐射滤光片（类型和形状）[24]。使用较低的 mA 和准直可以减少患者所接受的辐射量，但伴随的问题是图像质量下降。在这方面，某些数学算法似乎很有前景，因为它们可以在相对较低的辐射剂量和较少的投影下重建可靠的 2D 图像。这意味着临床医生在通过 CBCT 获取诊断性 X 线影像时，能够减少辐射量[25]。

Gamache 等[26]证明，通过使用低 kV 和中高 mA 设置进行扫描，可以在保证图像质量和诊断准确性的同时降低辐射剂量。研究表明，低 kV（60kV）与 4.0~15mA（中高 mA 设置）结合能够获得最佳的图像质量并使总辐射剂量减少 56%，从 898mGy·cm^2 减至 396mGy·cm^2。与实际的物理容量相比，即使是低图像质量的设置也能够高精度检测牙根吸收的情况。

临床使用时可根据实际情况自行设置 kVp 和 mA，因为厂家推荐的设置不一定适用于每例病例。

ADA 科学事务委员会建议临床治疗时按照“尽可能的低剂量”（ALARA）原则，尽可能减少对患者的放射剂量。措施包括：根据检查确定患者是否需要拍摄 X 线片，使用与诊断任务兼容的最快胶片，将光束对准尽可能接近胶片的尺寸，并使用铅皮圈和甲状腺防护罩。

目前，CBCT 扫描时间大约为 5~75s。曝光时间越短，辐射剂量越低。通常，扫描时间越长，头部移动产生伪影的可能性越大。缩短扫描时间可以有效减少患者的辐射剂量，因此 CBCT 在扫描年轻患者和维持体位困难的患者时有很大优势。

11.3 CBCT 在正畸中的应用

牙科 CBCT 于 2000 年后在市场得到推广，2005 年，Kau 等[3]指出市场的 CBCT 设备主要来源于 4 个制造商，但是到 2011 年，已涌现出 23 个制造商以及 40 多种不同的 CBCT 扫描仪，这代表了牙科数字技术的发展。

制造商和设备数量的急剧增加为客户提供了更多的选择，从而在降低成本的同时获取更好的影像数据。在 2010 年后，3D 成像变得更加普及，这有助于缩小公立大型机构和私人诊所之间的差距[27]。

为协助正畸诊治而购买 CBCT 设备时需要考虑的最重要参数是扫描仪的视野（FOV）。视野决定了扫描可获取的解剖结构范围。如果要替代所有 2D 影像设备，则最大视野要能够获取投影测量分析的结构。视野等于或大于 16cm 即能满足常规成年男性的正畸需求，中等视野扫描范围为面中部到颏部（垂直）和一个髁突到对侧髁突（水平）的范围。中等视野一般应用于全景 X 线摄影和种植体检查，但不适用于头颅测量分析。设定小视野扫描可用于种植体植入、颞下颌关节病诊断以及阻生牙的定位[27]。

CBCT 技术有助于正畸研究的发展。其扫描的数据可以显示牙槽骨密度的变化，因此可以评估患者正畸过程中骨密度的变化，从而用于正畸的临床研究。

11.3.1 CBCT 的准确性和图像质量

随着 CBCT 技术的进步，已实现亚毫米级别的高质量 3D 图像和 1∶1 的任意角度成像。因此，可以使用相对低剂量的辐射来评估和量化不同时间形态学变化[16,19,21,28]。

尽管如此，文献指出 CBCT 测量与直接测量仍存在一些差异。在大多数情况下，CBCT 可准确测量骨质的高度，但对于厚度的相关测量存在误差。

Loubele 等[29]在比较 CBCT 和多层螺旋 CT（MSCT）的测量结果后指出：CBCT 能更好地显示较小的骨结构，而 MSCT 在显示皮质骨和牙龈组织方面更具优势。但使用 CBCT 和 MSCT 测量牙槽骨的准确性没有统计学差异，均能达到亚毫米水平的准确性。

Timock 等[7]分析了 CBCT 图像测量颊侧牙槽骨高度和厚度的准确性和可靠性。研究纳入 12 具经过防腐处理的人类尸体头颅（女性 5 例，男性 7 例，平均年龄 77 岁）作为样本，并使用 i-CAT91719 装置（Imaging Sciences International，Hatfield，Pennsylvania）对样本进行 0.3mm 体素大小的扫描后，测量 65 个牙齿的颊侧骨高度和厚度，与头颅直接测量的数据进行比较。研究表明，通过 CBCT 测量与直接测量没有显著差异。因此作者指出 CBCT 在定量评估颊侧骨高度和厚度方面具有较高的准确性和可靠性。

Creed 等[30]评估了从 CBCT 图像中获得的线性测量值的准确性，并将其与从数字模型中获得的图像进行比较，以确定锥形束数字模型是否与 OrthoCAD 数字模型一样准确。结果表明，与 OrthoCAD 模型相比，从 CBCT 图像获得的线性测量值具有良好的准确性，可以应用于诊断和制定治疗计划。

CBCT影像能够显示亚毫米级别，然而，CBCT 影像和颅骨直接测量所得的颊侧骨板宽度存在差异，可见通过 CBCT 测量牙槽骨并不是绝对准确的[32-33]。在 CBCT 影像中对较长的长度测量值准确度高，但测量较短距离时（如颊侧骨宽度）误差仍较大[31]。

CBCT测量对于短线性距离非常准确。已被证明是可靠的，因为与直接测量相比，两者没有显著差异。测量颊侧骨高度的准确性高于测量其厚度的准确性，并且物理测量值与 CBCT 测量值之间仅相差 0.1mm。大量文献证实使用 CBCT 可以精确测量距离，并且该距离足以观察下颌骨结构，包括近端、面部和舌骨水平[34-37]。

一些作者指出，CBCT 的精细程度已足够显示裂缝和穿孔，并具有与牙周探测兼容的准确性，可检测出骨缺损并确定根骨开窗和开裂。在多种放射成像方式中，CBCT 对多种牙周缺损的检测具有最高的灵敏度和诊断准确度[38-39]。另一方面，还有研究者报道了 CBCT 与直接观察结果在裂隙和穿孔的识别上存在差异[40]。

目前，旋转延迟弧（360° *vs* 180°）的扫描仪在测量精度和投影图像数量上没有差别。此外，Kusnoto 等[25]的研究表明，在不同投影视图（300、150、70 和 39 个投影）下重建 CBCT 的 2D 头颅 X 线片，界标识别不超过临床可接受的 1.5mm 跟踪精度参考测量值。这意味着在仅需常规 2D 视图的情况下，可以使用 CBCT 显著降低辐射。

CBCT 可以准确评估牙槽骨移植效果[41]。根据 Pan 和 Kau[28]的研究，CBCT 是评估根间骨量的可靠方法。与传统检查方式相比，CBCT 最大优势之一是可以通过一次扫描获得大量数据，并且可通过提高分辨率达到更高的精度。

11.4 CBCT 分析

随着 CBCT 的使用，X 线成像质量得到明显改善，并克服了常规 2D 射线成像的缺点。在 2D 图像和 3D 体积上，角度和线性测量的精度、标志点识别的易用性和可靠性以及图像叠加的精度都得到了广泛的评价[37,42-49]。

正畸医生可以借助 CBCT 计算正畸牙的扭矩，并评估牙槽骨宽度和高度是否会限制正畸牙的移动。后牙横截面可以对单个或成对牙齿进行颊、舌侧骨和牙齿评估。我们还可以从 CBCT 图像中观察和评估单个或多个牙齿的角度，2D 图像可能因为患者体位引起影像检查结果不理想，但 CBCT 获取的 3D 影像是体积数据，从而可以弥补上述不足。

3D 影像提供了更多可用于测量和比较的临床数据。因此在原有线性和角度测量基础上，可以进一步测量目标的体积和曲率。这可以更好地理解某些情况，例如下颌骨不对称，可以在3D立体图像上更好地进行评估，而不是在常规2D侧位头颅X射线和（或）摄影图像上评估。为了实现分析3D CBCT图像的合理化，体积分割和图像重新定向至关重要，并且需要在识别界标之前进行。体积分割是将目标区域的解剖结构或解剖区域从影像中分割出来单独分析。理论上难度不大，但针对局部区域的分割存在一定困难。并且影像的扫描质量也决定了分割的难度。因为结构之间的低对比度、图像上的噪点以及扫描时目标区域的稳定性都决定了分割区域的边界识别难度[24]。

鉴于目前情况，建议通过CBCT图像评估牙槽骨水平时，尽可能限制扫描目标的移动，满足扫描需求的最小FOV、最小体素以及最高灰度，同时缩放位深度。当测量颊侧或舌侧骨板时，应沿牙齿长轴查看影像，防止测量周围骨质结构时产生过大的误差[31,50]。标记目标区域时可允许的误差范围与目标区域自身组织厚度有很大关系。例如，标记嘴唇或鼻尖厚度时，0.5mm的误差可以忽略不计，但当评估牙槽骨的厚度时，该程度的误差是不可接受的。

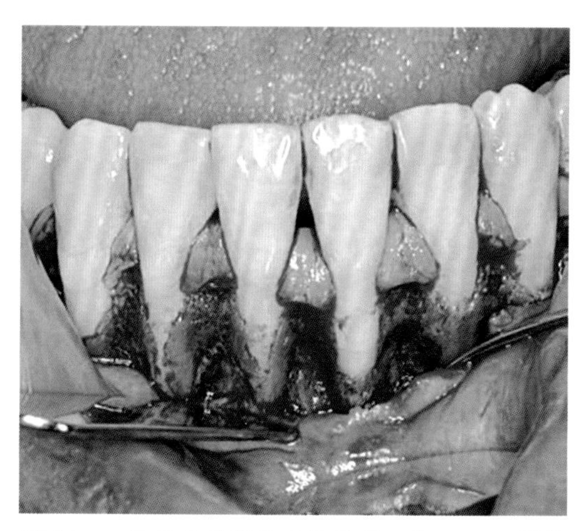

图11.1 注意牙槽骨裂开的程度。在CBCT图像中，牙根周围“相对”存在的牙槽骨实际上并没有真正覆盖牙根表面

CBCT的骨水平测量较精确，但该方法对技术敏感，非常薄的牙槽骨会被遗漏或低估[50–51]。同样，当牙槽嵴形态不规则时，沿牙体长轴层面才能准确评估牙槽嵴形态。以图11.1为例，选择的层面不同则测量所得的牙槽嵴高度存在很大差异。

同样，在某些CBCT中牙槽嵴不一定环绕牙根唇颊侧以及舌侧一周。

11.5 牙槽骨的CBCT评估

11.5.1 基于牙齿的叠加方法

在将3D成像技术引入牙科领域之前，正畸医生无法通过直接观察（需要在目标区域反射影像）来评估唇颊侧和舌侧牙槽骨。当前，使用数字化方法可以纵向评估牙槽骨水平，使用者可以按照分步指南进行操作，该指南概述了如何根据用户定义的参考点来测量和比较牙槽骨水平。所示示例是使用ILUMA Ultra（IMTEC，2401 North Commerce，Ardmore，OK 73401）在3.8mA和120kVp的条件下16cm×22cm FOV视野扫描20s的数据分析。

一旦扫描完成，为了减少图像处理时间，只将感兴趣区域重建为所需的体素大小，例如，0.1mm（图11.2）。然后根据说明测量空间分辨率。在示例中，空间分辨率被确定为0.192 2mm。因此，我们只能识别大于0.19mm的差异。从重建中获得的DICOM文件被导入到OsiriX软件中（http://www.osirix-viewer.com/Osirix-64bit.html，Pixmeo SARL，266 Rue de Bernex，CH-1233 Bernex，Switzerland）。OsiriX是一个在Macintosh平台上开发的、开放的、多维图像导航及显示软件，现在作为OSX的独立应用程序进行使用[52–53]。

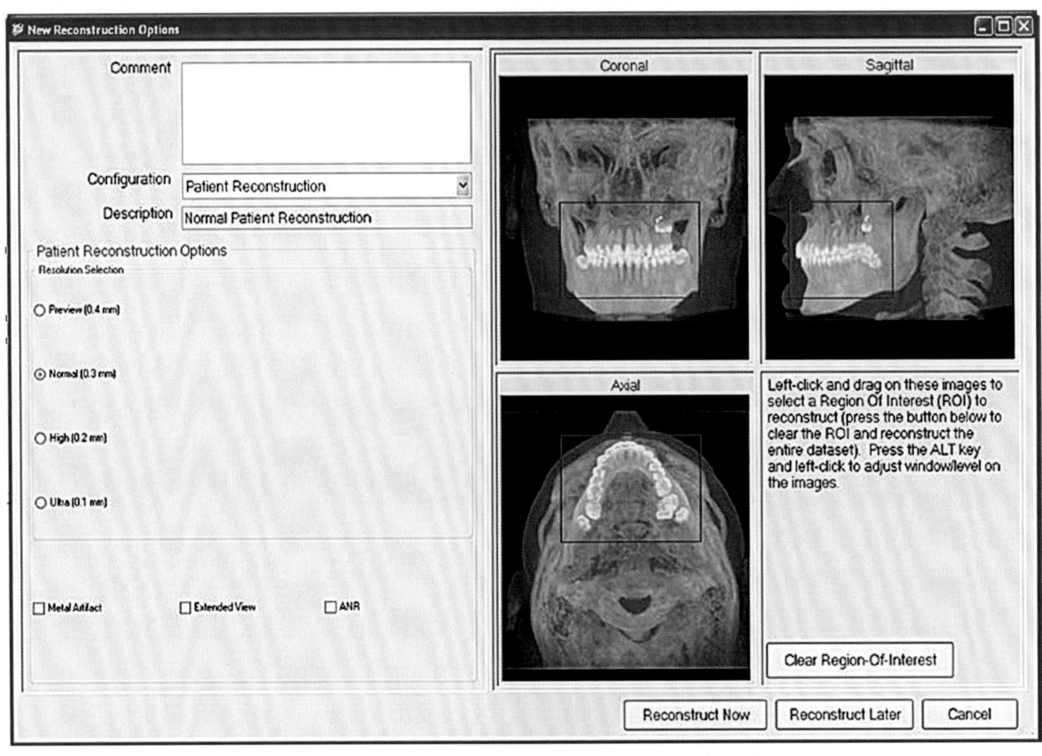

图 11.2 显示在 ILUMA 软件上选择 ROI 的示例。以所需的空间分辨率重建 ROI

选择 3D 多平面分辨率（MPR），并使用 3D 三角测量将目标牙齿通过牙长轴定向，3 个平面均垂直于牙弓（图 11.3）。使用线性表不透明度和颜色查找表（CLUT），可以在所需的切片厚度（例如 0.19mm 和 0.29mm 切片）下查看图像。这些 CLUT 通过说明不同密度结构的饱和度来帮助区分骨骼和牙齿。选择白色和黑色级别（窗口宽度）之间的数值范围以及该范围的理论中点（窗口水平），以便最佳显示牙槽骨和牙齿的结构。

由于解剖学原因，颊根具有更大的骨覆盖范围，并且可能在纵向上显示较少的骨变化。近颊根通常比远颊根更突出，更容易发生变化[54]。因此，下颌磨牙通过近中颊尖和近中舌尖被一分为二。对于上颌磨牙，如果在切片上，旋转不大于 45°，则切片可包括近中颊根和腭根。当某一特定上颌磨牙的解剖结构有异常时，应仅将近中颊尖和牙根沿根管平分（图 11.4）。

正确调整牙齿方向后，使用“DICOM 导出”工具将冠状（正面）视图另存为 DICOM 文件，并在此新文件上标识目标区域（ROI）。第一个 ROI 被定义为使用“封闭多边形”工具来描绘牙齿轮廓。使用“开放多边形”工具可以描绘颊侧和舌侧骨的轮廓。使用“长度”工具沿着牙长轴创建参考线（RL）。通过双击 ROI 或其信息框，可以访问选项框。此处标记了 ROI，并选择了不同的颜色以便于识别。一旦确定了牙齿的轮廓和 RL，便会在垂直于 RL 的方向上绘制两条线，分别标记颊侧和舌侧牙槽骨嵴的高度。它们被称为颊垂直线（BPL）和舌垂直线（LPL）。为了使它们垂直于 RL，首先将 RL 和牙齿模板

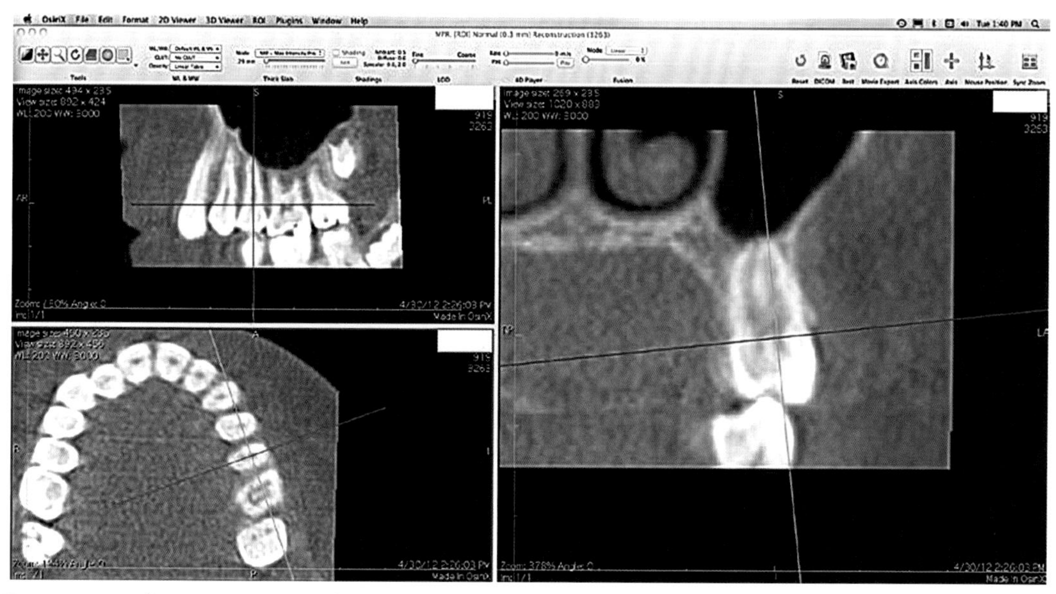

图 11.3 从顶部的 3D 查看器菜单中，选择 3D MPR 选项。现在可以沿着牙长轴定向轴向、冠状和矢状位图像

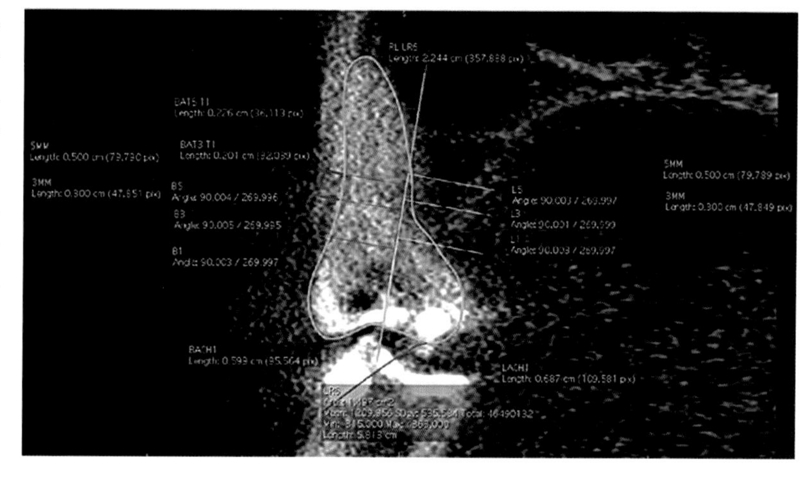

图 11.4 用于评估右上颌第一磨牙（UR6）的牙槽骨高和厚度的图像示例。在该切片中包括舌尖，这将导致切片与牙弓周长之间的角度大于 45°，因而错误地将近中牙槽骨作为面骨取入近中颊根。腭根不包括在内

分组。可以通过按 <S> 键并绘制选择区域，按 <COMND-A>（“全选”的快捷方式）或单独选择 ROI 来完成，然后将 ROI 设为不可选择；可以根据需要重复进行此操作，以确保以前的 ROI 不会改变。然后，使用“动态角度”工具，在 RL 后绘制 90° 角，并与顶点相切（图 11.5）。

按照绘制 BPL 和 LPL 的过程，在 RL 的每一侧上根据需要绘制更多的线。这些线可以处于所需的任何高度（通常为 3mm 和 5mm）。为了确保线的高度正确，使用“长度”工具在 RL 上标记 BPL 和 LPL 需要的高度。通过追踪这些线，可以从顶部高度测量骨的宽度（图 11.5，图 11.6）。相应地命名 ROI。

此时，“长度”工具用于测量高度和厚度。颊侧牙槽嵴高度（BACH）是 RL 上切牙或咬合点到与 BPL 相交的距离。

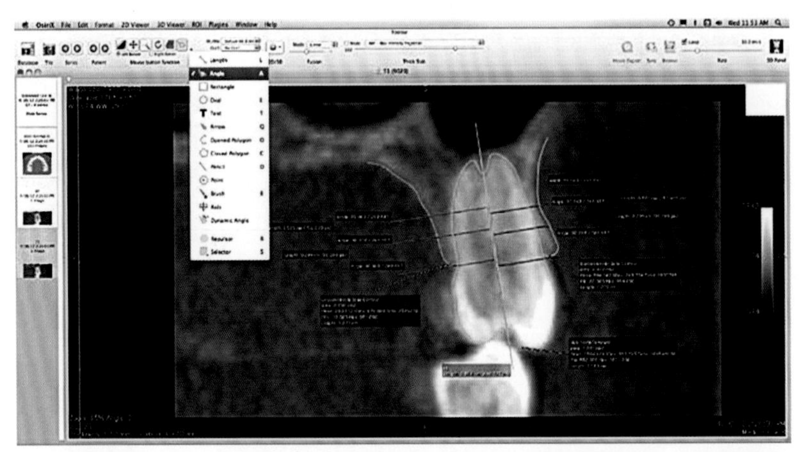

图 11.5 使用“闭合多边形”工具在初始时间点（T1）（绿色）描绘牙轮廓。“打开的多边形”工具用于在 T1（橙色）处描绘骨骼轮廓。“长度”工具用于沿着牙长轴（淡紫色）绘制一条参考线（RL）。4 条线互相重叠在 RL 的顶部，并被放置在 BPL 和 LPL 顶端的 3mm 和 5mm 处。使用“动态角度”和“长度”工具绘制与 RL 垂直的线：BPL，BPL3 和 BPL5（蓝色），LPL，LPL3 和 LPL5（红色）

LACH 是 RL 上切牙或咬合点到与 LPL 交点的距离。颊侧牙槽骨厚度（BAT）和舌侧牙槽骨厚度（LAT）分别代表牙槽骨颊、舌面的厚度，并从骨的外轮廓到牙冠顶端的每个垂直附属线的牙齿轮廓进行测量（图 11.7，图 11.8）。

在初始切割时识别出的所有结构都作为模板，用于在 T2 或按照上述相同的准则生成的后续图像上进行基于数字牙齿的叠加。叠加的模板由牙齿轮廓、RL 和颊、舌垂直线组成。当打开新的 DICOM 文件时，可以导入或复制和粘贴 ROI 模板文件（图 11.9）。然后，模板被放置在牙齿的轮廓上，并根据需要移动，以找到与牙齿轮廓最匹配的位置。叠加完成后，检查者可以根据需要在新的时间点绘制新的骨骼轮廓。按照与 BPL 和 LPL 相同的步骤绘制新的颊尖和舌尖高度的垂直线，或者如果发生了任何变化，可以根据需要沿 RL 移动原始标记（图 11.10a~c）。然后将所有 ROI 分组并使其不可选择，以测量新的高度和厚度，并相应地对其进行标记，例如 BACH 2、LAT5、T2 等（图 11.11，图 11.12）。一旦获得所需测量值，将提取数据以进行所需的任何计算。OsiriX 在屏幕上直接显示每个 ROI 的值，这些值可以手动输入到电子表格或数据处理软件中。

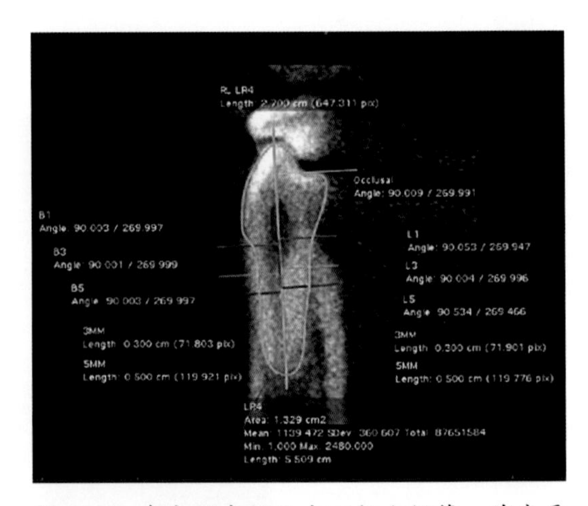

图 11.6 在本例中标示出下颌右侧第一前磨牙（LR4）上的参考线。描绘牙齿轮廓（绿色）。RL（绿线）沿长轴平分牙齿。B1 和 L1（红色）表示牙槽嵴高度的最高点。B3 和 L3（橙色）标示在 B1 和 L1 顶部 3mm 处，垂直于 RL。B5 和 L5（紫色）标示在 B1 和 L1 顶部 5mm 处，垂直于 RL。注意，在该示例中，牙长轴从牙尖到根尖。因此，中央窝的最深部分以 90° 投影到 RL（咬合青色线）

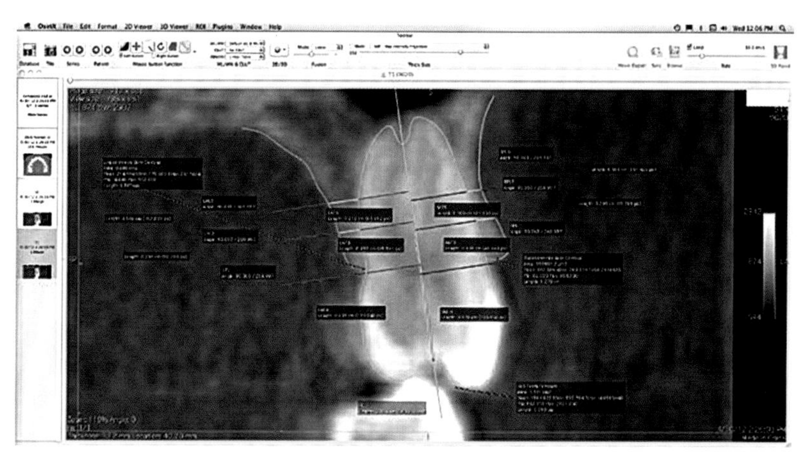

图 11.7 颊侧牙槽嵴和舌侧牙槽嵴高度（BACH 和 LACH）在这里用长轴上的绿线表示。舌尖至牙槽嵴顶 3mm 和 5mm 的颊、舌侧厚度（BAT3、BAT5、LAT3 和 LAT5）用黄线表示。以毫米为单位的测量值在突出显示的框中

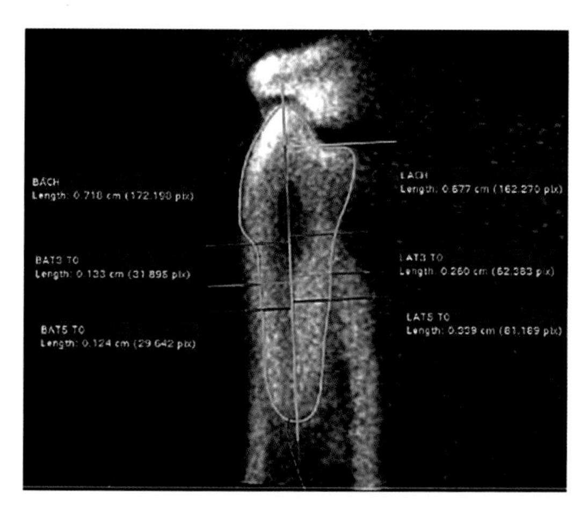

图 11.8 示例图像显示右下颌第一前磨牙的测量结果。BACH（棕色），LACH（ilac）和 BAT3，BAT5，LAT3 和 LAT5（蓝色）。ROI 信息框已被选中并突出显示，仅用于演示。此示例已排除了所有其他 ROI 的 ROI 信息框，以使图像及其信息更易于阅读。如图所示，此图像包含模板中用于在 T2 或后续时间点进行叠加的所有元素

根据 Baumgaertel[35] 的观点，当检查牙槽骨水平时，检查者必须在每个时间点通过牙长轴以相同的方式定向图像。如果不遵循这一原则，牙槽骨测量可能会出现错误。牙齿模板可帮助检查者确认在同一平面上进行了切割，并且在每个时间点，颊、舌侧骨板的牙槽骨厚度均能够以相同的水平进行测量。

这种用于叠加牙齿轮廓的数字化方法允许纵向比较牙槽骨。使用此方法，无需将 DICOM 文件转换为其他格式，例如 JPEG 或 TIFF，从而无需打印输出、手动叠加、手动描迹或手动测量。当前，可以使用这种技术来进行颊、舌侧牙槽骨水平的横断面评估以及纵向评估。我们的研究表明，该方法可以在检查者内部和检查者间错误较低的情况下使用[33]。正畸学中需要一种标准化的方法来评估骨水平。尽管如此，临床医生可能会想知道识别 1mm、0.1mm 或 0.01mm 以内的高度或宽度变化到底有多大意义。这需要进一步研究回答。

11.5.2 牙间角度评估（IDA）

IDA 被定义为对侧牙齿的颊舌轴向倾斜的关系。该参数可用于评估正畸治疗的结果。可以使用 OsiriX 中的“动态角度”工具，通过在对侧每一个牙齿的长轴上画两条线来测量 IDA。可以使用 OsiriX 的 3D MPR 查看器进行 0.3mm CBCT 扫描重建来

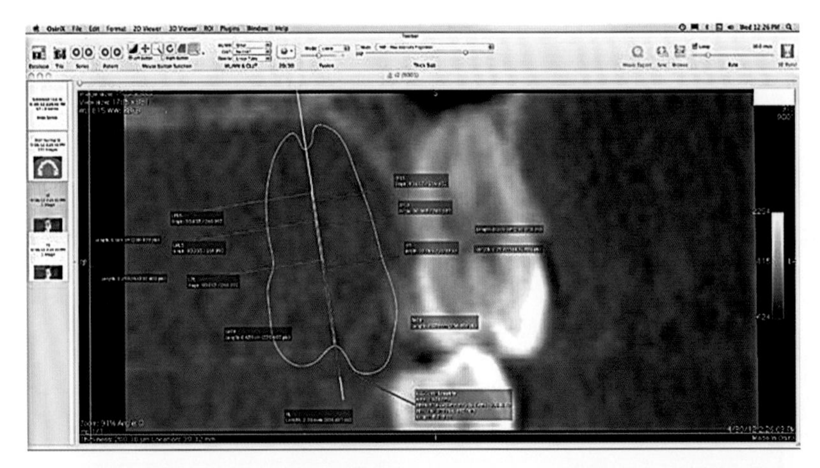

图 11.9 在随后的时间点，从 ROI 菜单中导入模板，以便将牙齿轮廓叠加到最佳位置。BACH、LACH、BA T3、BAT5、LA T3 和 LAT5 的骨轮廓和线性测量不需要叠加。导入后，可根据需要移动和旋转 ROI，以找到最合适的位置

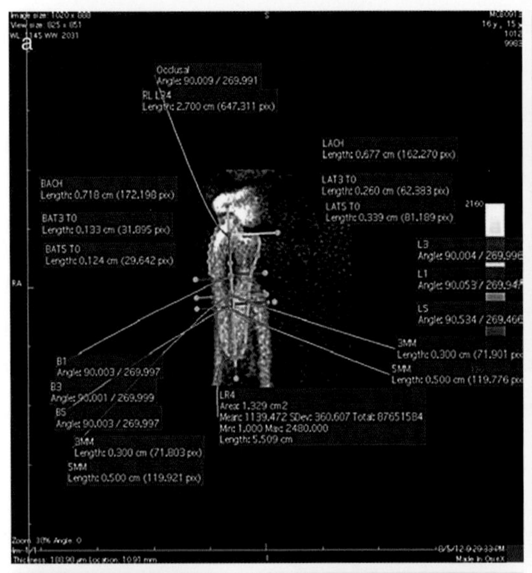

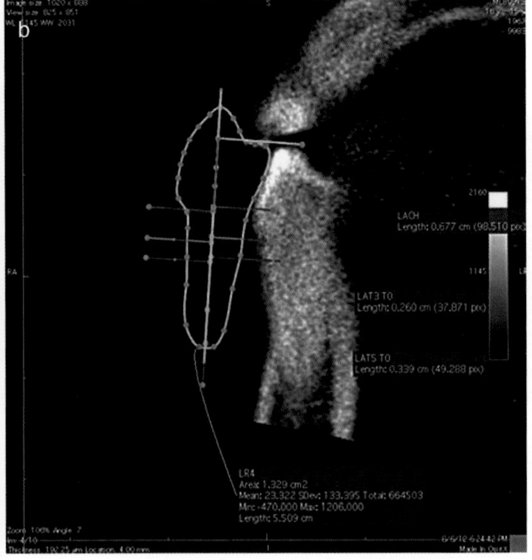

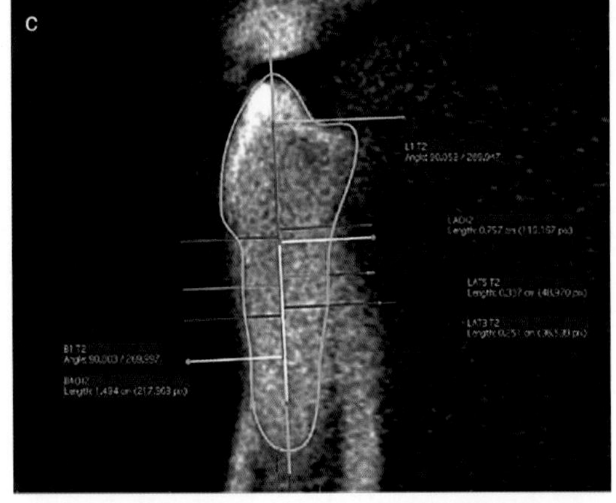

图 11.10 示例图像显示了在 T1 时的所有测量；这些 ROI 形成将用于叠加（a）的模板。将模板导入到 T2 的 LR4 片段中（b）；牙齿轮廓和 RL 用于将图像在 T2 处叠加到最佳位置。T2 处的模板根据需要移动，直到找到最合适的牙齿。模板叠加后，即可记录 T2 值（c）。注意颊侧牙槽嵴顶高度从初始（红色）到保留（白色）的变化（在此示例中保留红线只是为了说明）。请注意，BAT3 和 BAT5 是新颊侧牙槽嵴的冠状面

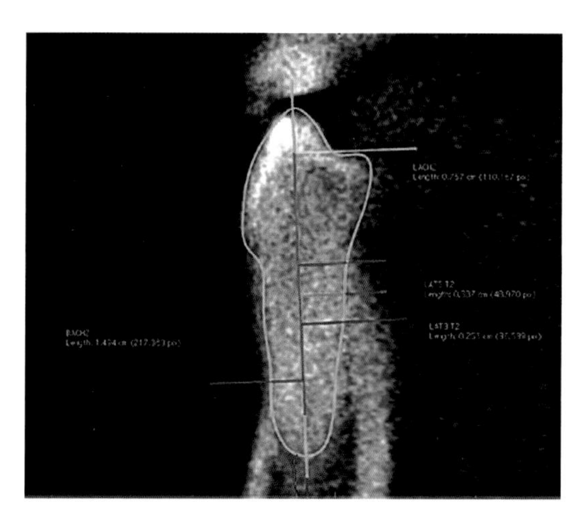

图 11.11 T2 水平下颌右侧第一前磨牙示例。图像上显示了此时可以记录的所有测量值。由于牙槽嵴顶已超过 3mm 和 5mm 参考线，因此无法记录厚度

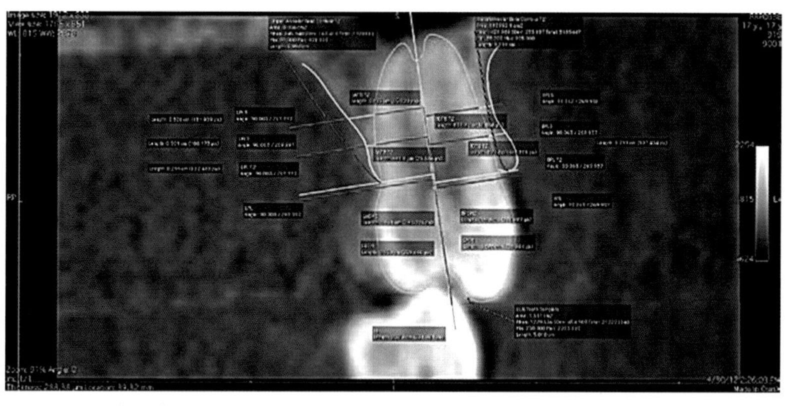

图 11.12 从初始时间点（T1）开始的模板与处理后的（T2）模板叠加。T1 的骨骼轮廓不包含在模板中。黄线代表 T2 测量值和新的牙槽骨轮廓

获得 IDA。从轴向上看，可获得将每一对牙齿均分的线性切面。对于下颌磨牙，切面包括近中根和牙尖；对于上颌磨牙，切面包括舌根、近中颊根和牙尖。0.3mm 重建用于 IDA，因为散射量低于高分辨率重建，并且可以认为较小文件的渲染速度可以更好地使用该软件。同时，获得的分辨率不会牺牲图像质量或所需的重要信息。所用的切片厚度应包括对侧牙齿的牙尖和根尖（图 11.13）。为了验证这一点，将切面从一侧移到另一侧，并在矢状面视图上确认包含了牙尖和根尖（图 11.14a，b）。从这些切片得出的冠状视图被保存为 DICOM 文件，并且使用“动态角度”工具通过绘制沿牙长轴将牙齿一分为二的线来计算 IDA（图 11.15a,b）。

OsiriX 似乎可以在大型数据集中进行高效导航，而无需高端昂贵的硬、软件或经验丰富的使用者。我们的方法允许将牙齿轮廓叠加在 CBCT 上，并直接在图像上测量骨水平，而不会牺牲图像质量或分辨率。这种叠加方法代表了一种纵向评估牙槽骨水平的可行方法。该方法已通过 32 位版本的软件进行了令人满意的测试；尽管两种版本的图像处理都是有效的，但我们发现 32 位版本的渲染速度有所下降。我

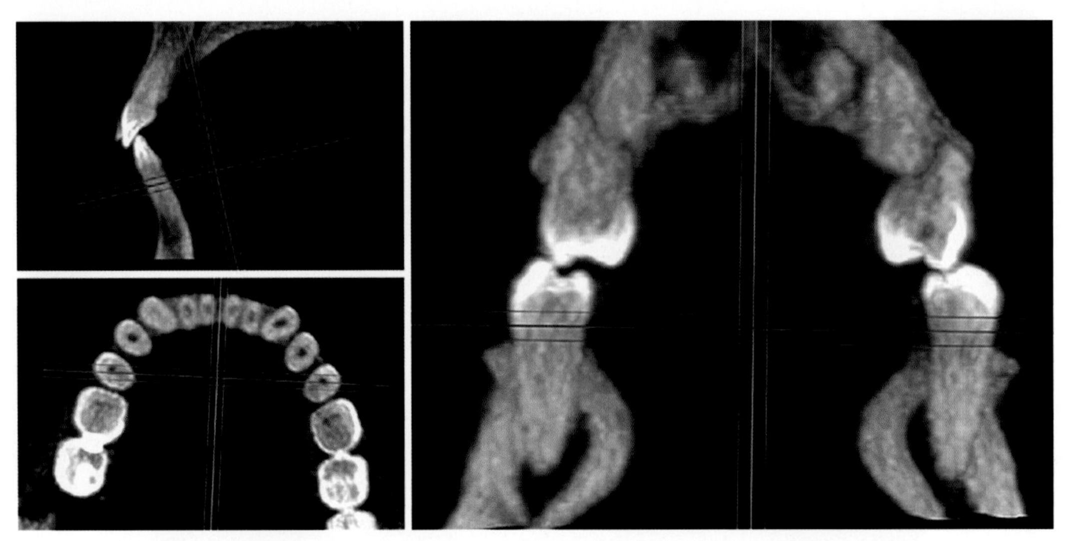

图 11.13　3D MPR 上图像方向的示例。切片厚度设定为 2.8mm。左上方，矢状位；左下方，轴向视图；右侧，冠状位

们并不打算将 32 位版本应用于基本诊断成像的商业医疗设备，并且其尚未通过 FDA/CE–1 认证。在美国，32 位版本只能用作评论、研究或教学软件，而不能用于主要诊断或患者治疗[52]。

这项技术远非万无一失，而且确实存在局限性。有时，由于图像质量、萌出阶段、解剖差异或牙齿旋转大于 45°，某些牙齿的测量无法记录。图像的质量取决于诸如对比度、采集过程中的移动、是否存在金属、信噪比、应用的阈值滤波器、空间分辨率、体积平均以及正确设置窗口宽度和电平等因素。

11.6 牙槽骨的局限性

牙齿运动刺激颊、舌侧新骨形成的程度在正畸学中仍然存在争论。正畸时牙齿的移动是以骨骼的适应和重塑能力为基础的。施加在牙周膜（PDL）和牙槽骨上的应力和应变促进骨吸收和沉积[55]。一些临床医生支持这样一种理论，即牙齿的运动通过轻微的持续性作用力来刺激新骨形成；一些人则认为是发生了骨适应，而不是新骨形成；另一些人则认为，牙齿的颊、舌侧运动不会产生新骨，而且在没有双侧交叉咬合的情况下，扩弓在正畸治疗中并不可取，而且会产生不良影响。目前的证据似乎倾向于使用快速腭扩张器（RPE）对骨骼来源的后交叉咬合进行矫正。

当然，托槽的设计或托槽和弓丝的组成似乎不太可能在刺激新的颊侧或舌侧牙槽骨形成方面起主要作用。无论如何，如果牙齿运动促进牙齿的颊或舌侧新骨形成，那么 CBCT 成像是目前评估这些变化的最佳且侵入性最小的方法。

11.6.1 腭部快速弓（RPE）和 CBCT

在过去的 50 年里，RPE 已经成为一种被广泛接受的克服上颌骨横向缺陷的方法。Garib 等[54] 利用螺旋 CT 扫描评估了 RPE 的牙周效应。在比较牙齿扩弓器和组织扩弓器时，他们测量了上颌支抗牙颊侧牙槽嵴高度和厚度的变化。结果显示，颊侧牙槽骨厚度减少了 0.6~0.9mm，而舌

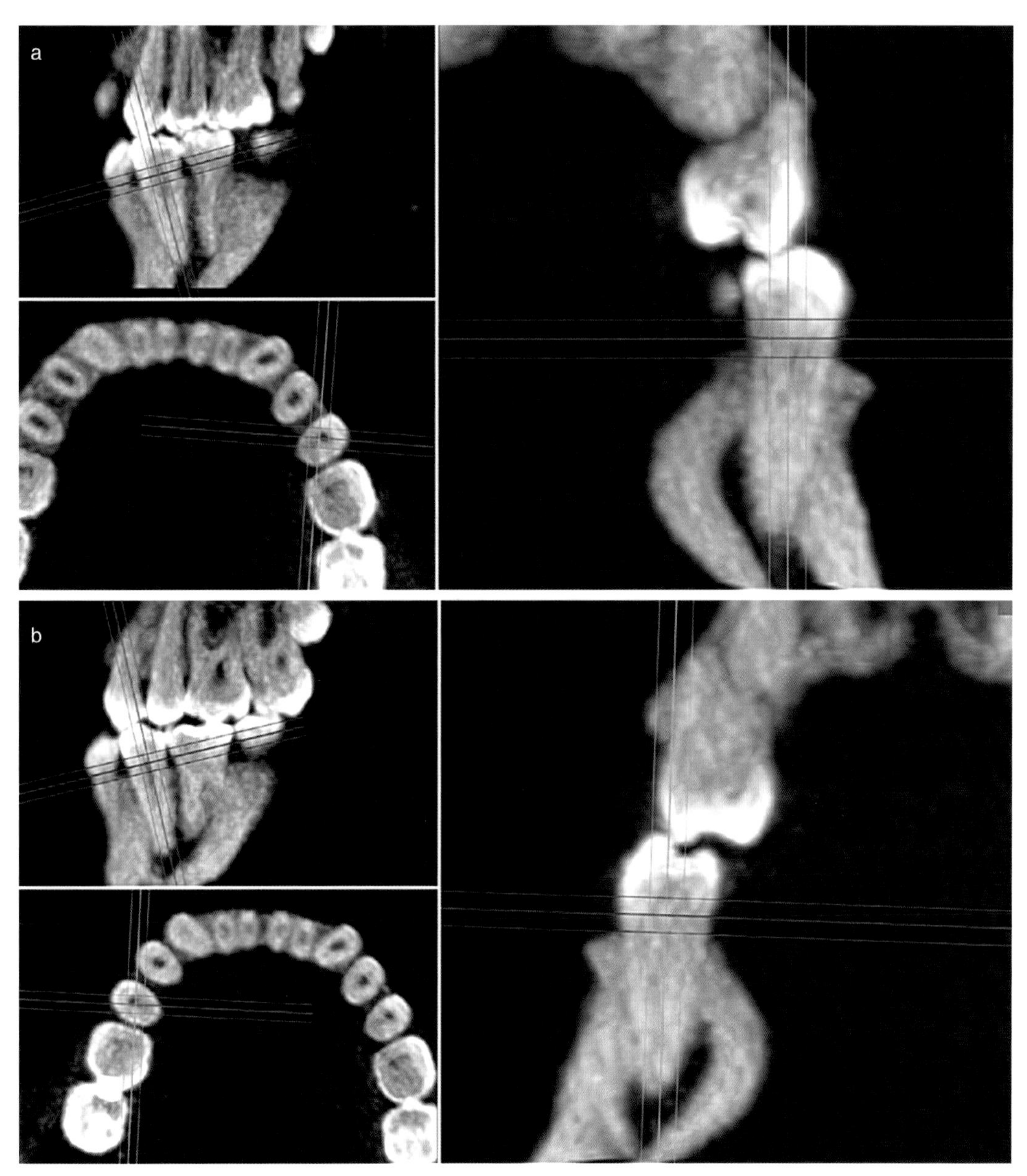

图 11.14 在此示例中，在矢状面上，将图像移至下颌右侧前磨牙，以验证截面(a)上是否包括牙尖和根尖。然后将图像移至下颌左侧前磨牙，以验证截面上是否包括牙尖和根尖（b）

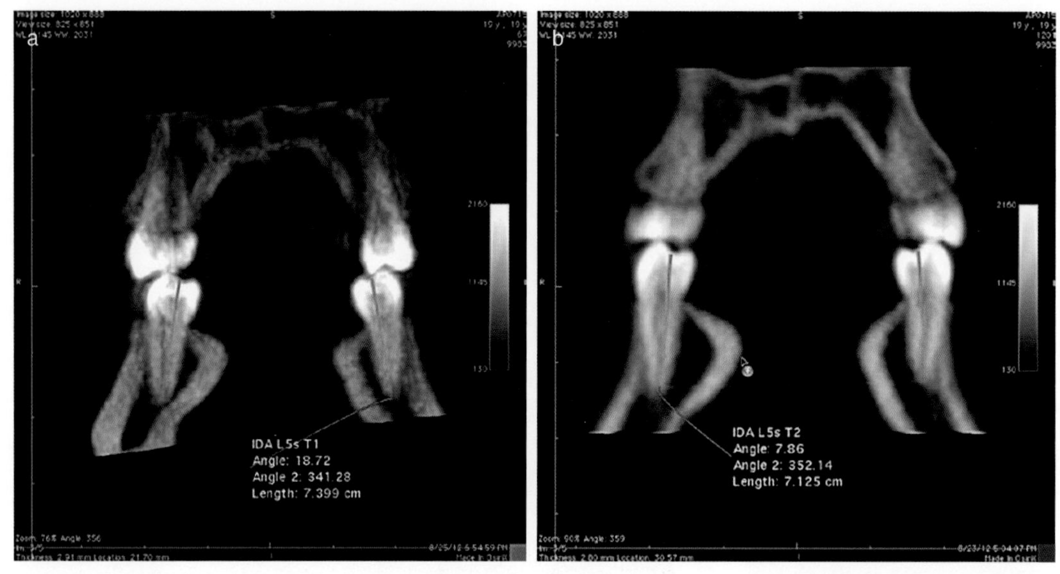

图 11.15 使用动态角度工具完成的 IDA 测量。正畸治疗前（a）和术后（b）下颌第二前磨牙 IDA 的示例

侧骨板厚度增加了 0.8~1.3mm；第一前磨牙的支抗牙颊侧牙槽骨高度丢失为 7.1mm（±4.6mm），第一磨牙支抗牙近颊区牙槽骨高度丢失为 3.8mm（±4.4mm）。根据 Zachrisson[56] 的研究，0.5mm 的邻面骨高度丢失被认为具有临床意义。那么，颊侧和舌侧类似的丢失也应该具有临床意义，甚至可能更为关键，因为该区域牙槽骨比邻接区更薄。

CT 研究表明，RPE 的影响不仅包括腭缝的扩大，还包括牙齿倾斜，这也是牙齿扩弓的一部分。在这种倾斜情况下，可以观察到颊侧牙槽骨在垂直方向（高度）和水平方向（厚度）上的丢失。Rungcharassaeng 等 [57] 使用 CBCT 来确定 RPE 期间支抗牙的颊侧骨变化，发现厚度减少了 1mm，高度减少了 3~4.4mm。2009 年，Ballanti 等 [10] 使用低剂量多层 CT 扫描研究 RPE 对牙周的影响。他们在研究中观察到，腭部主动扩弓后不久，颊侧骨板厚度下降，但 6 个月后得以恢复。作者的结论是，该治疗可显著增加生长发育期受试者的上颌弓横向尺寸，而不会对支抗牙的牙周骨支持造成永久性损伤。

2013 年 [58] 有项研究通过 CBCT 评估了 RPE 扩弓对上颌第一磨牙和前磨牙颊侧骨板的影响。对 14 例患者进行扩弓治疗，分别使用四牙扩弓器（上颌第一磨牙和第一前磨牙上带箍的 RPE）和两牙扩弓器（仅在上颌第一磨牙上带箍）进行快速（0.5mm/d）和缓慢（0.25mm/d）扩弓。采用 ILUMA Ultra CBCT 扫描仪（Imtec Corporation，Ardmore，OK）以 3.8mA 进行 20s 时长的扫描以获得 CBCT 图像。然后在目标区域重建 0.3mm 和 0.1mm 体素大小的 3D 图像。评估牙间角度、牙间距离、颊侧牙槽嵴高度（BCH）和距牙槽嵴最冠状面 3~5mm 的颊侧骨板厚度的变化。他们发现，磨牙和前磨牙的总扩弓量非常显著，而牙槽嵴高度的变化仅在前磨牙中较为显著。结果还显示，在正畸治疗 6 个月后，距牙槽嵴 3mm 和 5mm 处的骨板厚度比治疗前减少。据报道，前磨牙的颊侧牙槽骨吸收 2.4mm，而前磨牙的牙槽嵴高度的变化似乎与前磨牙发生 14.4° 的显著倾斜有关。考虑到这些结果低于 Garib 等 [54] 和 Rungcharassaeng[57] 报道的结果，作者得出结论，牙冠向颊侧倾斜会导致颊侧牙槽骨的吸收。

与在保持期内多次进行的测量相反，在活跃期进行测量，厚度似乎更小。Ballanti 等 [10] 报道了在经历保持期后，上颌第一磨牙牙槽骨厚度得以恢复。这些发现可能代表保持期的“愈合效果”，可能与 CBCT（或肉眼）的局限性有关，以解释活跃的牙齿移动过程中牙骨质和牙槽骨之间的密度差异。

11.6.2 拔牙和非拔牙

对于拔牙或非拔牙治疗,没有“一刀切”的余地。除了许多其他的因素，正畸医生还需要考虑患者的个人条件、既往的经验结果，以及目前可查阅的文献。众所周知，当牙齿移动超出骨皮质时，1 个月后并未观察到新骨形成，但 3 个月后，成骨细胞开始对骨皮质进行改建。然而，侵犯骨皮质会导致意外的不良后果 [59]。

2012 年，Lund 等 [17] 评估了在拔除 4 个前磨牙后，从 CEJ 测得的，正畸治疗前后，近、远中及颊、舌侧牙槽骨水平骨量变化。作者发现正畸治疗后骨水平降低，且上、下颌前牙舌侧骨高度降低更为显著。同样，Cook 等 [60] 在对 39 例未拔牙患者和 20 例因中至重度牙列拥挤而拔除 4 个前磨牙的患者的研究中发现，无论是否拔牙，都会在前段产生有统计学意义的骨丢失。两种治疗方案都显示出相似的牙槽骨丢失模式，且这两种方案的骨支持度均无统计学或临床意义上的显著增加。

在非拔牙治疗中，人们期望看到在扩弓和切牙倾斜后牙齿表面的牙槽骨水平降低。但文献似乎表明，拔除 4 个前磨牙和未拔牙治疗都可能导致前牙舌侧边缘骨水平降低。

11.6.3 骨水平保持期的重要性

使牙齿移动的力会对牙槽骨产生影响。当牙齿移动时，成骨细胞、破骨细胞及其相关激活因子和辅助因子参与骨重建和骨改建。新形成的骨基质由成骨细胞沉积，经过大约 1 周后成熟，成为可矿化的类骨质。成骨细胞通过原始矿化作用沉积大约 85% 的骨矿物质 [55]。矿物质成熟大约需要 6~8 个月，称为次生矿化 [61]。当骨变得更成熟时，其矿化度更高，从而更加不透光。正畸治疗后，需经历大约 6~8 个月的保持期，以完成该过程,从而使牙齿存在于更成熟的骨骼中。这提高了检测薄牙槽骨的可能性，因为它比正畸治疗期间矿化度高 [31,50,62]。

Starnbach 等 [63] 研究了猴子的腭部扩张。发现在腭部扩张后立即被处死的动物显示出重塑的颊板和广泛的局部骨吸收区域，而治疗后 3 个月处死的动物显示支持结构的逐渐改善和新近的牙槽骨形成。在同一项研究中，动物在治疗 6 个月后出现了几乎正常的牙槽骨和牙齿支持结构。这增大了积极治疗促进面部骨骼再生的理论的可信度。并且可以确定的是，在积极的正畸治疗至少 6 个月后，通过射线对骨水平进行评估理由将更加充分。

11.7 结　论

正畸作为一门独立学科，不断取得技术新进展。这些新进展旨在提升临床医生的能力并改善患者治疗。因此，对于正畸医生以及其他牙科医生而言，了解最新进展和发展并对其进行科学验证十分必要。

在未来几年中，随着 CBCT 辐射水平的进一步降低以及计算机硬、软件的不断改进，3D 成像最终将取代正畸的 2D 成像设备，正如 2D 数字射线照相技术，缓慢但稳定地发展，在美国大部分地区已取代了传统的 2D 胶片。毫无疑问，CBCT 装置以及使用这些设备所需的硬、软件相关的成本将持续成为该技术在全球范围迅速推广和应用的主要限制因素。在 3D 成像技术不断进步的同时，从业者应追求卓越，而不是追求完美，并应牢记患者的最大利益，尊重他们的自主权，不给他们施加不当的负担，要让患者和（或）他们的家人作出有根据的决定。

CBCT 成像为正畸打开了新大门，因为它可以提供传统 2D 放射技术无法提供的视野。硬、软件的进步以及新的数学算法的发展，使得在较短的照射时间和较低的辐射剂量下能够获得较好的图像。虽然 CBCT 的辐射剂量大于其他更传统的放射照相方法，但它是目前对颊、舌侧牙槽骨进行纵向或横截面间接评估的最新方法。Silva 等认为，虽然应牢记 CBCT 的局限性[64]，但作为 3D 成像技术，不能低估它的实用性。随着时间的推移，CBCT 的使用可以获取必要的数据，拓展我们对循证牙科的临床研究。

在 20 世纪和 21 世纪的大部分时间里，正畸治疗对牙槽骨的影响将一直是一个争论性话题。研究表明，如果不遵循牙槽骨的生物学极限，拔牙和非拔牙方案都可能对颊、舌侧牙槽骨产生不良影响。因此，是否拔除恒牙，取决于正畸医生对每例病例中个体因素的仔细考量，例如，“治疗会增加还是减少某些牙齿周围的牙槽骨骨量？”

无论如何都不应该低估 CBCT 的多重功能。CBCT 作为牙科 3D 成像的首选技术，似乎不太可能很快被取代，除非开发出更好、更安全的技术。只有到那时，该行业才会经历成像技术的下一个历史转变。毫无疑问，CBCT 将会继续存在。在我们的职业生涯中，我们很可能会看到这项技术的更多改进，以及它在科学研究和日常牙科实践中的应用及扩展。

参考文献

请登录 www.wpcxa.com“下载中心”查询或下载。

12 数字化外科设计（VSP）

David Sylvester, Steven M. Sullivan

12.1 引　言

纵观正颌外科的发展史，可以看到许多变化和进步。最新发展趋势显示，传统的模型外科正向着现代化的数字化外科设计（VSP）转变[1]。自正颌外科问世以来，借助传统的模型外科分析，可以对手术过程进行模拟并预测手术效果。1998年、2001年欧洲和美国分别引进了CBCT，自此医学模式发生了转变[2-3]。目前该领域的研究文献证明VSP与传统的模型外科设计具有相同的有效性和可预测性[4-6]。

VSP将计算机辅助设计（CAD）和计算机辅助制造（CAM）与手术相结合。Xia等最先提出了正颌外科的数字化诊疗流程，该流程被称为计算机辅助外科数字化系统（CASS）[7]。CASS包括4个环节：数据采集、手术设计、外科手术和效果评估。近年来，多项专利技术推进了临床数据的精确获取[6,8-10]。VSP的准确性不再受到质疑，但还需要外科医生结合临床的硬件条件以及成本预算来确定是否应用该技术[1,11-12]。

无论是模型外科还是VSP，都从详细的术前评估开始。评估资料包括口外照和口内照，覆𬌗、覆盖、尖牙和磨牙的咬合关系，2D平片和3D CT，研究模型和咬合记录。获取信息后，应用数字化设计软件进行数字化手术。首先评估咬合关系，如果有需要，可以通过分块设计来获得更加理想的咬合关系。根据数字化设计得出颌骨的移动量，最终实现面型的矫正。颌骨3D方向移动的方案是否可行需要外科医生与软件工程师共同商讨或应用传统的模型外科进行评估。应用3D打印或手工制作的咬合导板辅助完成外科手术。在随访期间，通过2D、3D影像以及临床照片来评估手术结果的精准程度。

12.2 病例展示

患者，男性，14岁，接风湿免疫科转诊治疗右侧颞下颌关节（TMJ）退变伴牙颌畸形（图12.1）。患者主诉咀嚼困难、白天嗜睡并伴打鼾。患者就诊时，TMJ不适症状已经得到缓解，因此既往史对青少年类风湿性关节炎伴右侧髁突退行性变的诊断具有重要意义。患者有拔除第三磨牙病史，并有服用氨甲蝶呤和依那西普治疗风湿病的用药史。

临床检查可见患者左侧有明显的开𬌗、

D. Sylvester (✉)
Assistant Clinical Professor, Department of Surgical Sciences, University of Oklahoma Health Sciences Center, Oklahoma City, OK, USA
e-mail: david-sylvester@ouhsc.edu

S. M. Sullivan
Professor and Chair, Department of Surgical Sciences, University of Oklahoma Health Sciences Center, Oklahoma City, OK, USA
e-mail: Steven-Sullivan@ouhsc.edu

O. Kadioglu, G. F. Currier (eds.), *Craniofacial 3D Imaging*,
https://doi.org/10.1007/978-3-030-00722-5_12

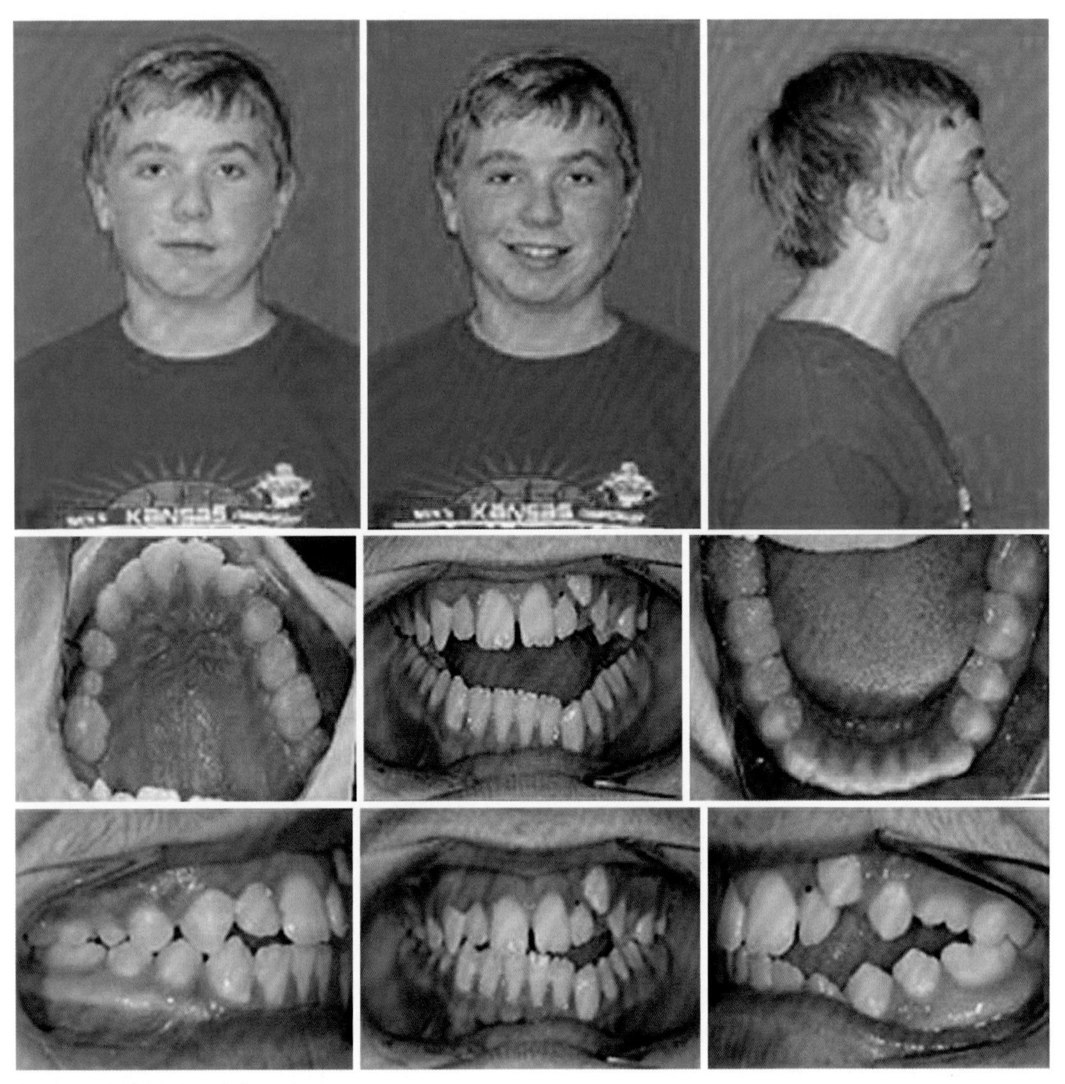

图 12.1　会诊时的口外与口内照片

上下颌骨偏斜，面部不对称。X 线片显示右侧髁突存在明显的退行性改变、面部严重不对称、下颌骨发育不全、口咽气道狭窄和塌陷。患者转入正畸科行牙弓排齐、整平并去代偿。根据患者面部的不对称以及右侧 TMJ 的退行性变程度，该患者具有正颌手术和右侧 TMJ 置换的手术适应证，是应用 TMJ Concepts® 进行术前设计的理想对象（图 12.2 至图 12.8）。

术前正畸应用 OraMetrix 公司的 SureSmile® 软件进行数字化设计，在该系统的辅助下，10 个月内即完成了快速而精确的术前正畸。外科手术术前，收集临床数据、拍摄口外和口内照片、制取口腔印模并进行影像学检查，包括 CT 检查，用于 TMJ Concepts® 颞下颌关节置换和数字化正颌外科设计。

首先应用Ⅳ型牙科石膏（低膨胀超硬石膏）灌注模型，利用石膏模型进行咬合分析，根据咬合干扰点选择性进行牙釉质调磨。在上颌尖牙和侧切牙之间进行分段截骨，将上颌骨分为三段，最终获得稳定

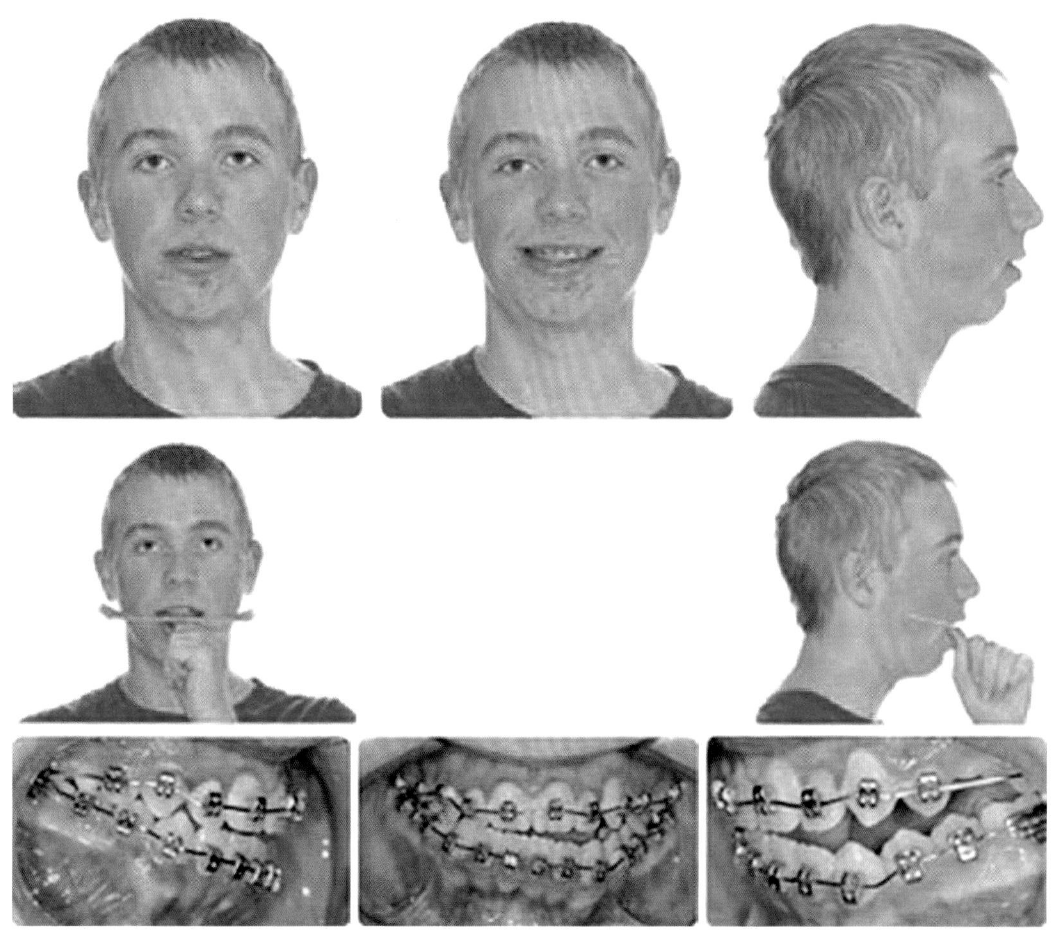

图 12.2　正畸 10 个月后的术前口外、口内照片

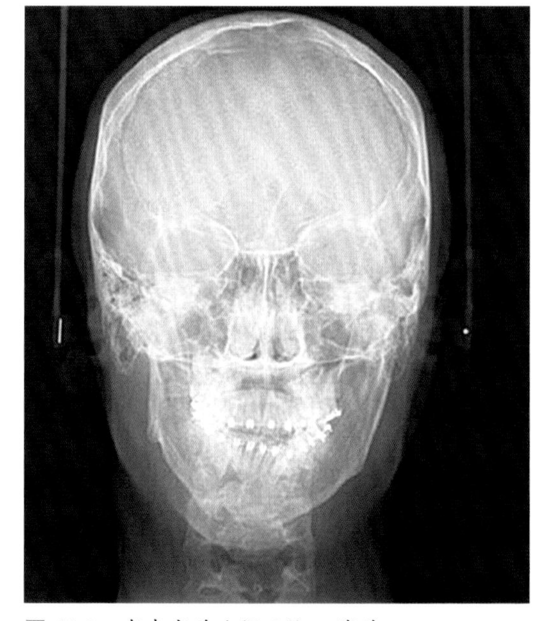

图 12.3　患者术前头颅正位 X 线片

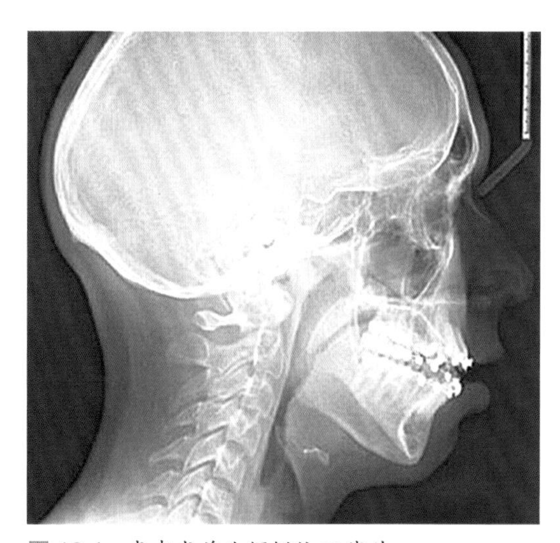

图 12.4　患者术前头颅侧位 X 线片

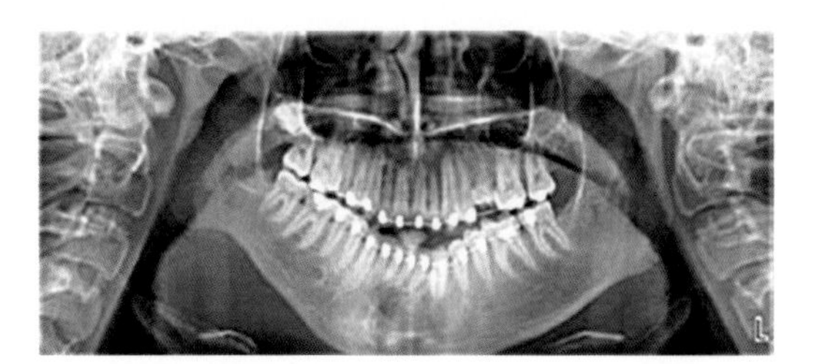

图 12.5 患者术前全口曲面体层片

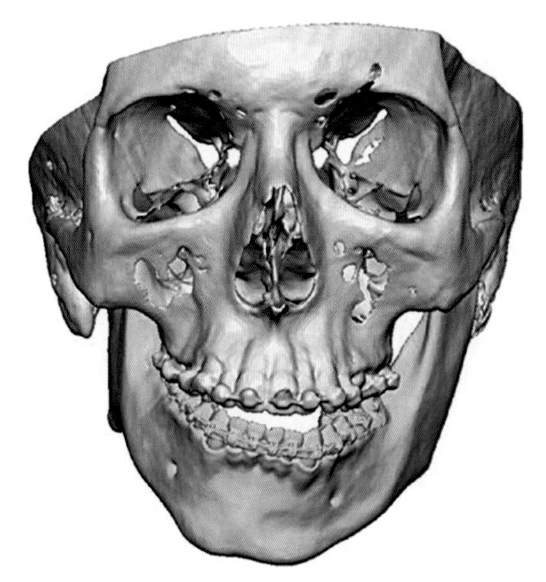

图 12.6 应用患者术前 CBCT 重建的 3D 图像

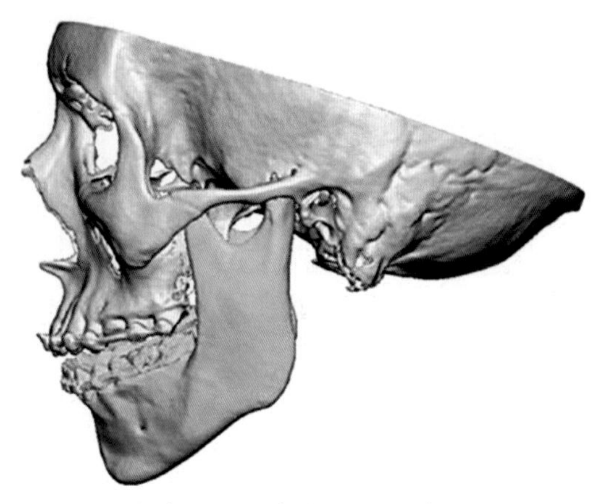

图 12.7 术前 CBCT 获得的 3D 渲染图

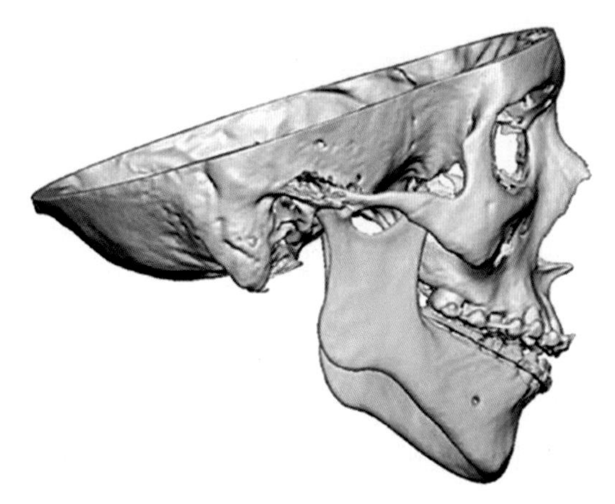

图 12.8 术前 CBCT 获得的 3D 渲染图

的咬合关系，应用 Blu-Mousse® 记录最终稳定的咬合关系。将初始和最终印模以及咬合记录提供给 MedCad® 软件公司。将牙齿模型的激光扫描数据与患者的 CT 数据进行匹配，准确重现牙齿的解剖形态，并应用患者的标准头颅侧位片模拟矢状向的 2D 运动轨迹。

MedCad® 软件工程师辅助完成 VSP。颌骨重要的解剖标志点包括 A 点、B 点、前鼻棘点、后鼻棘点、颏前点、中切牙、尖牙和第一磨牙。3D 重建的上颌骨向右侧平移 5mm，与下颌骨整体逆时针旋转 4° 来调整咬合平面，并在颅底面沿“y 轴”旋转 2° 。左侧下颌骨进行矢状劈开术，右侧下颌骨进行 TMJ 置换术。

根据最终咬合关系和移动后的上颌骨位置，下颌骨被移动至新的位置。根据此时数据分析，数字化设计截骨颏成形，前徙 4mm。由于一侧下颌需要进行 TMJ 置换，因此手术设计下颌手术优先。3D 打印中间咬合导板和最终咬合导板，术前交给外科医生（图 12.9，图 12.10）。

3D 打印手术计划的最终 3D 颌骨模型在模型上应用 TMJ Concepts® 公司的 TMJ 假体模拟关节置换。将关节假体结构分别

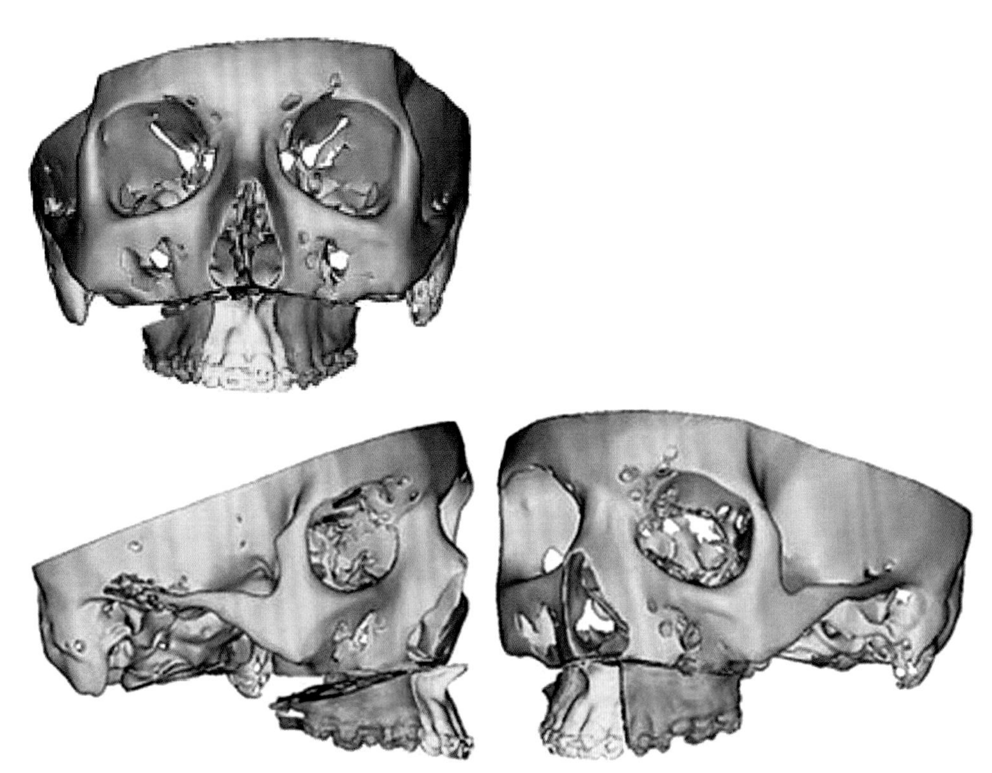

图 12.9 借用 MedCad® 软件进行数字化外科设计后显示上颌终末位置。上颌骨在侧切牙和尖牙之间被分割。右侧进行约 5mm 的倾斜校正

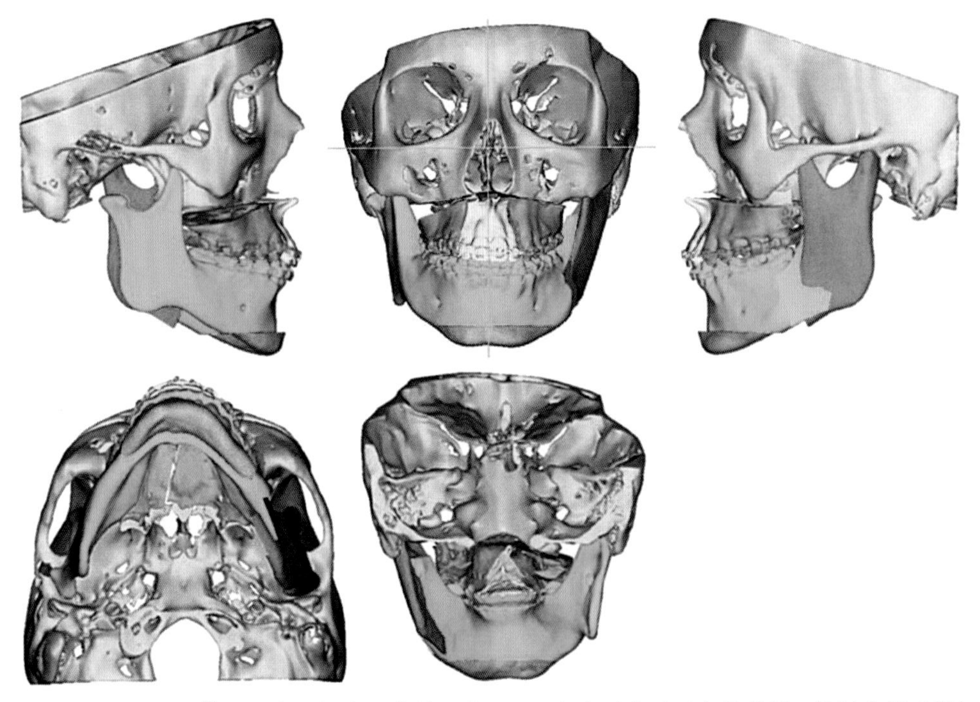

图 12.10 使用 MedCad® 软件进行数字化外科设计，显示颏成形术后下颌骨位置。计划左侧下颌行矢状劈开截骨术，右侧行髁突关节置换

固定到颌骨模型上，注意避开重要解剖结构（图 12.11，图 12.12）。最后，术前再由外科医生确定假体最终位置。

手术以标准化的流程进行，术后未出现并发症。在手术后的几周内，患者严格遵循了包括流食在内的术后医嘱。在恢复期，根据需要进行颌间弹性牵引。患者随访 1 年时，拍摄 X 线片和口内外照片（图 12.13 至图 12.19）。患者术后随访 3 年口内外照片（图 12.20）。

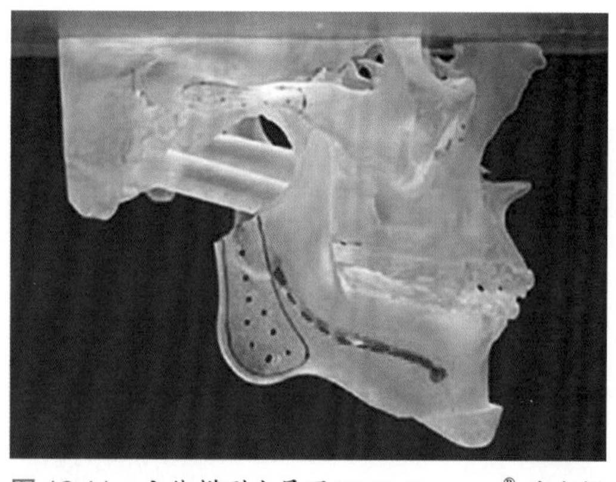

图 12.11　立体模型上展现 TMJ Concepts® 的右侧下颌骨升支和关节窝结构

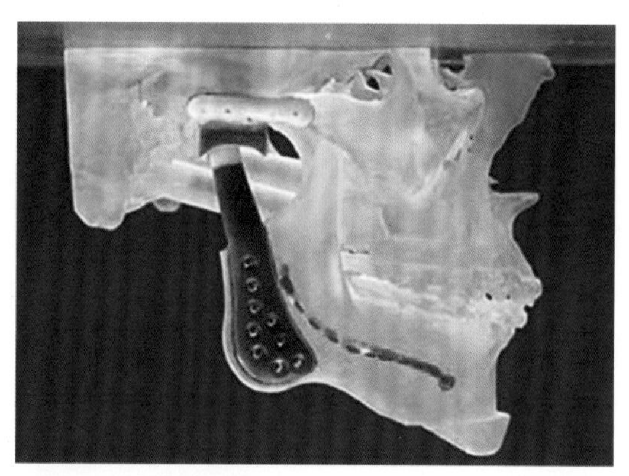

图 12.12　立体模型上展现了 TMJ Concepts® 右侧颞下颌关节置换后的下颌骨升支和关节窝结构

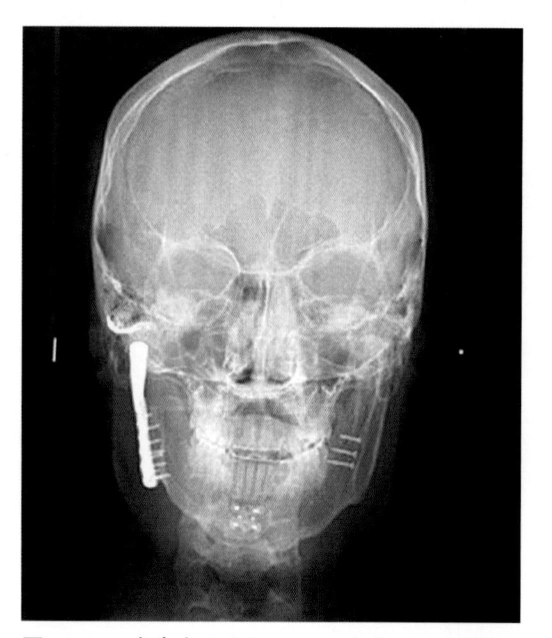

图 12.13　患者术后头颅正位 X 线片

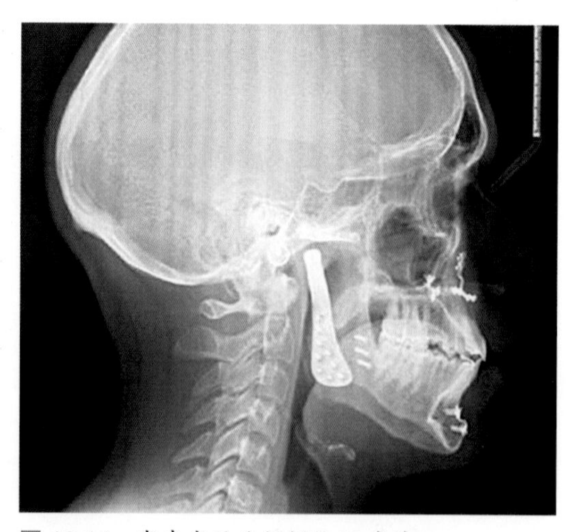

图 12.14　患者术后头颅侧位 X 线片

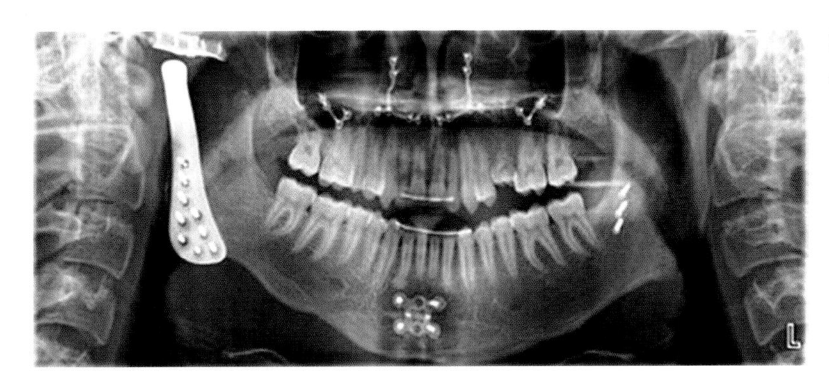

图 12.15　患者术后全口曲面体层片

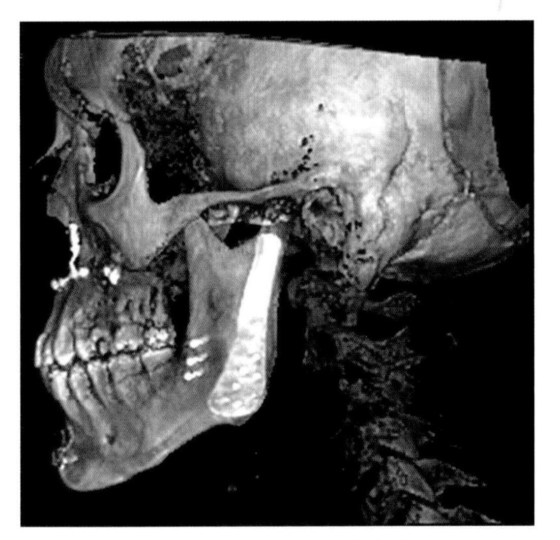

图 12.16　患者术后 CBCT 3D 重建（左侧）

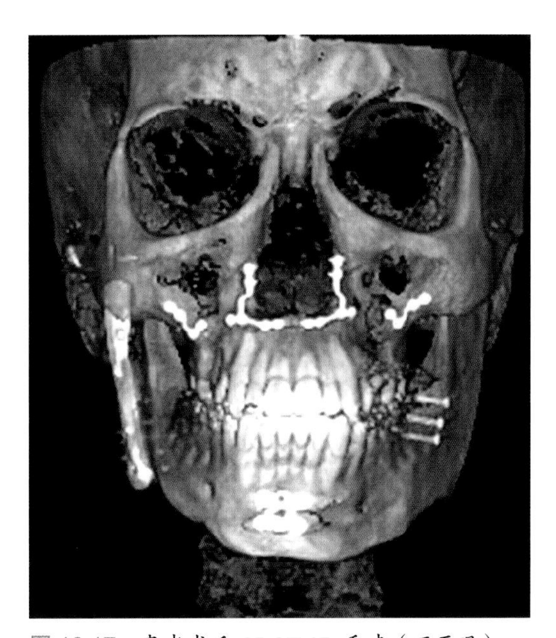

图 12.17　患者术后 CBCT 3D 重建（正面观）

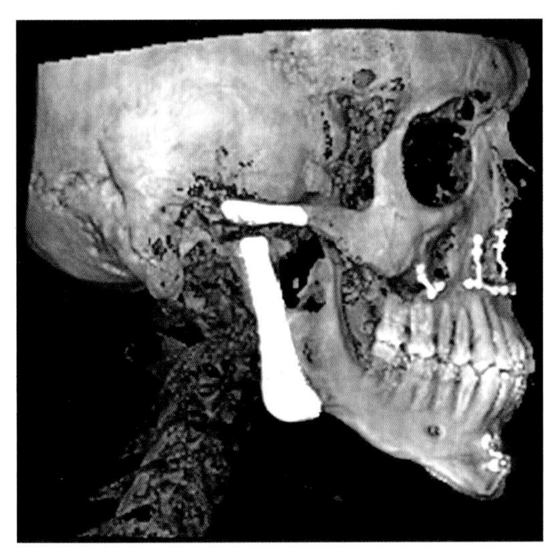

图 12.18　患者术后 CBCT 3D 重建（右侧）

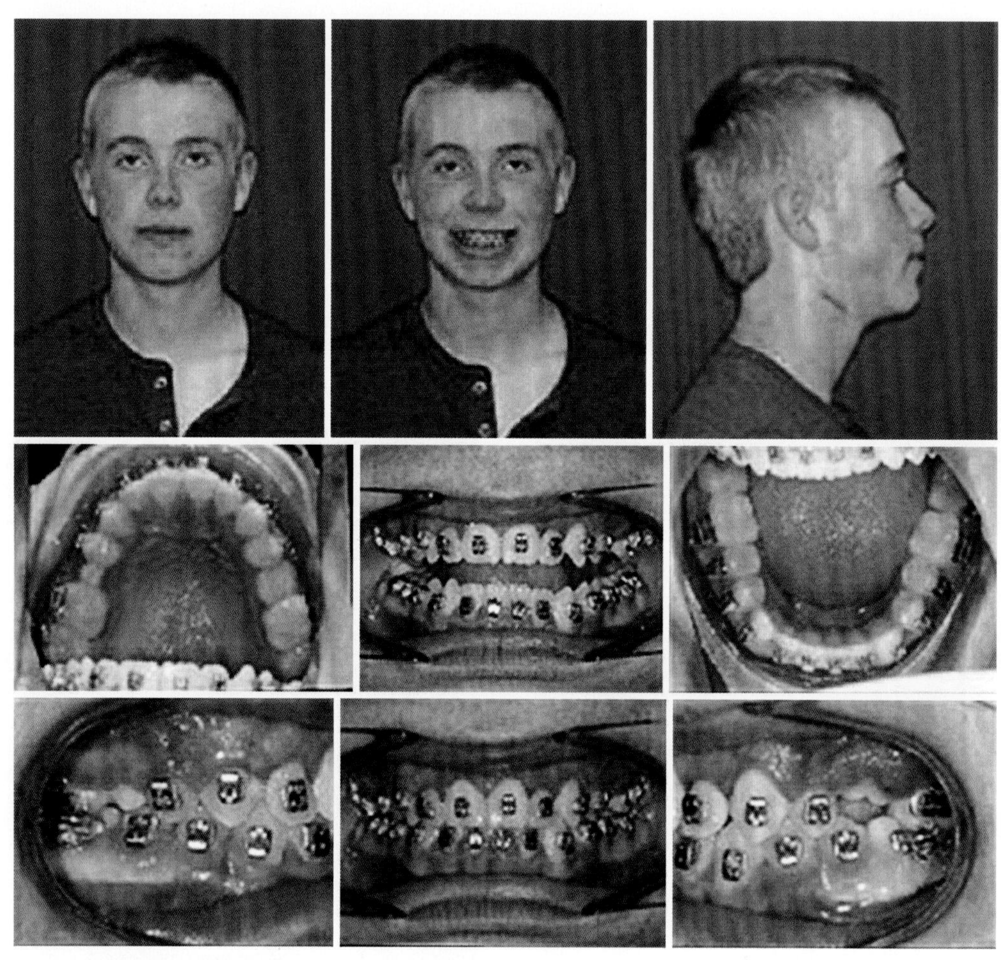

图 12.19 术前口外、口内照片

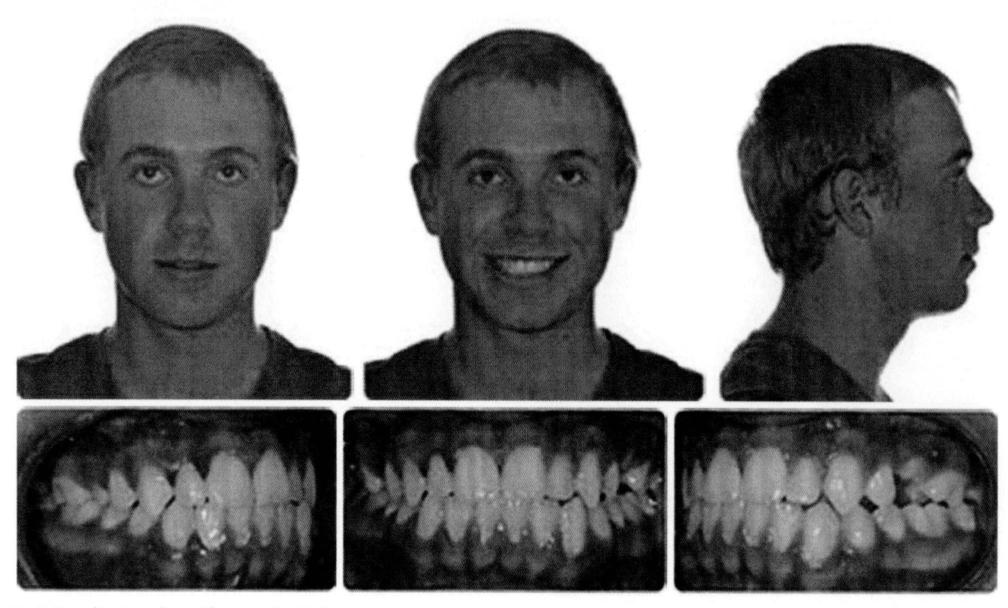

图 12.20 术后 3 年口外、口内照片

12.3 讨　论

传统正颌外科治疗计划的制定是将 2D 数字化轮廓与患者的头颅侧位片以 1∶1 的比例叠加。在大多数情况下，通过 2D 数字化方法来制定 3D 牙颌面畸形的治疗方案可以获得很好的效果。然而，面部不对称畸形的治疗方案更适合应用 VSP。在作者所在医学院，即使应用 VSP 治疗的病例，我们也同样应用 2D 数字化方法进行设计，这些预测绝大多数都非常准确。

传统的模型外科存在许多不精准之处，常见的情况包括：面弓转移不准确，印模变形，咬合记录错误，殆架转移关系错误，在导板制作中调磨石膏模型，操作人员在模型外科制作中标记点记录错误。此外，还存在头影测量标志点与模型外科的标记点的识别误差。

VSP 也存在局限性，目前，它在分段式正颌手术中的应用尚未获得美国食品药品监督管理局（FDA）认证。CT 扫描图像不能精确获取牙齿殆面形态，因此需要采用传统方式记录咬合关系。然而，新技术的出现逐渐取代了模型激光扫描[6,13–14]。目前，VSP 是由临床医生与软件工程师共同完成的，并在厂家制作手术咬合导板。邮寄导板延长了手术准备时间[1]，打印导板增加了额外的支付费用，并且这些费用是在保险范围以外，每个导板的价格超过 800 美元。近期有研究评估和比较正颌外科过程中的时间和费用，发现 VSP 相对于传统方式花费的时间和成本少得多，这是基于正颌手术过程中所有时间和费用的累加得出的结论[12]。

随着时间的推移，VSP 的局限性越来越小，未来可能不再需要激光扫描石膏模型。随着软件使用的普及，外科医生可能不再需要软件工程师而能够独立完成数字化设计。随着 3D 打印技术的普及，VSP 和导板制造的成本将不断降低，这使得 VSP 更容易替代传统模型外科。

参考文献

请登录 www.wpcxa.com“下载中心”查询或下载。

13 颅颌面畸形的 3D 成像

Kevin S. Smith, Myles Davidson

摘 要

颅颌面畸形（CFA）包括颅颌面骨骼的发育畸形或结构异常。颅颌面畸形的常见原因包括遗传因素、环境因素或叶酸缺乏等。常见的颅颌面畸形包括唇裂、腭裂、颅缝早闭、半侧颜面短小畸形、血管畸形或血管瘤，形态或位置异常的斜头畸形。畸形的严重程度各不相同，重度畸形患者甚至需要进行手术治疗。

随着技术的进步，CFA 的 3D 成像也不断发展。CBCT 检查是评估 CFA 的主要技术，但该技术仍存在自身局限性，因此软组织结构、炎症和颞下颌关节（TMJ）形态评估等需要额外的辅助成像技术。本章对 CBCT 技术在颅颌面畸形的诊断和治疗中的应用进行回顾。

13.1 CT

颅颌面畸形的辅助检查方式主要包括以下几种。首先是 CT 或计算机轴向断层扫描（CAT）成像技术。上述技术是借助特定的 X 线设备获得检查部位的断层图像。CT 可进一步分为扇形和锥形两种类型。在 20 世纪 60 年代末，最初由 Godfrey Hounsfield 提出，利用扇形束计算机对检查部位进行序列轴向断层扫描 [1]。断层图像实现了以无创的方式分析内部解剖结构的目的（图 13.1）。计算机断层扫描能够清晰显示颅颌面骨骼，因此是诊断颅颌面畸形的金标准（图 13.2）。此外，在 CT 扫描中使用Ⅳ型牙科石膏或造影剂不仅拓宽了适用范围，弥补了影像学对软组织成像的不足，并提高了对病理结构的精确识别。

20 世纪 90 年代初，CBCT 开始应用于临床。与传统 CT 中使用的扇形 X 线不同，锥形束计算机断层扫描 X 线呈“锥形”的 3D 放射方式，该装置实现了环绕患者 1 周即可捕获图像。CBCT 改善了传统 CT 扫描设备的许多局限性，其优点包括患者定位方便、扫描时间缩短、空间分辨率或清晰度提高、临床使用便捷、安装所需的空间以及条件较少、辐射剂量较低 [2–3]。Qu 等报道，CBCT 的有效辐射剂量比传统的 CT 小几十倍 [4]。上述优势使得 CBCT 成为口腔门诊的常规配置，并成为诊断和治疗颅颌面畸形的主要工具。图 13.3 显示一名双

K. S. Smith (✉) · M. Davidson
Department of Oral and Maxillofacial Surgery, University of Oklahoma Health Science Center, Oklahoma City, OK, USA
e-mail: kevin-smith@ouhsc.edu; Myles-Davidson@ouhsc.edu

O. Kadioglu, G. F. Currier (eds.), *Craniofacial 3D Imaging*,
https://doi.org/10.1007/978-3-030-00722-5_13

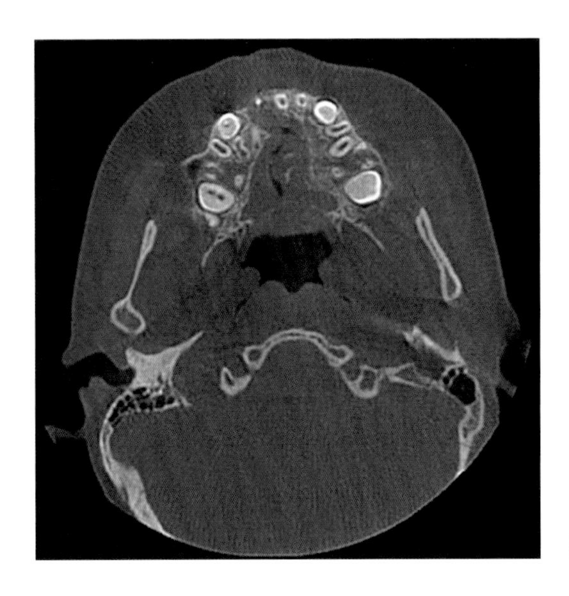

图 13.1 CBCT 轴位图像显示单侧唇腭裂畸形

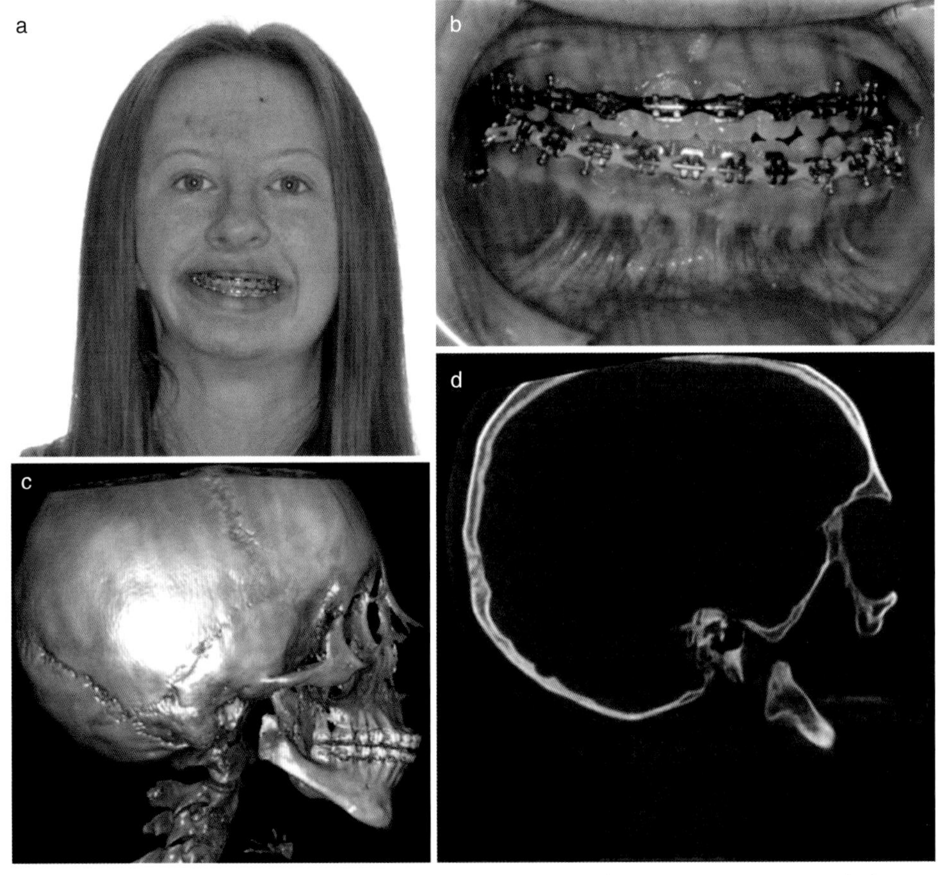

图 13.2 15 岁半侧颜面短小患者的 3D 成像。（a）微笑时下颌骨的不对称更加明显。（b）口内观可见咬合平面的倾斜程度与颅面畸形相关。（c，d）3D 重建和头颅侧位片可见右下颌升支 / 髁突发育不全

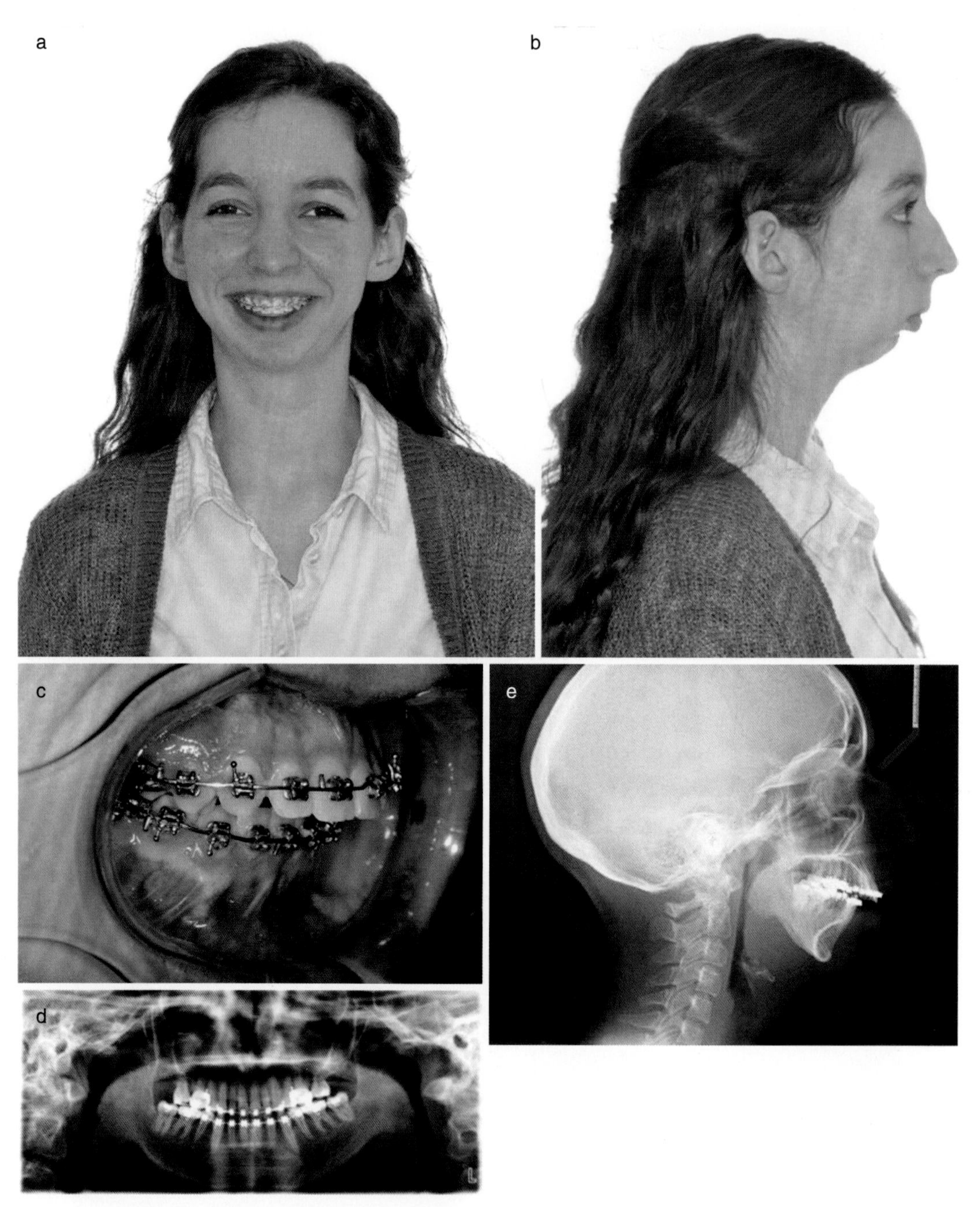

图 13.3 18 岁患者，表现为双侧特发性髁突吸收。（a~c）颏部后缩畸形，Ⅱ类骨性错殆、开殆。（d，e）术前头颅侧位片和全口曲面体层片

侧特发性髁突吸收的 18 岁女性患者的病例。面相照可见患者表现为前牙开耠、颏部后缩畸形。CBCT 应用于双侧 TMJ 假体的设计和个性化制作，使在正颌外科手术同期完成颞下颌关节置换。图 13.4 中术后 CBCT 显示该患者颞下颌关节假体 3D 位置复位准确。该患者的术后照片如图 13.5 所示，利用 CBCT 技术辅助诊断和手术设计可以获得的良好的美学和功能效果。

随着新技术不断应用于 CBCT 领域，

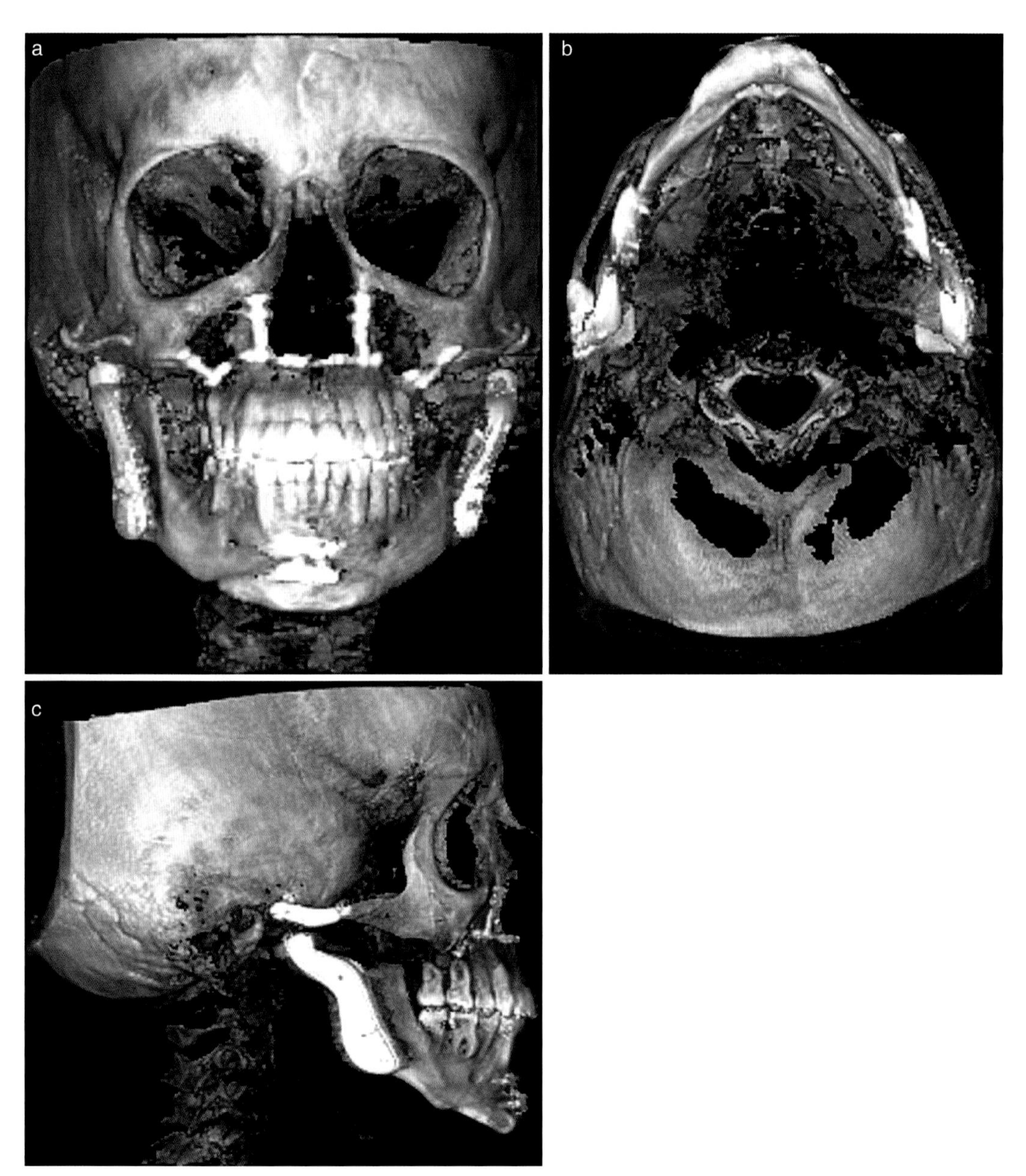

图 13.4 18 岁患者冠状位（a）、轴位（b）和矢状位（c）CBCT 显示颌骨复合体复位准确。CBCT 技术用于术前设计和假体制作，从而确保理想的术后结果

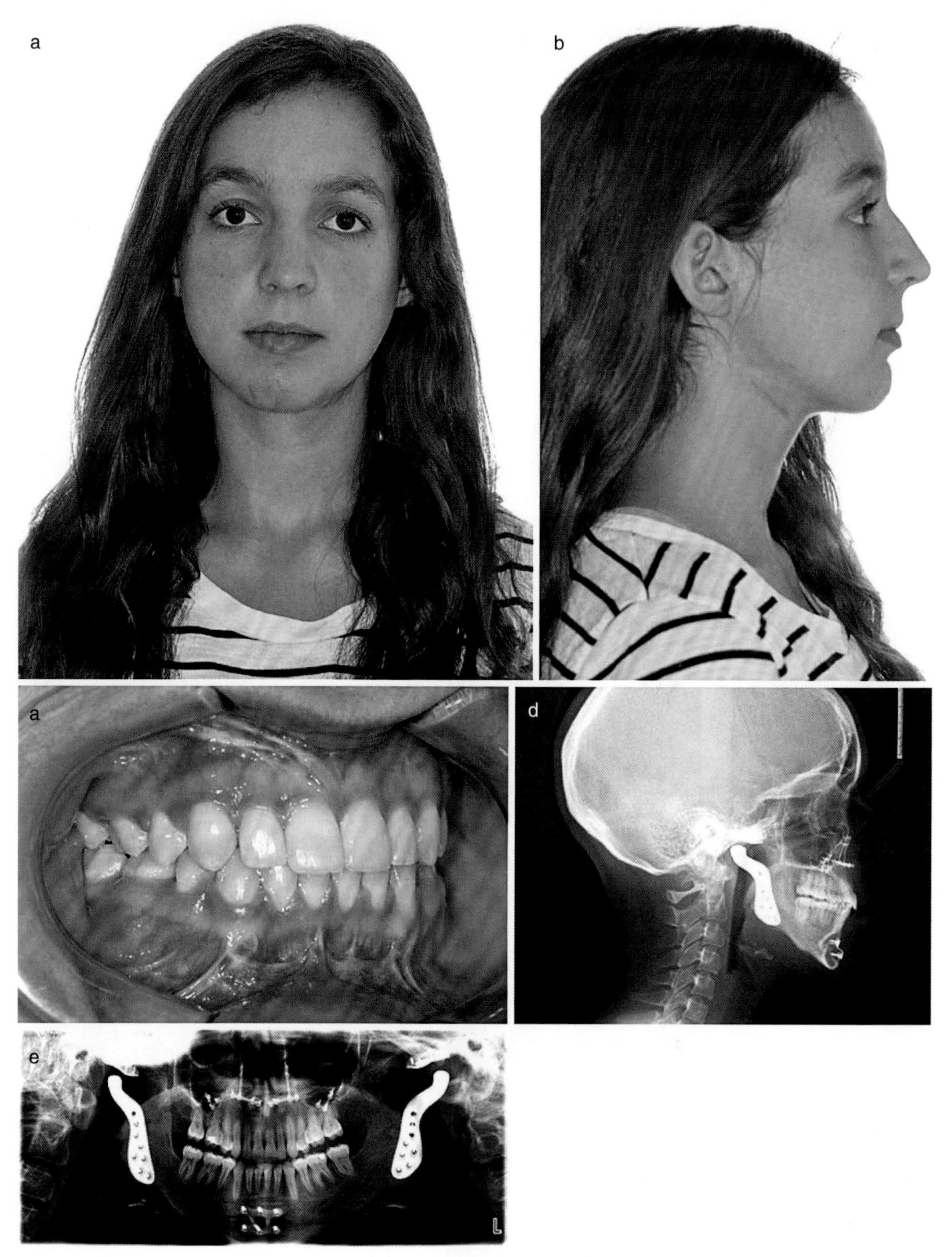

图 13.5 （a~c）借助 CBCT 进行手术设计和手术实施从而得到良好的外形和功能效果。（d，e）术后头颅侧位片和全口曲面体层片

医生可以根据检查目的定制扫描参数，显著提高分辨率。体素是用来描述 3D 空间中的最小单位，类似于 2D 空间中的像素，经常被用来描述 3D 图像的分辨率。随着 CBCT 的不断改进，体素逐渐减小，CBCT 体素单位由最初的几百微米逐渐缩小到现在的 100μm 以下，且可以根据扫描目的的不同而制定不同的体素大小[5]。但体素并不是越小越好，医生在临床工作中应当根据患者的具体情况选择最佳的体素参数，因为体素越小，图像的噪点以及对患者的辐射剂量都会相应增加。

现代 CBCT 能够通过设置视野参数从而选择扫描区域。例如，可以选择扫描整个头部或仅扫描颏部（图 13.6）。定制视野参数甚至允许扫描区域偏离旋转中心，允许 X 线探测器围绕患者旋转 1 周而不是 2 周。简化扫描过程减少了患者移动的风险从而改善重建效果，而且有效减少辐射剂量。最近的研究表明，当 CBCT 设置的

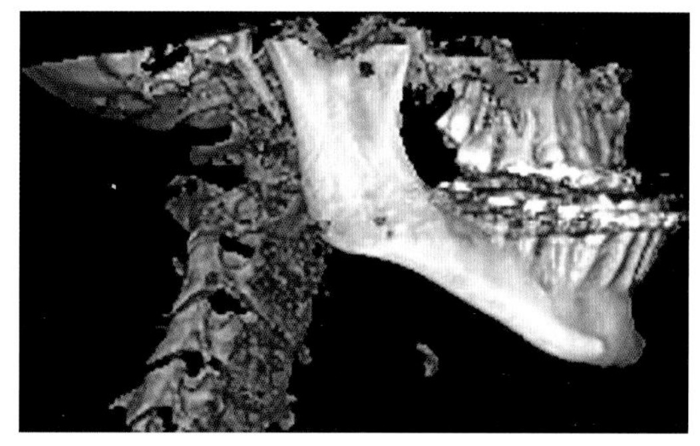

图 13.6 针对目标区域选择合适的视野进行 3D 成像，该方式可以有效减少辐射剂量

目标区域为下颌骨或上颌骨时，其辐射剂量分别降低 25% 和 60%[6-7]，当仅对患者发育畸形或病变区域进行评估时，该技术优势就更加明显。图 13.7 所示为 24 岁女性患者下颌骨成釉细胞瘤的 CBCT 影像。检查时将 CBCT 视野参数设置为面下 1/3，有效降低检查过程中的电离辐射。这一功能对短期内需要多次拍摄 CBCT，或借助 CBCT 评估术前、术后情况的患者，非常有意义。

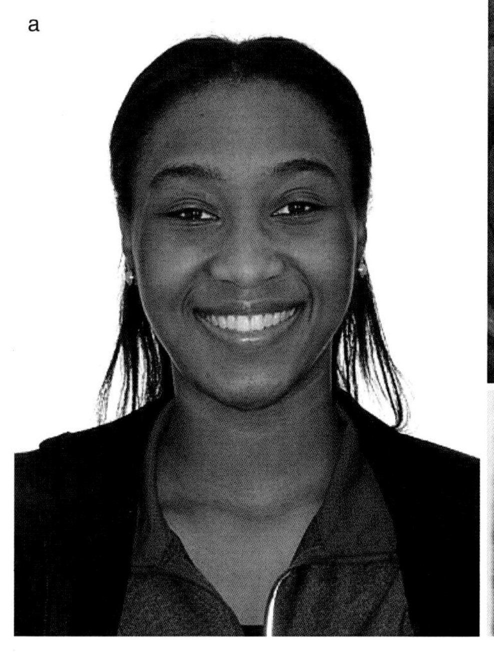

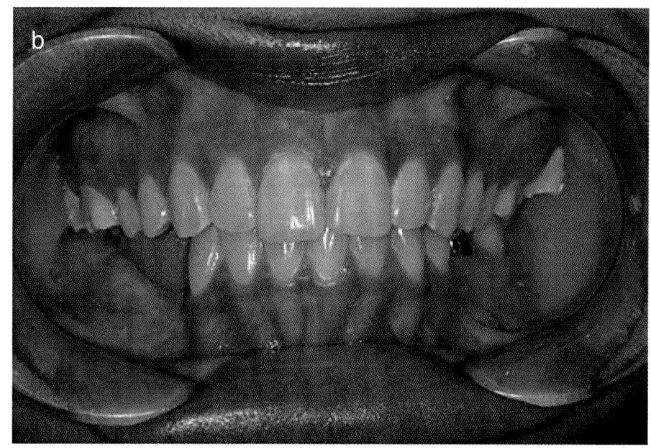

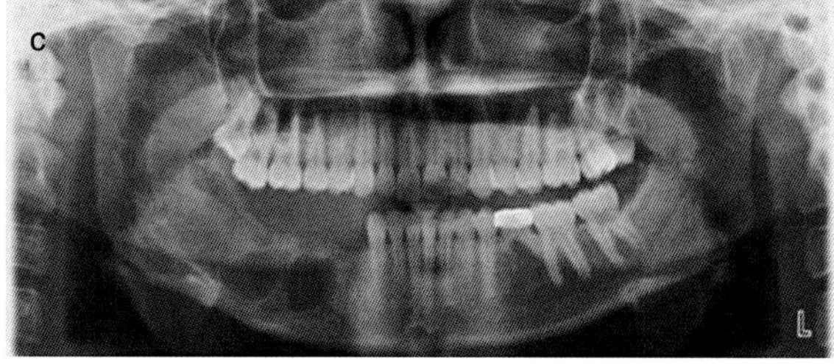

图 13.7 （a）右下颌成釉细胞瘤患者。（b）口内观和全口曲面体层片，可见右侧下颌骨体部的骨性病变（c）。（d，e）CBCT 3D 重建影像，视野选择面下 1/3，从而降低电离辐射

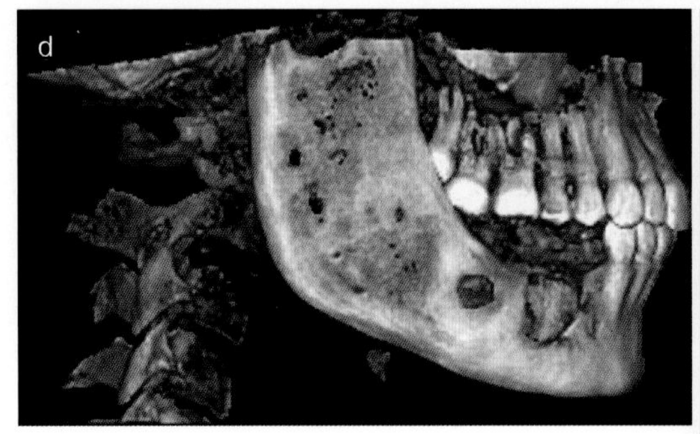

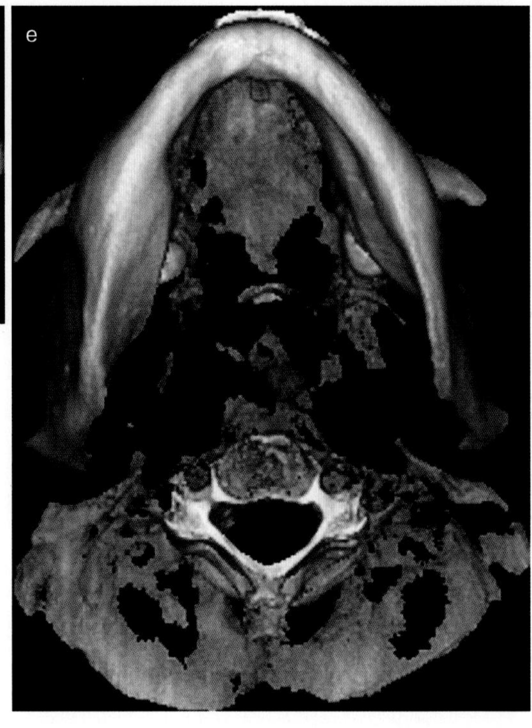

图 13.7（续）

当然CBCT也存在一些技术上的不足，如伪影的增加、图像散射增多、对于低密度组织的鉴别能力下降[2-3,8]。此外，与传统的2D成像方式相比，CBCT费用高，辐射剂量大，并且易受扫描目标的移动和金属伪影的影响。金属伪影是牙科CBCT成像中常见的问题，金属伪影的发生与牙科使用的高密度金属元素对X线的高吸收率有关，给临床诊断和治疗增加了难度。图13.8为CBCT影像中牙科材料的金属伪影。

13.2 微/纳米计算机断层成像

微/纳米计算机断层成像（MCT/NCT）是一项新的成像技术。其与常规CT扫描的本质是相同的，唯一的差别是重建的横截面被限制在更小的区域。该技术的分辨率是普通医疗CT的10 000倍。纳米CT的3D像素“体素”降低到25nm，空间分辨率达400nm[9]，这为研究组织的纳米结构提供了全新的检查方式。由于该技术辐射剂量较大，目前仅用于动物模型和体外研究[10]。然而，动脉粥样硬化斑块、脑微循环、肺组织结构和骨小梁的成像都已成功地采用了NCT技术[9-10]。

13.3 3D激光扫描

与其他成像方式相比，3D激光扫描是一种侵入性较小的面部扫描方法，可以避免传统X线技术的电离辐射。3D激光扫描可以为正畸和正颌外科手术的设计、治疗计划、效果评估提供图像依据[11-12]。目前3D激光扫描已经用于评估正颌手术后软组织的变化[13-14]。但该技术难以捕捉精细的软组织细节和皮肤纹理，并且图像采集时间较长，扫描时为保护患者眼睛需要患

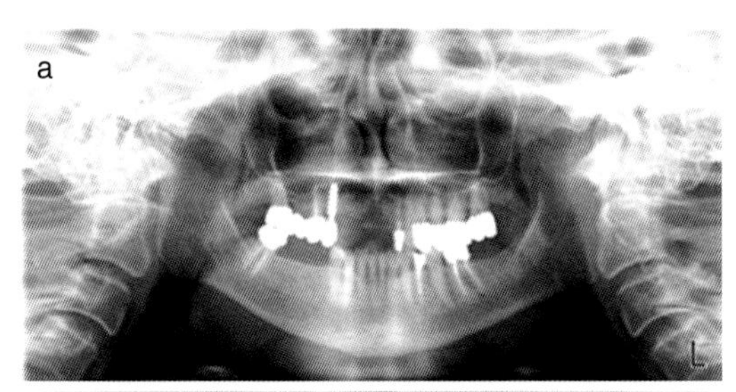

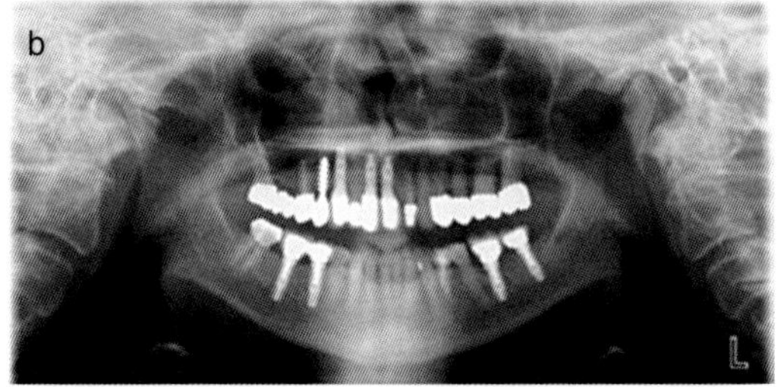

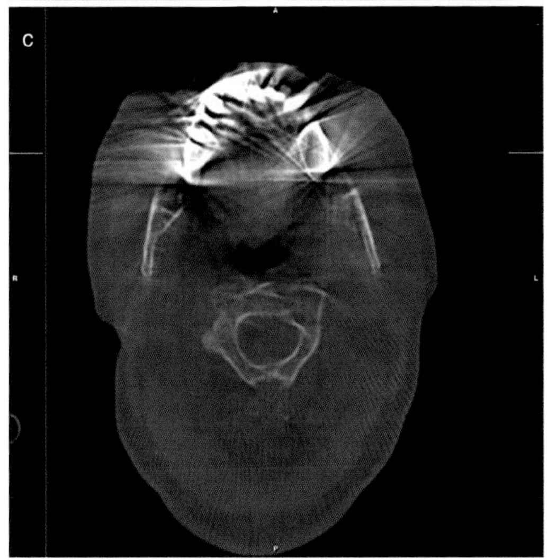

图 13.8 术前（a）和术后（b）全口曲面体层片显示 67 岁患者成功地修复了牙列缺损。（c）术后 CBCT 轴位片显示了该患者修复体周围存在金属伪影

者闭眼长达 10s 以上[15]，因此也并非十全十美。

13.4 结构光 3D 成像技术

结构光 3D 成像技术是一种不产生电离辐射的面部 3D 成像技术。在面部光线照射后，将照明点的定位与 3D 头影测量上的点相结合，可在计算机屏幕上查看患者面部的 3D 影像。该技术是将面部轮廓和多源的 X 线数据相结合，用于研究 3D 结构的疾病诊断、治疗计划、效果评估。该技术已应用于唇裂正畸患者的口内影像，以及美容、正颌手术的患者。缺点包括：需要患者在一定时间内保持体位不动；需要多个光源和模式来确保准确性；难以重建相对隐藏区域的解剖结构。对整个面部进行准确评估通常需要使用多个摄像机或者使用具有多角度视图的单个摄像机，目前借助手持式 3D 扫描摄像机，已明显提高其准确性[16–18]。

13.5 立体摄影测量

立体摄影测量是从两个不同的共平面拍摄 3D 物体从而获得该物体的 3D 重建图像。虽然最初该技术仅被用来评估分析正畸治疗的效果，但现在该技术也同样适用于牙科和颌面外科的许多领域[19]。也就是说，3D 面部软组织运动的术前描摹对颅颌面外科医生有很大的帮助。近年来，许多作者证明摄影测量扫描与 CBCT 相结合，可以精确模拟正颌手术后的 3D 软组织变化[20–21]，此外，还成功比较了不同类型唇腭裂畸形患者的软组织形态变化[22]。由于它能够实现外科医生预测软组织运动的可视化，这个过程也可以帮助患者提前预测和直观观察到手术后的效果。

面部美容整形手术很复杂，外科医生和患者通常具有不同的期望值，使用立体摄影测量技术，可以更加确切地预测手术结果。最近也可以使用立体摄影测量技术，评估脂肪移植和其他面部年轻化治疗软组织体积分布变化的情况[23]。随着这项技术的改进，目前 3D 表面扫描技术能够集成到 CBCT 设备之中（图 13.9）。这样就可以在一次成像过程中既捕获患者的 3D 照

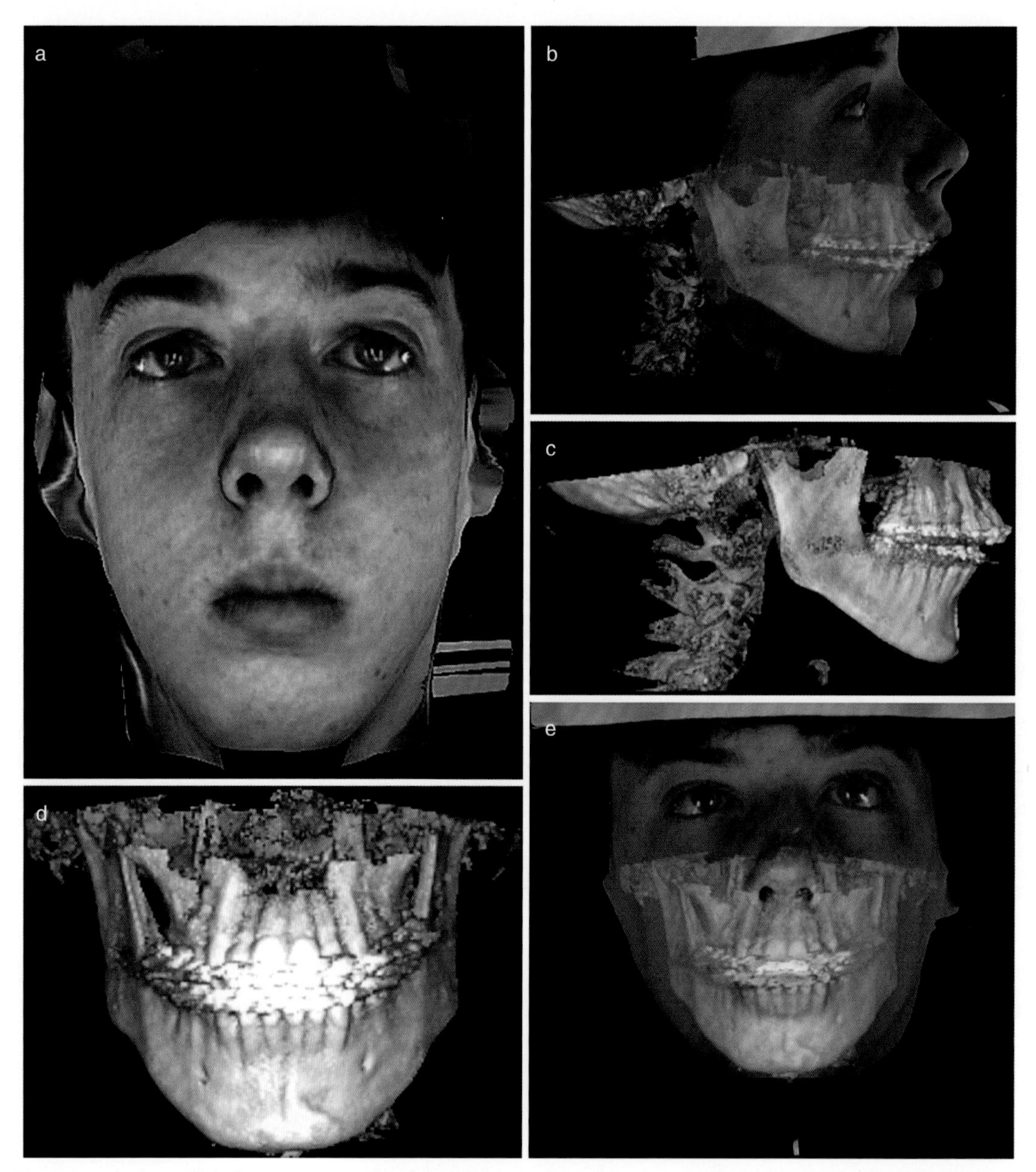

图 13.9 （a）17 岁患者 CBCT 3D 图像中的软组织轮廓。（b~e）可调节的面部软组织图像覆盖在患者的面部骨骼表面

片，也获取患者的 CBCT 影像。如果正畸、正颌或整形手术治疗计划不需要 CBCT 检查，则可以单独进行 3D 软组织扫描[24–26]，从而避免了非必要的电离辐射。若立体摄影扫描图像不清晰时无法进行 3D 分析（图 13.10），此时可以与结构光 3D 成像技术相结合，取长补短。

操作时，被扫描者的依从性直接影响非接触式 3D 成像的质量。现今，3D 数字立体摄影测量数据采集时间已经缩短至 0.001 5s，对被检测者的配合度要求明显降低[27]。当然，与其他颌面部成像技术一样，立体摄影测量结果也受到诸多因素影响而可能会出现图像质量不佳的情况，譬如被检测者每次检查时体位姿势的变化、发型的干扰、皮肤等软组织的炫光或反光现象、颏下和鼻旁等不平坦解剖区域的干扰。设备研发者还需继续努力从而进一步提高该项技术在颅颌面部使用的精确性和便利性（图 13.11）。

13.6 3D 面部形态测量

3D 面部形态测量（3DFM）可以弥补例如侧位头影测量分析等其他成像技术的不足。在面部确定标记位点并放置 2mm 半球反射的投射标记，而后使用紫外线频闪仪来激发投射标记，该技术需要进行多个角度的面部分析从而获取面部的完整影像。因为标记点的选择需要通过触诊和手动追踪系统定位[15,28]，因此耗时较长且与目前临床使用的颅颌面成像技术匹配的精度较低，故临床使用仍存在一定的难度。

13.7 可变焦计算机断层扫描成像

可变焦计算机断层扫描成像（TACT）是一种针对目标区域使用校准或参考标记来实现图像 3D 重建的成像系统。TACT 是利用从不同角度拍摄的一系列 2D 根尖周 X 线片生成断层片[29–30]，然后再由这些 2D 图像集合生成 3D 数据。值得注意的是，拍

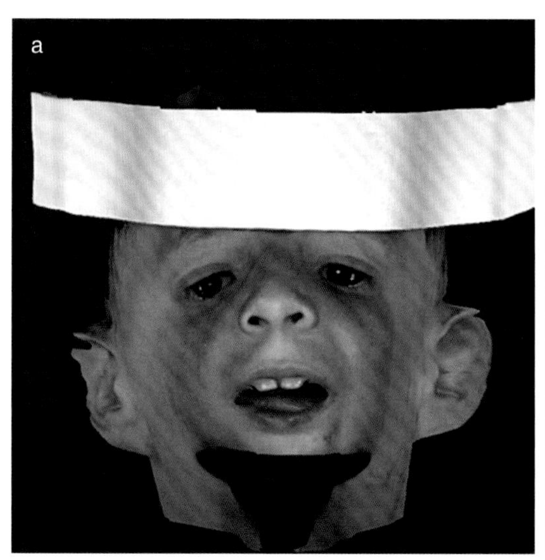

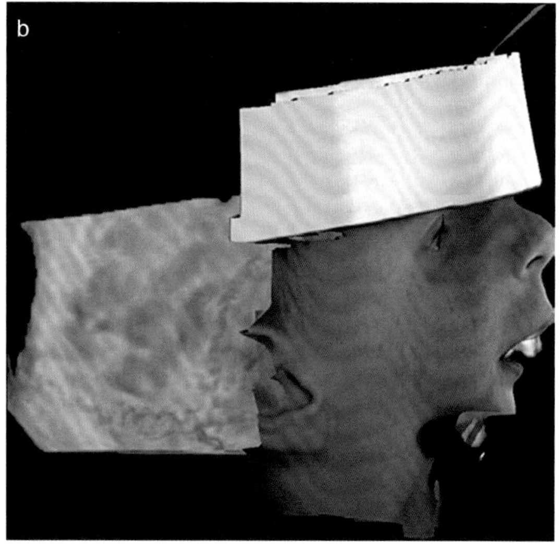

图 13.10 8 岁 Treacher Collins 综合征（下颌颜面发育不全）患者 3D 立体摄影常见的成像不佳情况。（a）运动伪影（尤其是患者右侧）、颏部周围软组织细节差以及前额支架阻碍都导致图像质量下降。（b）前额支架阻挡额部影像，颏部成像细节交叉。另外，此种成像方式对耳朵周围细节扫描效果不佳

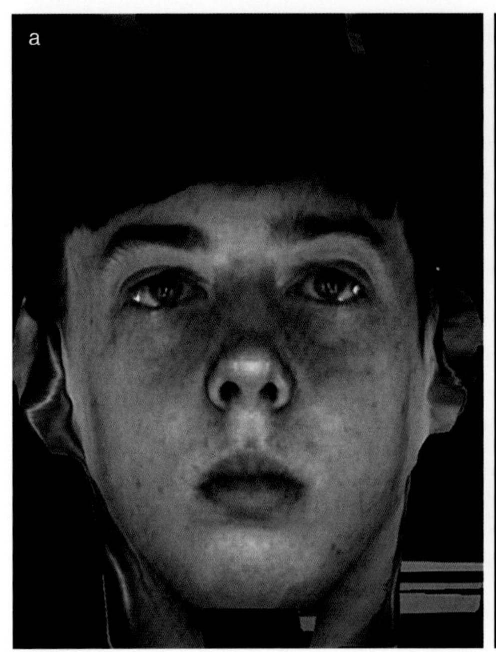

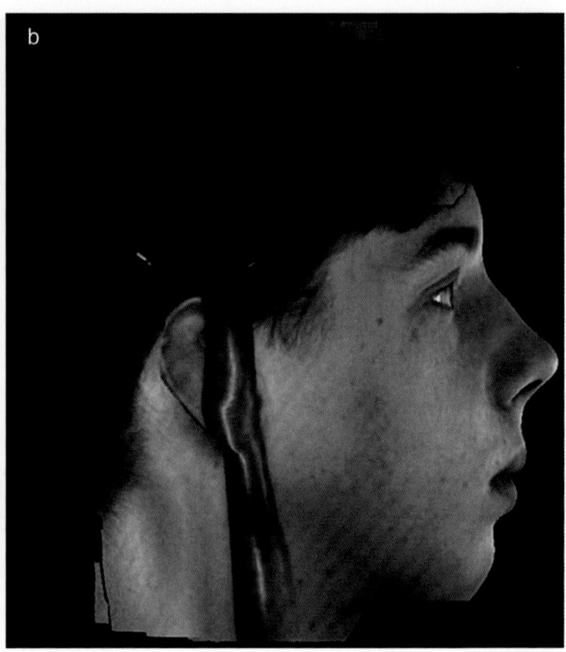

图 13.11　一名 17 岁患者使用 CBCT/ 立体摄影测量图像质量不佳的其他表现。（a，b）患者前额和耳部扫描图像细节不足，双侧固定患者头位的装置也会产生影像干扰

摄总辐射剂量不超过常规根尖周 X 线片拍摄辐射剂量的两倍，而且在常规 CT 上看到的金属伪影也不见了。TACT 可用于评估下颌骨和颅骨缺损术后修复的效果，然而关于这项技术的研究还只限于体外 [31–33]。目前，TACT 在检测龋齿、观察垂直向根折和辅助设计种植方案方面展现出很大的应用前景 [34–36]。

13.8 MRI

MRI 是通过检测氢核的共振信号从而实现扫描成像的方法，因此它本质上可以认为是组织内水的成像。MRI 是分辨率、对比度最高的医学成像技术。磁场环境下，无线电波激发受检组织内细胞中的氢核，其能量数值由计算机进一步转化为影像图像。MRI 有助于研究骨骼生理、肿瘤和组织愈合的机制。MRI 的优点包括无辐射条件下提供 TMJ 关节盘位置和形态信息，显示详细的软、硬组织参数，它还可以辅助检查炎症和瘢痕的形成情况。MRI 可以准确诊断 TMJ 关节盘紊乱、滑膜增厚、关节间隙积液、骨退行性改变和骨髓水肿等 [37–39]（图 13.12）。此外，该检查无需使用造影剂，并且对患者检查时的体位没有特定要求。因此，MRI 被认为是 TMJ 影像学检查的金标准，临床中涉及 TMJ 相关的颅颌面畸形治疗设计时，术前均建议进行 MRI 检查，尤其是针对半侧颜面短小畸形和眼 – 耳 – 脊柱综合征的其他变异类型患者 [38]。MRI 的缺点在于设备费用昂贵，因此在某些医疗中心和大多数牙科诊室无法实现设备投入，并且其扫描操作时间较长；此外，幽闭恐惧症患者和磁性植入物患者是 MRI 检查的禁忌证人群 [37]。

13.9 动态电影 MRI

另一种独特的观察和研究颅内的成像

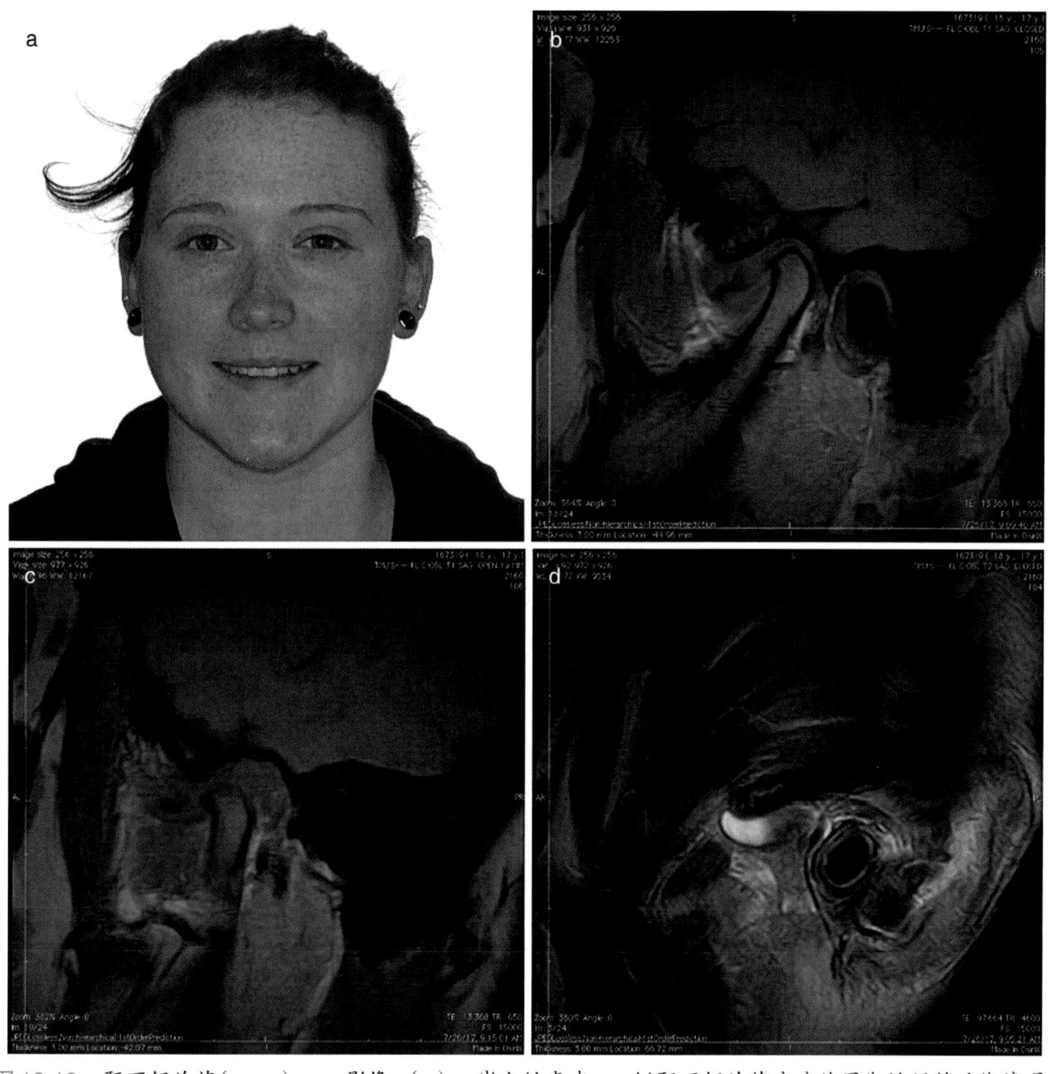

图 13.12 颞下颌关节(TMJ)MRI 影像。(a)18 岁女性患者,双侧颞下颌关节疼痛伴周期性闭锁功能障碍。(b)T1 加权图像显示闭口位时 TMJ 关节盘前移位。(c)T1 加权图像显示张口位时 TMJ 关节盘前移位仍未复位。(d)T2 加权图像显示颞下颌关节炎性积液渗出

方法是相位对比动态电影 MRI。使用动态电影 MRI 可以观察脑脊液流动情况,进而评估其功能。随着每一次心跳,脑脊液被挤出脑室,进入蛛网膜下腔池,并沿着椎管向下运动,当压力降低时脑脊液倒流。动态电影 MRI 可以捕捉到这种流体运动,因此相位对比动态电影 MRI 可用于研究各种类型的脑积水、蛛网膜囊肿和其他囊性病变,并为评估小脑扁桃体下疝畸形提供辅助诊断信息 [40–41]。

13.10 血管造影术

动脉造影是另外一种重要的颅颌面成像技术,换言之就是动脉血管的“X 线”成像,可以用来检查评估各种血管疾病,如动脉瘤、血管阻塞或血管畸形,该技术也被称为血管造影或动脉造影术 [42]。在动脉造影时使用 X 线透视,即对运动身

体结构进行研究，所以可以把它比作一部“X线电影”。一个连续的X线光束穿过检查目标，成像在电视一样的监视器上，从而详细地展示检查目标及其运动。通常情况下，造影剂被注射到动脉中，再应用X线检查才可以清楚地检查动脉状况。虽然这种检查方式仍有一定临床价值，但随着计算机体层血管成像（CTA）和磁共振血管成像（MRA）的应用，该检查技术已经逐渐被替代。例如，CTA结合超声，在诊断颈动脉狭窄方面与传统血管造影具有相似的准确性，并且侵入性小[43-44]。MRA检查不会产生电离辐射，在某些特定情况下可以不使用肾毒性造影剂进行诊断[45]。诊断面部血管异常，如血管瘤和动静脉畸形疾病等也是展现这种检查技术优势的几个例子[46]。显然，根据患者实际情况选择血管成像方式才可以发挥检查的重要作用。

13.11 结　论

颅颌面的3D成像技术日新月异，随着科技的进步，每种成像技术的应用范围和适应证也在不断拓展。各种检查技术都可以满足多数常见的临床需求，临床诊断和制定治疗计划时需要综合考虑检测方法的准确性、成本、耗时、风险和收益进行选择。CBCT仍然是颅颌面硬组织畸形诊断的金标准，随着CBCT扫描时间、分辨率和视野的不断改进，其应用范围不断扩大。目前先进的CBCT与3D表面扫描功能相结合，临床医生可以更准确地评估软组织变化。虽然多数情况下，CBCT已成为临床医生首选的检查方式，但MRI无辐射，并且能够详细地显示软组织情况（如TMJ关节盘），因此MRI仍是不可替代的。

参考文献

请登录 www.wpcxa.com“下载中心”查询或下载。